U0204103

儿童近视管理
千人千方

Managing Myopia
One Child at a Time

编著　Langis Michaud OD M.Sc.

Remy Marcotte-Collard OD M.Sc.

Patrick Simard OD M.Sc.

Mhamed Ouzzani Ph.D.

主译　刘陇黔　段昌敏

人民卫生出版社
·北　京·

图书在版编目（CIP）数据

儿童近视管理：千人千方 /（加）朗格斯·米肖
（Langis Michaud）等编著；刘陇黔，段昌敏主译. —
北京：人民卫生出版社，2023.12
　ISBN 978-7-117-35687-9

　Ⅰ. ①儿… Ⅱ. ①朗… ②刘… ③段… Ⅲ. ①儿童 –
近视 – 防治 Ⅳ. ①R778.1

　中国国家版本馆 CIP 数据核字（2023）第 241963 号

The original English language work
has been published by:
The Dougmar Publishing Group
Ontario, Canada
Copyright©2022 Langis Michaud, Remy Marcotte-Collard, Patrick
Simard, Mhamed Ouzzani. All rights reserved.

人卫智网	**www.ipmph.com**	医学教育、学术、考试、健康，
		购书智慧智能综合服务平台
人卫官网	**www.pmph.com**	人卫官方资讯发布平台

图字：01-2023-0517 号

儿童近视管理 千人千方
Ertong Jinshi Guanli Qianrenqianfang

主　　译：刘陇黔　段昌敏
出版发行：人民卫生出版社（中继线 010-59780011）
地　　址：北京市朝阳区潘家园南里 19 号
邮　　编：100021
E － mail：pmph @ pmph.com
购书热线：010-59787592　010-59787584　010-65264830
印　　刷：北京盛通印刷股份有限公司
经　　销：新华书店
开　　本：889 × 1194　1/32　印张：10　字数：242 千字
版　　次：2023 年 12 月第 1 版
印　　次：2024 年 1 月第 1 次印刷
标准书号：ISBN 978-7-117-35687-9
定　　价：158.00 元

主　　译　刘陇黔　段昌敏

副 主 译　杨　必

主译助理　陈晓航

译者名单（以姓氏笔画为序）

马　薇（四川大学华西医院）

王　茜（四川大学华西医院）

伍　叶（四川大学华西医院）

刘陇黔（四川大学华西医院）

杨　必（四川大学华西医院）

杨国渊（四川大学华西医院）

陈晓航（四川大学华西医院）

段昌敏（美国纽约州立大学）

唐昂藏（四川大学华西医院）

温祥毅（四川大学华西医院）

廖　孟（四川大学华西医院）

颜　月（四川大学华西医院）

主译简介

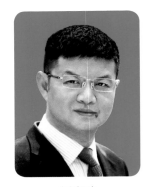

刘陇黔

教授，博士生导师，四川大学华西临床医学院眼视光学系主任兼医学技术学院副院长，四川大学华西医院眼科主任兼眼视光学与视觉科学研究室主任。四川省学术和技术带头人、四川省卫生健康首席专家、四川省卫生厅学术技术带头人。刘陇黔教授于2001年创办四川省医学会视光学组，连任组长至今。历任四川省医学会眼科专业委员会主任委员、四川省医师协会眼科医师分会会长、四川省预防医学会眼视觉保健分会主任委员、四川省医促会眼视觉保健专业委员会主任委员。牵头成立四川省眼视光学学会并当选为会长，目前担任教育部高等学校临床医学类专业教学指导委员会眼视光医学专业教学指导分委会委员、中国医师协会眼科医师分会委员兼眼视光学专业委员会委员、中华医学会眼科学分会斜视与小儿眼科学组委员、全国综合防控儿童青少年近视专家宣讲团成员、国际角膜塑形镜学会亚洲分会中国学术指导委员会专家委员、国内外多家杂志编委、中国第一个视觉发育视光师协会（College of Optometrists in Vision Development，COVD）的学术资深会员。

刘陇黔教授从事小儿眼科和斜视、视光学方向临床、教研工作。创办四川大学眼视光学专业，并将其打造成为国内第一个授予四年制理学学位的本科专业，建立了本科教育、研究生培养、博士后流动站、毕业后继续教育和社会培训的完善眼视光学教学体系，培养了近千名眼科和眼视光学人才。截至目前发表外文及中文核心期刊论文合计200余篇，SCI收录70余篇。同期主持及参与国家级和省部级科技计划项目15项，专利8项。主编或参编眼科学及眼视光学专著、教材共计20多部。

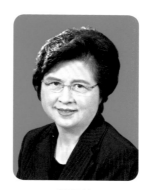

段昌敏

Helen Changmin Duan，OD，MS，FIAOMC，IACMM

　　教授，博士，任教于美国纽约州立大学视光学院多年，获荣誉教授称号；大纽约地区段昌敏眼科中心创办人、主任；美国视觉科学硕士、视光学博士、国际角膜塑形与近视控制学会资深会员、国际近视管理资格认证。

　　现任国际角膜塑形与近视控制学会教育委员会主席，国际角膜塑形与近视控制学会亚洲分会董事会成员，美国眼科医生接触镜协会（Contract Lens Association of Ophthalmologists，CLAO）会员，美国视觉发育视光师协会（College of Optometrists in Vision Development，COVD）国际委员会中国代表。

　　擅长小儿眼科、儿童视觉发育、近视防控、视功能紊乱诊断及处理。多年来致力于角膜塑形与近视防控的教学、科研和临床工作。以中、英文在国内和国际学术会议上演讲多次，获杰出发言奖。在国内和国际学术期刊发表多篇论著。早年毕业于浙江大学，是中国第一批视光方向眼科研究生。多年来奔走于中国、美国及各国之间，促进新兴的中国眼视光行业迅速发展并与国际接轨。

在世界范围内，近视患病率逐年攀升，尤其是我国儿童青少年群体的近视情况已不容乐观。来自世界卫生组织的研究报告显示，中国近视患者人数多达6亿，青少年近视率居世界第一。毫不夸张地说，近视正在成为一种不容忽视的"流行病"。

如何才能有效控制住这场"流行"？在我国，儿童青少年近视防控工作已上升为国家战略，多部委相继发布《综合防控儿童青少年近视实施方案》《儿童青少年近视防控光明行动工作方案（2021—2025年）》等政策文件，形成儿童青少年近视防控工作体系。作为眼保健工作者，不管是眼视光医师，还是视光师，我们不断探寻，试图找到接近真相的事实。我们知道，造成近视的原因有两大因素，一个是遗传因素，另一个是环境因素。尽管如此，遗传学只能解释屈光不正的10%～35%。近视的发生和发展更多的是环境因素之间复杂的相互作用的结果。在这本书里，你就可以随着作者的思路抽丝剥茧，了解近视是如何发生的，了解近视的干预措施，最终领悟到近视管理的真谛。

《儿童近视管理 千人千方》一书介绍了加拿大蒙特利尔大学视光学院院长Langis Michaud教授与其团队多年潜心于近视防控领域的研究理论及临床应用，并将结果展示分享，称为"蒙特利尔经验"，让人欣喜，也让人深思。全书将理论与实践完美结合，随处可见在翔实、深刻的循证医学解读基础之上给予的临

床应用和建议。该书一共分为五大章节，首先对国际近视研究
所（International Myopia Institute，IMI）首发于2019年、最新修
订于2021年的两版"白皮书"进行了全方位的总结分析，并且会
将关键点切换临床应用视角再次进行阐述，以便于读者更易理解
和实践。随后一一罗列近视防控路上的重点参考因素及原因，开
始指出眼轴长度及个性化等的重要性。在接下来的章节中，围绕
个性化的近视管理这一核心思想，作者对管理儿童的不同干预阶
段（包括前期评估、中期诊断以及后期处理）层层深入，从眼部
检查项目到评估工具，从随访跟踪数百位患者到蒙特利尔经验的
个性化定制，从保证户外活动时间到不同类型的接触镜和眼部药
物等，不仅向我们展示了不同情况下采取相关近视干预措施的宝
贵经验，也为眼保健从业者及近视患者提供了未来的选择。该书
的最后，一项回顾性研究里真实患者的治疗数据，15个病例的全
面记录再次向读者阐述了蒙特利尔经验的核心策略，即个性化定
制，需要根据患者情况而准备好随时接受挑战，及时地管理和调
整管理方案——当然不仅仅是医学范畴内的，还包括人际交流、
经济文化情况的差异。经过一趟与作者一起的近视防控之旅，除
了满满的收获，我们还是能从这本书里找到一些新的研究方向，
确定视网膜上的敏感区域、找到合适的近视离焦量、测量关注脉
络膜的变化等，将有助于个性化近视管理的进一步发展。

不得不承认，儿童青少年近视已成为我国全民关注的社会问
题，随着近视发病的低龄化、快速进展化，儿童青少年的身心健
康以及人生发展都会受到严重影响，更关系到国家的希望和民族
的未来。严峻形势之下，近视防控的路上更需要政府、医院、家
庭、学校等多方合作，或许第一件该做的事就是打破认知屏障。
在过去多年的门诊时间里，我经常被近视儿童的家长问"有什么
办法可以让近视度数涨得慢一些？""OK镜、阿托品、离焦眼镜

怎么选？"大家想知道的答案，其实也是所有眼保健从业者希望能尽快探寻到的真相，但这条路注定漫长。很多人对于近视管理仍有误区——《2023年中国儿童青少年近视防控趋势报告》中指出，56.8%的家长在孩子6岁以后才首次关注孩子的视力问题。预防近视，62.2%的家长关注的是孩子的裸眼视力，但要精准防控近视，93.3%的医生建议关注眼轴。还有93%的医生在接诊时经常遇到屈光发育档案"不可用"的问题。《儿童近视管理 千人千方》一书提出的蒙特利尔经验，无疑为广大读者提供了莫大的帮助，帮助他们真正理解如何有效地管理近视，关注眼轴的增长，关注生长曲线图，关注不同家庭的选择，最终才能个性化地控制近视增长速度。

在本书翻译过程中，我非常高兴能与来自美国纽约州立大学视光学院的段昌敏教授共同牵头，并由四川大学华西医院（临床医学院）眼视光学团队，尤其是杨必教授付出了大量的时间和精力，保证译文的专业性和准确性。在此向段教授和我的团队表达诚挚的感谢！

刘陇黔

2023 年 11 月

原著序

在寻找更好的儿童近视控制方法的 30 年征程中，我有幸遇到多位来自世界各地、志同道合的临床医生和科学家。没有激烈的讨论和分歧，科学就不会存在。正是在这些讨论和分歧中，科学不断进步，友谊得以建立，但偶尔也会破裂。我有幸认识这本新书的作者好几年了，就像您认识在会议上遇到的人一样，偶尔喝点能让人开心的酒。虽然他们都是严肃的学者，拥有所有合适的头衔、学位、会员资格、教职人员职务、出版物和奖项，但我总能在他们每个人身上看见临床医生的灵魂。

我的整个职业生涯都是一名临床医生，但我对科学、研究和发展有着浓厚的兴趣，我觉得不会被困在象牙塔里。因此，当我接受这份殊荣，为这本重要的书写序时，我写信给 Langis Michaud，看看我对他具有"临床医生的灵魂"的印象是否正确。的确，我很高兴得到回复说，在他的职业生涯中，早年大部分时间都是作为临床医生度过的。大多数合著者也都证明了这一点，我认为这就是他们可以将科学学术和源于患者的临床经验完美结合的基础，从而写出一本副标题为"千人千方"的书。只有临床医生才会想到这样一个副标题，这就是为什么临床医生应该发现，这本书是他们在临床工作中管理进展性近视患者的宝贵资源，千人千方。

虽然《近视管理》是一本由学者们撰写的书，但它对临床医生和患者的重要问题有着深刻的理解。该书首先对国际近视研究所发表的各种白皮书（接触镜循证学术报告，CLEAR papers）进行了全面的总结和讨论。在本节和本书的每一处，这些具有临床医生灵魂的科学家们始终将科学发现转化为临床应用。对近视管理感兴趣的医生无疑会想要阅读这些科学研究论文的原文或发表的摘要。尽管如此，这本新书的读者将能够以简洁易懂的方式发现白皮书的要点，将其转化为临床实践，并迅速掌握这本新书的核心内容。

在说服任何眼保健从业者将近视作为一种值得恰当和有效管理的疾病来关注之前，他们必须了解为什么采取措施减缓其进展是至关重要的。我一直觉得很简单，就是"眼轴过度增长不好，因为组织会受损，所以我们应该尽我们所能限制眼轴的过度增长"。请放心，作者们将更详细地讨论无节制的眼轴增长可能造成的后果，并且读者也会相信，他们对患者的职责包括对眼轴增长采取一系列干预措施。

现在，他们的读者确信，必须采取更多的措施来帮助保护年轻患者未来的视力。对于眼睛如何进行正视化或受环境影响产生异常正视化，作者提供了深入的、基于循证证据的讨论。从而引出了几乎所有你想知道的，目前近视防控方法的信息，以及一些未来可用方法的提示。这本书的美妙之处在于，它接着描述了"蒙特利尔经验"，书中的每个读者都被邀请到蒙特利尔最好的"餐厅"，而Langis正在招待！也许"蒙特利尔经验"是蒙特利尔大学多年来开发的最有效的、针对青少年近视患者的近视管理方法。"千人千方"，我再一次提到副标题，不仅仅是为了宣传这本书，把标题和副标题印在读者的脑海里，而是为了指出本书的关键信息。读者可能包括科学家、临床医生兼科学家，或者（我不能使用"仅仅"这个词）临床医生，任何有责任照顾近视儿童并努力保护他们未来视力和眼部健康的人都必须以"千人千方"的态度管理这些小患者。作者详细介绍了他们的临床方法和这些方法背后的科学基础，以及他们的数百名患者的实际处理结果。第5章通过大量的病例报告，帮助读者真正理解如何有效地管理近视。

我之前提到过，科学和医学只有在自由讨论思想的情况下才能发展，Langis和我就我们的想法进行过讨论。例如，我记得在一次国际近视会议上，我们被分配在辩论赛中的两个对立方。这很有趣，但他认为，控制近视的隐形眼镜必须矫正中心的远距视力，并在镜片周边增加正屈光力。我没有发表过的研究论文可以引用，我的观点是，根据我作为临床医生的经验，可以把正屈光力设置在镜片的任意位置，从而控制近视。Langis是非常优秀的科学家，他不会相信我在诊所里总结的未经同行评议在期刊上记录和发表的论点，但他非常友好，邀请我为这本精彩的新书写序，为此我感到非常高兴，并衷心地向我在世界各地的同事和朋友推荐这本书。

Thomas Aller，OD，FBCLA

近视防控专家

美国加州大学伯克利分校访问学者

All About Vision 医学审查专家组成员

华柏恩视觉研究所贡献者

Myappia 应用程序发明者

在近视控制领域拥有多项美国和国际专利

Garland Clay 奖 – 控制研究

GSLS 卓越奖 – 近视

Haag–Streit Lenstar Myopia 机构顾问

Treehouse Eyes 机构科学和临床顾问

Reopia Optics 公司科学顾问

加州圣布鲁诺临床科学家

（刘陇黔 译）

　　那天早上，当我走进诊所时，Jason正在等我。他是个开朗的孩子，对我笑了笑。8岁的他在母亲的陪同下第一次来到学校诊所，他似乎很开心。他的母亲很想知道我们能做些什么来帮助他们。这个问题问得很好，因为Jason的近视已经确诊，并且似乎每年都在快速增长。她不希望Jason步他祖父的后尘，他的祖父去世时因为黄斑病变几近失明。在当时，这种情况基本上得不到治疗。

　　那天早上，和其他许多人一样，我把近视管理放在了日程的重要位置上，立即行动起来。在我看来，这绝不是一种负担或例行公事，而是帮助患者避免承受屈光不正潜在风险的机会。此外，它让我回归我的职业本质——初级眼保健。

　　我对Jason表示欢迎，就像我欢迎患有黄斑变性的Jacqueline、患有青光眼的Paul，或者当天的任何其他患者一样。尽管他们的疾病有通用的名称，但他们带来了自己的故事和特有的问题。当你了解他们的独有的需求，你会给予他们制订个性化的治疗方案——分析每一个细节，调整你的处方，以获得良好的结果。最重要的是，把患者作为一个独立个体来看待，而不是统计数据的平均值或更大群体的研究中的一部分。

　　这就是近视管理应有的模式，千人千方。因为每个孩子都是不同的，每个案例都是独一无二的。没有一种通用的方法可以毫无差别地治疗所有近视患者。如果不了解这一事实，临床近视管理实践将不会有理想的结果。

这就是本书的目的。根据过去几年发展起来的理论和科学，我们试图将这些概念转化为考虑患者个体病情的临床方法，这是蒙特利尔经验。

这种方法是有效的，其有效性已被证实。我们展示的结果支持我们所用的方法，而且成功治疗了几乎所有具有挑战性的患者。

在这种方法还处在起步阶段时，蒙特利尔大学视光学院就开始了近视控制工作。在 Léo Breton 和 Patrick Simard（本书的作者之一）的带领下，我们应用了过去20年来发展起来的所有管理方法——有时取得了巨大的成功，有时结果不理想。通过反复试验和随后的许多交流，我们完善了模型和方法，重点关注影响周边屈光的光学方法，如接触镜。

我们仍需定义视网膜周边部的范围，并找到合适的近视离焦量。快速明确有效剂量（需要多少近视离焦量）以及视网膜上的敏感区域，是影响治疗成败的关键因素。还需认识到，该区域会受到瞳孔大小的影响，而瞳孔大小并不是一个固定值。

从那时起，这些论据就得到了证实，尤其是 Marcotte-Collard 的研究，他也参与了我们的交流，并因 Mhamed Ouzzani 的贡献而更加完善。最后，我们还必须感谢视光师 Amélie Ganivet 的独特贡献，他帮助我们更好地理解近视发生前后双眼视功能的重要性，以及这一因素如何帮助我们修正临床干预措施。

鉴于所有这些贡献，我们现在可以提供一种独特的方法，它不仅基于科学，还基于我们在诊所收集并随访数年的800多名儿童的数据。因此，在接下来的数页文字中，我们邀请您踏上我们几年前开始的同样旅程，以更好地理解个性化管理近视的重要性，千人千方。

旅途愉快！

Langis Michaud，博士，视光师，M.Sc. FAAO（Dipl），FSLS，FBCLA，FEAOO

蒙特利尔大学视光学院院长，教授

（杨必 译，刘陇黔 审校）

目录

第 1 章

我们目前所知

Langis Michaud，Remy Marcotte-Collard，
Patrick Simard，Mhamed Ouzzani

世界视光学理事会最近通过了一项声明，旨在说明近视管理目前已成为执业标准。

在过去的几年里，关于近视的文献数量激增。在 Pubmed 上进行快速搜索，仅 2020 年便可搜索出 1581 篇公开发表的文献，就创下了继 2019 年（1384 篇）、2018 年（1305 篇）、2017 年（1157 篇）以及之前所有其他年份后的峰值记录。因此，从 2001 年到 2020 年，共有 17 186 篇论文发表在同行评审的期刊上，还不包括发表在其他专业期刊或电子平台上的论文。以阅读每篇论文需要 30min 的速度来算，需要每天阅读 8h，持续 1074 个工作日，才能阅读完截至目前所有的出版文献。

对于忙碌的眼保健从业者来说，泛舟于浩瀚知识海洋中的他们很容易迷失。更何况他们还必须跟进青光眼（43 813 篇）、黄斑变性（29 262 篇）或斜视（11 476 篇）相关文献。简而言之，眼保健从业者及时更新所有知识是不可能的。

幸运的是，阅读综述或荟萃分析可以弥补因缺乏时间查阅海量信息带来的缺失。综述或荟萃分析首先将公开发表的文献通过科学证据的水平进行分类，然后以更全面的方式分析每个证据的结果。这让眼保健从业者看得更清楚一点。更好的是，其中一些综述或荟萃分析还反映了一个领域专家在对现有的数据进行严格分析后得到的共识，正如在国际近视研究所（International Myopia Institute，IMI）主持下，首发于 2019 年，最新修订于 2021 年的"白皮书"一样。

　　在接下来的章节中是 IMI 发表的，高度总结的、其临床意义已被证实的内容。

1 IMI 白皮书－2019

1.1 IMI 近视的定义和分类：一套临床和流行病学研究的标准[1]

　　令人惊讶的是，对于定义近视的不同方面并没有形成真正的共识。本节试图通过标准化概念来处理这一差距。当我们希望来自不同背景的专业人士相互合作时，这是必不可少的步骤，特别是在研究方面。尤其是高度近视的概念，有发生眼部病理性疾病的最大风险，必须以更好的方式理解。

　　文献①对近视的各种成分进行复杂的描述。虽然大多数论文确实承认近视的多因素性质，但每个危险因素的相对权重没有得到共识。从病因学因素对近视进行分类是对现实的简化，这甚至可能会产生误导。同样，如果认为近视在生命的各个年龄段都以相同的方式发生，可能发病的真实情况并不是如此。幼儿近视和在成年期出现的近视发生机制可能并不相同。

　　当专家学者试图通过荟萃分析以更好地了解近视及其演变时也会掉入一些陷阱。事实上，他们基于的研究的纳入和排除标准并不相同。有必要采用统一的国际标准，以便可以更容易地将未来的研究相互比较，并进行整合以得到更好的综述。

　　因此，IMI 文件首次尝试建立一个以证据为基础的，统计合理，和临床相关的近视定义。作者们对文献进行了详尽的审查，对其进行了批判性阅读，并且确保选择与之相关的术语和数值，但最重要的是反映近视眼的真实生物学。从这种术语的

---

① 我们邀请读者查阅原始出版物，以获得关于这里提出的概念的具体参考资料。

标准化来看，研究人员和公共事务决策者将能够采用和使用相同的语言。

1.1.1 概念

1.1.1.1 近视的定义和定量

近视的定义：当眼调节放松的时候，与光轴平行的光线进入眼睛聚焦到视网膜前的一种屈光不正。这通常是由于眼球前后径太长引起的，但也有可能是由于角膜过度弯曲和/或晶状体光焦度增加引起的。

这是屈光不正的总定义。对于研究目的，甚至是要了解临床实践，则需要更多阐释和说明。

如果屈光不正超过 0.50D，则认为存在近视，该值以负屈光度表示。如果屈光度超过 6.00D，则是高度近视。高度近视通常给视网膜、色素上皮细胞、玻璃膜（又称布鲁赫膜、Bruch 膜、Bruch's membrane）、脉络膜、视神经和巩膜带来一系列器质性、结构性的改变，导致眼睛处于一种病理性的状态。因此，病理性近视是指因眼轴增长后出现葡萄肿、黄斑病变或视神经病变，从而导致视力明显下降。

1.1.1.2 屈光性近视与轴性近视

因此，近视可分为屈光性近视和轴性近视。屈光性近视是指由于眼睛的屈光成分，角膜和晶状体改变导致的近视；轴性近视则是指眼轴变得太长导致的近视。

在临床上，轴性近视最引起我们的重视，因为它有很大的风险引起其他病理性眼部疾病。其实，与控制屈光度相比，大多数近视防控方法更加注重控制随时间而增长的眼轴。

本书作者还建议近视临床研究受试者应该是那些患有轴性近视，而不是屈光性近视的人，因为他们是能够证明所采用方法真正有效性的受试者。至少，眼轴长度必须成为任何旨在证明近视防控手段有效性研究的最终指标。

1.1.1.3 继发性近视

很难确定个体发生近视的单一原因。然而，与孟德尔遗传缺陷有关的近视可为单一原因，比如继发圆锥角膜、畸形晶状体等。近视也可能是服用一些药物后出现的副作用。所有这些病因明确的近视，被称为继发性近视。与最常见的、多因素导致的原发性近视相区别。

1.1.1.4 近视前期

如果近视一旦发生，控制眼轴的进展非常重要，但更重要的是尽量延迟它的发生。因此，近视前期被理解为患者尚未近视，但根据患者屈光状态、年龄和其他确定的风险因素，患者在将来短时间内很有可能发展成近视。那么预防性干预则是合理的。

1.1.2 临床应用

所有的这些概念本身都很清楚，但是一旦应用到临床，这些概念又会变得复杂起来。下面是一些例子来阐述我们的理解。

概念	临床策略
近视前期是指个体因为危险因素而将发展成为近视	必须对每个来就诊的孩子进行危险因素分析。如有必要，根据确定的危险因素，提供相应建议以延缓近视发生
除了存在已知、明确的异常因素，近视是多因素导致的	近视的鉴别诊断应该基于对眼部细致的检查（如角膜地形图、散瞳后的裂隙灯检查等） 不同于原发性近视，继发性近视的防控管理则是针对已确定的病因
近视被定义为屈光度要至少小于-0.50D	必须在睫状肌麻痹下确认
屈光度低于-6.00D被定义为高度近视	有效落实近视防控手段以免加重到这个程度 屈光度一旦接近-6.00D，需要采用更有效的近视防控手段

续表

概念	临床策略
监控患者视觉发展状态最主要考虑的因素是眼轴的增长，而不是屈光度	从第一次就诊开始就评估近视前期或近视患者的眼轴长度，并且定期随访
眼轴的增长会导致眼结构的改变，从而会显著影响患者的视力	眼轴长度必须作为主要参考数据来评估近视进展

1.2 IMI对正视化和近视实验模型的报告[2]

1.2.1 概念

近视也被定义为正视化障碍。很多我们获得的知识基于动物模型的实验，然后再应用解释临床实践中对人类的检测。这些科学的研究基础将对近视进展和眼轴长度防控提供有效的管理策略。

众所周知，视觉信号的质量影响眼睛的发育。在视网膜前方成像称为近视离焦，在视网膜后方成像称为远视离焦。这两种信号通过不同的神经通路进行解释。正视化发生在这两个信号都存在并且强度相同时。如果远视离焦更显著，眼睛增长变近视。这种反应在年轻受试对象中更为明显。这并不意味着年长受试对象没有反应，只是不如年轻受试对象反应显著。

这种反应机制已经被证明发生在视网膜而不是在视觉大脑皮质水平。在视网膜中，级联放大的细胞信号被认为参与调节巩膜生化反应和眼球的生长。因此，脉络膜是眼球反应的重要标志。确实，当我们减少远视离焦，或增加近视离焦，脉络膜变厚并且抵抗眼轴增长。眼部反应还涉及巩膜细胞外基质合成以及由此发生的眼部生物力学特性的改变。这些改变可以解释眼球更容易或更抵抗增长。对既定视觉刺激来说，黄斑周围区域的光刺激似乎是这种生化作用的进一步指示。

一些外部因素也会影响视网膜反应：周围光的强度和波长，以及昼夜节律都被认定为影响近视的重要因素。阿托品还可以调节细胞机制对视觉刺激的反应，是或抗毒蕈碱样作用，与调节或睫状肌活动无关。

1.2.2 临床应用

概念	临床措施
离焦影响眼部反应，特别是年轻的受试对象，越是年轻反应强度越大	发生越早的近视进展得越快。所选防控手段以及随访计划必须考虑这一事实 治疗目的是恢复近视离焦和远视离焦之间的平衡
视觉刺激对眼部反应是局限在视网膜水平。黄斑周围区域似乎是决定此种视觉刺激反应的区域	用于防控近视的眼镜片必须影响黄斑周围区域。因此，它们的设计必然具有至少两个不同的屈光度 其中心区必须确保中心聚焦，而在外周则是近视离焦。这意味着此种双焦或多焦镜片是以视远为中心
视觉刺激所带来的反应导致脉络膜厚度和巩膜生物力学的变化。这可能是控制眼睛正视化的调节性反应	对研究中的近视防控设备的评价必须包括该检测设备对脉络膜厚度和体积的影响（通过OCT影像）。理想状态下，制造商必须提供镜片对脉络膜影响的数据
视觉刺激引起的反应是通过两个独立的神经通路传递的	确保远视离焦和近视离焦之间的平衡从而达到正视化 开始以其中一个或另一个神经通路为靶向目标进行新的药理学或是光学研究

1.3 IMI关于近视基因报告[3]

1.3.1 概念

遗传学是近视研究的一个蓬勃发展的方向。因为可以进行大量全基因组关联研究，数百个基因已经被确定可能与人类近视的发展有关。这些基因具有多种功能，包括突触传递、细胞间黏附、阳离子通道活性或细胞外成分等。这些基因的表达发生在所有视网膜层中。一项荟萃分析证实视网膜和巩膜之间存在一系列受光影响的级联信号。因此，与视网膜病理改变相关的特异性标志物成为可能。

　　遗传会影响近视的发展。继发性近视通常与单基因缺陷相关。对原发性近视来说，有近视家族史的儿童相较那些没有这种屈光不正家族史的人，更容易成为近视。随着进入学龄期，情况更是如此。

　　即便如此，遗传学只能解释屈光不正的10% ~ 35%。屈光不正的发生和发展更多的是基因与人所处环境之间复杂的相互作用的结果。近距离工作和室外光线下的活动是最有可能参与的环境因素。

1.3.2 临床应用

概念	临床措施
遗传学只能解释屈光不正的10% ~ 35%。甚至对于有重度家族史以及长时间受教育的人也一样	完善年轻近视患者病历，找出前几代家族中和兄弟姐妹的近视史，以及家族中是否存在高度近视
表观遗传学，特别是近距离工作和户外活动是进一步影响近视发生发展的因素	近视患者病史采集还应该注意采集环境因素。如果必要，医嘱建议还必须包括尽量减少这些因素的影响（如近距离工作、户外活动时间控制等）

1.4 IMI关于干预近视发生和进展报告[4]

1.4.1 概念

　　目前有四种干预措施可以影响近视和眼轴长度的进展：光学干预、药物干预、环境（行为）干预以及手术干预。

1.4.1.1 光学手段：框架眼镜

　　光学手段是眼保健从业者最常用的干预手段。相对其他干预手段，框架眼镜是相当有优势的手段，因为眼镜的调整和配戴较容易、接受的广泛性以及经济的可负担性。但是，相对其他手段来说，控制近视框架眼镜总体缺乏可靠的结果[①]。

1.4.1.2 光学手段：欠矫/单光镜片

欠矫镜片在动物模型上被证明有一定的近视防控效果。但是应用到人时，该种镜片被证明没有效果或是反而显著加重了近视。单光镜片会产生显著的远视离焦，从而更进一步加重近视和眼轴增长。

1.4.1.3 光学手段：双焦镜片

因为能减轻近距离工作带来的调节疲劳，双焦镜片用于尝试控制近视已经很长时间。确实，调节疲劳至少在动物模型中被证实与近视发生相关。更进一步发展的多焦镜片也基于相同原理被使用。

但是，临床试验还没有证实其有效性。只有小部分试验有些许正向防控效果。其中一个还是在外斜视患者上运用棱镜双焦镜片。如此不稳定数据结果证明了行为学因素（如：小孩是否在双焦区域注视？）和环境因素（如：工作距离、光线等）的重要性。这些因素显而易见都会影响处方镜片的效果。

1.4.1.4 光学手段：硬性接触镜

单焦硬性透气性接触镜过去被误认为与有效控制近视相关。事实上，硬性透气性接触镜减弱屈光度的效果主要源于其使角膜平坦，其次来自戴镜本身，而非其他光学因素。相较于放任自然发展的近视来说，多焦硬性透气性接触镜被证明具有更加令人鼓舞的控制效果。然而，这些研究很难被分析，都基于不同的、难以比较的纳排标准。某些研究报道的是屈光度改变，而有些则是注重于眼轴长度进展。

[①] 这篇IMI是在关于最近的防近视眼镜的数据发布之前发表的。有关其影响的完整分析，请参见第4章。

1.4.1.5 光学手段：角膜塑形镜

角膜塑形镜（OK 镜）技术至少 50 年前便开始被用于矫正近视，而不是控制其发展。在 20 世纪 80 年代，随着逆几何设计的到来，OK 镜便被考虑用于控制屈光不正。这种新的防控手段主要基于特殊的镜片设计：小直径的中央区域和显著近视离焦的周边区域。两种因素无疑都有助于该种防控手段的成功。

OK 镜的远期疗效，从近视防控的角度来看，仍有待确定。事实上，大多数已发表的研究并没有考虑到自然近视进展会随着时间而减少。因此，该方法对年长患者的实际疗效可能被高估了。

1.4.1.6 药物手段

阿托品是一种可长效的、非选择性毒蕈碱受体拮抗剂。即使在低浓度下，这种分子在眼内的积聚也很明显。研究首先测定了阿托品对有效控制近视人群眼轴长度进展的最高浓度。然而，它的使用与显著的副作用以及反弹效应并存。阿托品治疗近视（Atropine in the Treatment of Myopia，ATOM）研究确定 0.01% 的浓度可有效稳定屈光度，因此，这个浓度的使用已在世界范围内被采纳。随后，低浓度阿托品控制近视进展（Low-Concentration Atropine for Myopia Progression，LAMP）研究表明，0.01% 浓度阿托品对眼轴长度的控制效果几乎不存在。因此，更高的浓度（0.05%）被建议可能更有效。研究还强调，人们对阿托品的使用反应存在较大的个体差异。阿托品对一些人效果很好，而对另一些人的近视发展则影响不大。因此，根据不同人群的特征，阿托品控制近视患者屈光度和眼轴长度的最佳浓度的问题仍亟待解决。

基于非常有限的研究基础，另一种腺苷拮抗剂分子 7-甲基黄嘌呤（7-MX）也以口服的形式用于近视患者。这种咖啡因衍生物在动物身上的作用似乎很有研究前景，但是在人类身上的结果则不太确定。

最后，也在一些近视动物研究中使用抗青光眼药物。0.025%的噻吗洛尔效果并不理想。然而，最近，前列腺素类似物拉坦前列素，或 α_2 肾上腺素能激动剂溴莫尼定在对抗青光眼危险因素的同时，被证明对控制眼轴增长具有潜在作用。更多研究需要来证实此种防控手段在大量人群队列中的有效性。

1.4.1.7 环境手段：户外活动

虽然多项研究证明增加户外活动有助于延缓近视的发生，没有确凿的证据表明在近视已经形成后这种效果会持续存在。尽管至少在近视动物模型中光强度已被确定为重要因素，户外光线对近视的保护机制尚不清楚。视网膜成像（空间、时间和离焦）也需要被考虑，因为它与那些内生性的因素不同。

对人类环境的研究还发现，光的类型对近视发展的影响。然而，这个结论必须谨慎对待，因为该研究没有考虑其他因素，例如参与者的社会经济水平。

最后，长时间活动在户外会增加维生素 D 的产生亦被认为是影响因素。然而，还没有研究能够准确地得出结论来证实这是影响近视发展的关键要素。

1.4.1.8 手术手段

手术手段可能可以控制眼轴的增长，从而防止未来发展成病理性近视。诸如巩膜扣带加固和巩膜注射交联剂等技术已经被应用，但这些技术也必须考虑其实验性。将供体巩膜组织移植到后极已经取得了一些成功，特别是在高度近视并且屈光状态不稳定的人群中。

1.4.2 临床应用

概念	临床措施
有数种干预措施可以控制近视和眼轴增长	这些方法都不是普遍通用的，并不是在所有近视患者中都能得到足够的防控管理 防控策略和方法的选择应考虑到患者的特征，确保使用个性化定制的临床方案

续表

概念	临床措施
很难比较不同的防控手段，因为这些研究都是针对不同的人群	基于证据的方法需要眼保健从业者在相似的人群中推断研究结果 例如，一项研究证明某方法 X 在 8～12 岁的亚洲人群中有效，该方法可能不适用于一名 15 岁的白人近视患者 防控设备（如框架眼镜或角膜接触镜）必须旨在通过产生近视离焦影响周边视网膜 依从性可能是一个问题。像是眼镜的使用，要正确地教育孩子往哪里看，尤其是阅读时（使用正附加部分）。这方面必须定期检查
光学和环境的方法手段证实了已经存在的一些概念	"欠矫"是指规定矫正镜片度数低于某患者的屈光度。欠矫与近视进展相关，故不得作为一种防控策略 这也发生于患者在没有适当随访计划下的近视发展。例如，患者在 −1.00D 时得到足矫，并在一年后随访。如果他发展到−2.00D，这意味着，相对其真实的屈光状态，他大部分时间都戴着欠矫镜片。这提示我们需要提高患者的随访频率，以匹配到最佳的光学矫正 在近视发生前，鼓励户外活动暴露（每天至少1h）
阿托品的疗效有着不同的各种结果。在控制屈光度和眼轴之间存在着差异。个体对治疗的反应也因人而异	如果想使用低浓度阿托品作为防控策略，0.05%阿托品是标准浓度。0.01%阿托品不应再使用，因为它确实不能充分控制眼轴增长 患者对阿托品的反应也因人而异。此方法的疗效评估必须包括屈光度改变和眼轴长度进展

1.5　IMI临床近视防控试验和方法报告[5]

1.5.1　概念

从表面上看，这部分是研究人员感兴趣的，特别是临床研究近视人群时需要满足的标准。但是，阅读本文可能对任何对该领域感兴趣的人都有用。事实上，明确这些标准使眼保健从业者更好地分析已发表论文的内容，并对其结论做出批判性的评价，同时便于临床研究之间的比较。

这里有一些重要内容需要记住：

参数	标准
研究设计	一种有效的临床试验必须： • 遵守《赫尔辛基宣言》（尊重个人及其自决权，以及在研究前和研究中提供知情同意） • 当地伦理委员会批准 • 获得儿童和他们父母/监护人的知情同意 • 报告并记录不良事件；已注册
研究时长	理想状态下是3年。在参与者保留率和相关研究成本控制间保持平衡
种类	四种类型： • 眼镜/欠矫 • OK镜 • 多焦或双焦软镜 • 阿托品 相较回顾性研究，前瞻性研究更可取
纳入标准	• 睫状肌麻痹屈光度（等效球镜［SE]）≤ −0.75D） • 散光不超过1.00D • 屈光参差不超过1.50D • 年龄：6～12岁
排除标准	• 进入研究之前已经进行近视干预 • 有眼部疾病 • 严重的双眼视觉障碍 • 使用影响瞳孔、调节或眼表面健康的药物 • 进入研究之前配戴接触镜
对照组	• 理想状况下，随机对照组在年龄、屈光度、户外活动、种族、基因背景等方面相匹配 • 在OK镜的研究中，对照组必须配戴单光眼镜 • 双盲实验 • 在双焦眼镜的试验中，不可能使实验组和对照组双盲 • 比较被试产品的效果时，需要考虑随年龄和季节自然变化的影响
反弹效应	理想情况下，前瞻性研究之后应有1年无治疗期 而后参与者不接受其他积极治疗。在屈光度或眼轴增长或其他显著改变的情况下可能出现伦理问题
安全性	任何副作用需要被记录和通报 眼部健康需要在基线处被完全监测，并且贯穿整个研究过程 每次随访都必须检查视力 随着时间的推移，阅读速度可以作为一个有趣的参数来考量 眩光必须被记录在案

续表

参数	标准
治疗效果	必须通过与对照组比较得出治疗效果 比较平均值，显著性统计学差异被设定为 $P<0.05$，包括置信区间（95%CI）
主要结果	主要结果是通过生物光学测量仪或成像技术（干涉仪或 OCT）检测出眼轴长度的变化
次要结果	通过开放式验光仪检测屈光度（等效球镜），此方法能更好地控制调节产生的影响 检测结果需考虑瞳孔因素
其他分析	主观信息（评估视觉、舒适度等）必须是被受试者感知的 需要评估每一次随访的依从性。更鼓励通过短信、电子邮件、手机软件等 自动化设备可以记录变量，诸如屏幕前时间、活动在足够光照下的时间、户外活动等

1.5.2　临床应用

阅读一项研究可能是复杂而烦琐的。一些要素有助于提升它的质量和内容。尽管所述没有包含所有要素，但其他的也可能有效。为了确定一项研究是否被认为是可靠的参考文献，必须通过以下要素进行分析：

• 研究目标是否明确？

• 参与者的数量是否足以建立统计学上有效的差异？

• 研究人群是否得到了很好的描述？

• 用于收集临床数据的方法是否标准且可重复？

• 统计方法是否足以分析结果？

• 结果是否具有临床意义？

• 得出的结果是否支持结论？

• 是否可以与其他类似研究进行比较？

如果上述绝大多数问题的回答的是正面有利的，该研究被认为是有效的，并且其结论可以在临床中应用于相似的患者群体。

通常情况下，它的有效性仍然可以被证明，但必须通过其他后续工作。

1.6 IMI行业指南和近视防控伦理问题[6]

1.6.1 概念

本节讨论眼保健从业者、行业利益相关者、政府公共卫生机构对近视管理的发展和治疗处方相关的伦理问题。此处总结了近视防控产品的使用建议。

1.6.2 伦理问题

与其他专业一样，眼保健从业者必须始终以患者的最大利益行事，并以诚实和开放的态度面对高度近视率的增加及其对眼部健康的潜在影响。特别是，眼保健从业者必须意识到这种现象的重要性，并充分告知前来咨询这些问题的患者，即使从业者并不在诊室提供近视防控意见。

相关人员必须披露所涉及的任何实际或潜在的利益冲突，以便患者可以做出合理的决定。同样，专业人员必须向患者披露产品或策略的超说明书（在卫生政府部门认可的使用范围之外）使用的情况。

专业人士在建议选择防控策略时必须考虑患者的经济预算因素。虽然不应该优先考虑经济因素，但这个因素可以影响父母的决定以及数年间的依从性。在缺乏经济可负担性的情况下，制造商和行业从业者有责任开发出有效的、大众能负担得起的产品。

最后，重要的是所有参与者都应以证据为基础采取行动。这意味着研究人员必须采用严格的方法进行研究，而学术界将这些信息作为教育实践的一部分，在对专业人员进行的定期培训计划或继续教育中传播。

1.6.3　临床应用

概念	临床措施
所有参与者必须遵守伦理	眼保健从业者必须根据证据充分告知患者关于他的情况。特别是，眼保健从业者必须告知患者在高度近视后眼部病变的相关风险 眼保健从业者必须无偏见地向患者解释不同防控手段的利弊。他们需要特别指出那些超说明书应用的手段
考虑经济因素	眼保健从业者必须根据患者的情况，对提供给患者的选项持开放态度。而且还要考虑患者的负担能力 制造商有责任给需要它们的人群提供高效和负担得起的产品
科学的传播应该旨在标准化教育材料的制作	学术界和研究人员要以严谨的态度创造科学的责任，向所有利益相关者传播近视防控的应用 眼保健从业者有责任随时传播本领域的新技术

1.7　IMI临床近视防控指南报告[7]

1.7.1　概念

对于任何从业者而言，这可以说是最相关的报告。确实，这一节提出了有关患者检查、防控策略，以及患者随访的最佳实践建议。

1.7.1.1　识别危险因素

近视被认为是遗传、种族和环境的综合影响。某些危险因素必须被确定：

a. 与正常人相比，在年龄小时存在较低的远视储备，可以提示近视即将发生。

b. 父母均存在近视，加上户外活动减少，在近距离（<20cm）的阅读时间较长（>45min）。

c. 亚洲人患近视或高度近视的风险更高。

d. 双眼视功能障碍可能导致近视：调节力降低，调节滞后于正常水平，以及高调节性集合与调节的比值（AC/A）。

　。需要注意的是，还没有视觉训练在近视发生前后的效果的研究。

○ 尚不清楚近视患者的调节问题是表现还是原因。

1.7.1.2 患者的检查

疑似或确诊近视患者的检查应包括以下内容。许多这些测试都是视光常规检查，但眼保健从业者必须特别注意针对近视的项目。

• 详细且重点突出的病历。
  ○ 研究风险和环境因素。
  ○ 收集矫正方式和屈光度/眼轴长度进展的历史记录（如果已知）。
  ○ 记录阅读习惯和户外时间。
• 睫状肌麻痹状态下与最佳矫正视力下的屈光表现。
• 双眼视觉功能评估。
  ○ 调节和聚散度测试。
• 裂隙灯眼部健康检查。
• 角膜地形图（如果计划配戴角膜接触镜）。
  ○ 眼轴长度测量（如果不能得到，请参阅文献获取此信息）。
    ▪ 在相同屈光度下，初始眼轴长度可能因人而异。
    ▪ 对大多数情况来讲，每年增加 0.1mm 表明充分控制。
• 视网膜检查和成像。

1.7.1.3 选择正确的策略方法

如前所述，没有任何一种方法可以充分治疗所有近视患者。相反，这是一个制订一种考虑到患者各方面的防控策略的问题。个性化的策略更适用。

因此，正确策略的选择基于以下要素：

• 确定进展速度。
  ○ 充分了解患者过去的病情进展很重要。因此，病情进展较快的患者相比那些病情稳定的患者，应该接受更积极的治疗。必须记住的是自然进展随年龄而变化，通常在年龄小时更为明显。
• 风险因素研究。

- ○ 呈现多种危险因素的患者比其他没有危险因素的患者应受到更密切的监测。
- 个体基线参数。
  - ○ 初始屈光状态。
  - ○ 双眼视功能状态。
  - ○ 种族。
  - ○ 依从性/成熟度。
- 防控手段的效果。
  - ○ 多焦镜片。
    - ■ 多焦软镜通常伴随远视力受干扰和模糊，尤其在使用高正附加度数时。眼保健从业者倾向于通过过度矫正或通过降低正附加度数来补偿。两者都可能限制治疗的疗效。必须评估所选镜片对双眼视觉的影响，尤其是对于那些调节不足或需要过度矫正的情况。日抛型镜片可能被认为是第一选择（与成本、依从性等相平衡）。
  - ○ 框架眼镜。
    - ■ 在一些双眼视功能障碍（例如，在近点高度外斜）的患者中，眼镜比角膜接触镜治疗效果更好。开处方者必须在双焦镜片和渐变镜片之间选择。必须考虑美感和依从性。如果选择双焦镜片，正附加段必须设置得比老花眼患者更高，以便在阅读时使用该区域。而如果是渐变镜片，设计应该像是一条短的通道，最大限度地提高孩子在阅读中使用正附加区。在所有情况下，必须正确选择框架并经常调整，以确保矫正的稳定性和舒适感。

      最新的设计可以被认为与角膜接触镜一样有效。

      在一些国家中，没有其他选择时，单光眼镜可能比不戴眼镜或欠矫更可取。但是，如果近视管理可选，不应推荐单光眼镜。

1.7.1.4 沟通问题

患者及父母（如果可能）需要获得与眼保健从业者的建议方法相关的所有必要信息，包括详细说明。接收到的文档必须易于理解且包含完整信息。

所提供的信息不应夸大治疗的益处或包含与无干预相比有效率的承诺。父母应该知晓，尽管实施适当的措施，患儿的情况仍可能进一步进展。必须告知所选策略的潜在风险。

在开始治疗或遵循某特定策略之前，需获得患者及父母的知情同意。

一旦确定了策略并选择了方法，告知父母配戴方式（每天配戴的至少时长以及每周配戴的天数）、护理方案、环境照明和其他环境条件非常重要。必须反复强调有关近距离工作、阅读和户外活动的建议。

最后，需将随访计划表告知患者及父母。后期的就诊次数和频率取决于患者的情况（进展速度，快速或缓慢）和治疗方式的选择。

1.7.2 临床应用

概念	临床措施
需要识别使近视发生发展的危险因素	• 任何前来诊所咨询的孩子必须被视为可能近视患者 • 一份详细的问卷有助于确定风险因素 • 在存在风险因素的情况下，提供预防性建议
患者初次访问时，必须进行完整的近视评估以记录患者病情	近视检查必须包括睫状肌麻痹下进行屈光检查（1%托吡卡胺或1%环戊烯酸，2滴，每滴间隔5min） 检测还应该包括评估所需的双眼视功能（调节和聚散度）检查 强烈推荐测量眼轴长度。在身边没有合适的测量仪器时，执业者必须确保他从其他地方得到此数据 在验配角膜接触镜的情况下，特别是OK镜，需要角膜地形图应评估眼前段和后段健康状况。额外的影像学检查（眼底照相、视网膜和视神经扫描以及视野检查）有时也需要做，特别是在存在高度近视时

概念	临床措施
选择正确的策略包括几个要素	对应患者的初始状态调整合适的策略很有必要。个性化治疗很重要 因此，控制方法应在以下情况下更有效/积极： • 进展迅速或处于快速进展风险中的患者 • 近视发生在 10 岁之前的患者 • 快速进展可能取决于性别（女孩＞男孩）和种族（亚洲人＞白人） 根据所选择的治疗方法需要采取一些预防措施： • 软镜： 　◦ 如果父母能够承担，首选日抛镜片。2 周抛或月抛也是安全并相对便宜的选择（超说明书使用） 　◦ 根据视觉质量平衡视远和正附加的屈光度 　◦ 评估镜片对双眼视觉状态的影响 • 框架眼镜： 　◦ 配适、中心定位/框架调整 　◦ 美学与依从性 　◦ 渐变式设计——短通道 　◦ 最新设计能有效替代角膜接触镜
提供给家长的信息必须准确、不偏不倚、完整	• 提供书面文件总结每种方法的优缺点以及相关的风险因素 • 回答患方的问题 • 提供的信息应以证据为基础 • 考虑到患者的具体问题（偏好、依从性、预算等） • 在采取任何治疗措施之前，签署知情同意书
患者随访计划	• 框架眼镜随访 　◦ 1 个月和 6 个月 • 软性接触镜随访 　◦ 4/7 天（通过电话/远程视光/远程医疗讨论或解决问题，不在诊室随访），1 个月和 6 个月 • OK 镜随访 　◦ 1 天/4～7 天/1～3 个月和 6 个月 • 阿托品监测 　◦ 4/7 天（电话、远程视光/远程医疗），1～3 个月和 3～6 个月

2　IMI 白皮书-2021

　　如前所述，近年来近视相关研究的论文数量爆发性增长，反映了研究人员对该领域的持续兴趣。2019 年 IMI 白皮书仍是一个可靠的知识库，可以指导眼保健从业者的临床选择。然而，随着科学的发展，内容需要更新。此外，2019 年版中近视管理的一些方面没有完全涵盖，这已在 2021 年版中解决。

正如对 2019 年出版物所做的那样，以下内容总结了研究的内容，并试图将其转化为临床应用。读者必须查阅原始论文以获得对此处概念解释的具体参考，并全面了解所涵盖的主题。

2.1 IMI 2021报告和解析——临床实践的反思[8]

2.1.1 概念

本节回顾了 2019 年提出的第一个论点的基础。确实，在全球范围内采取行动的紧迫性来自对 2050 年近 50% 的人口将近视的预测确认，其中包括 10% 的高度近视。这些数百万人存在眼部病理性改变的重大风险，以及他们的视力障碍严重影响了各个国家和卫生系统的财政，更不用说对个人生活质量和劳动力的影响。

病变的风险来自眼轴的延长，导致眼球内部结构削弱。虽然一般来说，眼轴长度和屈光状态（以屈光度为单位）之间存在一致性，通常也会遇到这样的患者：尽管他们的近视程度很低，但眼轴很长，因此也必须考虑有发生病理性改变的风险。因此，眼轴的测量成为近视管理中的重中之重。

在这里，我们必须将当前近视的情况与从很小的时候就开始发展，到现在成为病理性近视的情况区分开来。在后一种情况下，遗传因素在屈光不正的发展中起主要作用，而我们在日常工作中遇到的大多数近视患者遗传因素的作用很低。

2.1.1.1 环境因素

最近的数据证实了学校教育和户外活动时间的影响是近视发生和发展的主要因素。确实有越来越多的证据证实高等教育与近视之间的联系，尽管这种在年轻人中的屈光不正的机制尚不清楚，毫无疑问这与更年少时的近视患者不同。

增加户外活动时间已被反复验证为一种延缓近视发生的措施，而最近的研究倾向于证实一旦近视出现后户外光线的益处。最近的研究表明多巴胺可能作为一种近视保护机制，甚至被认为能够抵消遗传因素和近距离工作的影响。

试图通过减少学校教育和增加户外休闲活动来影响近视的发生发展将是一项艰巨的任务，甚至打破很多人的生活习惯。出于文化或经济原因，所提议的延缓措施预先注定是失败的。如果全民运动对抗肥胖和糖尿病未能在人群中找到稳固的立足点，尽管对个人健康有明显效果，但可以肯定的是，类似的旨在降低近视患病率和程度的运动不会成功改变处于危险因素中的个人行为。目前这仍然是一个重要的沟通问题。

2.1.1.2 何时开始治疗？

文献认为，有任何近视高风险的人都应考虑治疗，也就是说，一名儿童睫状肌麻痹下屈光度小于+0.75D或在平光与+0.50D之间，这也是近视前阶段。

此时的治疗特别建议户外活动，尤其是在近视容易加深的冬季，以及长时间近距离阅读。对这些年轻患者进行严格的近视监测，以确认近视的发生，如果得到确认，则需要进行治疗以控制其发展。

另外，目前还没有就开始更积极的干预策略达成共识，例如，在近视发生前处方低浓度阿托品，尽管这已在某些患者群体中进行过试验。同样，鼓励治疗双眼视力异常，特别是为了减轻视疲劳的症状，但尚未证实这种做法与近视的发生或发展的有益影响间存在联系。

2.1.1.3 干预措施

目前有几种干预方法，最近的论文提供了不同方式临床应用的详细内容。

- 角膜塑形镜：有效范围从 –0.50D 到 –4.00D 以及高达 –3.50D 散光（环曲面设计）。任何残留的屈光不正都将在白天戴眼镜矫正（角膜保持塑形并产生近视离焦）。OK 镜受益的评估必须考虑与长期配戴角膜接触镜相关的微生物性角膜炎（microbial keratitis，MK）的风险。
- 多焦软镜：多项研究证实了这种方式的有效性。建议使用日抛型软性镜片，因为其微生物性角膜炎的风险比 OK 镜低 10 倍。
- 控制近视眼镜：它们的效果通常低于角膜接触镜。然而，仅有很少的独立研究可以全面评估此种方式。最新的设计可能不同。
- 低浓度阿托品：任何个体患者的最佳浓度仍然是有待确定的。一些研究提到的浓度在 0.01% 和 0.05% 之间。其远期效应还未知。
- 联合治疗：结合低浓度阿托品和另一种方式对于单措施疗效低的患者或病情快速进展并需要更激进的方法患者来说，这似乎是一种成功的控制方法。
- 治疗的多样化：众所周知，任何治疗的效果都会在一段时间后逐渐消失。因此建议交替使用不同的方式/策略。由于每一种方法都具有不同的机制，因此最佳治疗顺序尚未确定。

2.1.1.4 什么时候停止治疗？

确定停止近视治疗的最佳时间并非易事。事实上，三分之一的年轻近视成年人甚至在身体停止生长后，近视仍在继续发展。个体之间也存在很大差异，很难预测每个人的稳定时间。眼轴长度在屈光度变化时持续变长，证实了在做出关于停止患者治疗的决定之前，正确评估该参数的重要性。

很多从业者仍然关心的问题是治疗停止后的反弹效应。幸运的是，研究表明这种现象仅在使用高浓度阿托品时发生。其他治疗策略并不随着时间的推移具有显著的反弹效应。自然生长发育可能会被误认为是治疗停止后的反弹效应。

2.1.2 临床应用

概念	临床措施
屈光度作为主要因素定义干预时刻	进行综合评估，包括睫状肌麻痹下的屈光度，并根据患者的年龄分析结果： • 0 ~ 6 岁：≤ +0.75D • 7 ~ 8 岁：≤ +0.50D • 9 ~ 10 岁：≤ +0.25D • 11 岁：正视 任何符合这些标准的患者都被认为是近视前；因此，可以对行为和生活方式进行建议。必须密切随访患者（每 3 ~ 6 个月）
识别已知风险因素并根据风险校准干预	• 遗传 　◦ 一位父母 = 1.4 倍的风险 　◦ 两位父母 = 2.3 倍的风险 • 高 AC/A：1.25 倍的风险 • 长眼轴 　◦ 23.07mm @ 6 岁：2.5 倍的风险 　◦ 如果父母中有一位近视：6.3 倍的风险
干预方法	为患者选择最佳方法取决于几个参数，最终选择必须权衡相关的风险和收益 在近视快速进展或那些防控策略效果不如预期的情况下，角膜接触镜 – 低浓度阿托品组合可能更加有效 以优化结果也可以考虑定期交替干预方法。然而干预措施的转换时刻，以及最佳顺序尚有待确定
停止治疗时间	定期评估眼轴长度以确定何时到达稳定期。仅依靠屈光度可能会产生误导 近视管理必须持续至已达到稳定期 可以根据生活方式的变化以及年轻人不断变化的视觉需求修改防控策略

2.2 IMI近视的影响[9]

2.2.1 概念

本节详细介绍了近视对个人和社会的影响。本节描述了与治疗病理性近视相关的直接和间接费用以及由于损失的生产力对患者生活质量和经济负担的影响。总成本开销估计为每年数十亿美元。

如果屈光不正没有得到完全矫正，视力可能会受到负面影响，或者在存在病症的情况下视力严重下降，例如黄斑病变。

如果不采取任何措施阻止预期的近视发展为高度近视，那么相关成本只会增加。因此，我们必须分析拟议的干预措施，不仅在有效性方面，而且要分析性价比。

2.2.1.1　患病率

据估计，到 2050 年，世界上将有 50% 的人口近视。这一预测基于 2010—2020 年全球范围内的患病率增加了 20%。全球患病率现已确定为 34%。更令人担忧的是，虽然患病率在不同地区存在差异，总体而言，儿童和年轻人以及老年人的增长速度都在加快，后者的情况可能与病理性眼部疾病有关，例如白内障。处于极端的是爱尔兰，6~7 岁儿童的患病率为 3%，而在中国，65% 的 14~16 岁和 88% 的 17~19 岁青少年患近视。曲线似乎随着国家经济的发展而加速。因此，印度的近视发病率在 2000 年和 2020 年之间翻了三倍。

数据虽堪忧，但高度近视率更需引起重视。毫不奇怪，东亚和亚太地区的高度近视率最高。另外，令人震惊的是，高度近视率比一般近视增加得更快。一些国家和地区的高度近视率在 10~15 年内翻了两倍。

某些因素有助于解释这些现象。第一个因素是儿童近视的年龄事实上比以前更早。早发生与快速进展有关。相比白人，亚洲人在基因上也倾向于进展更快。最后，年轻的亚洲近视人群与年长人口相比，近视进展速度惊人。例如，7 岁儿童的近视每年增长 1D 左右，而在 12 岁儿童中，近视进展为每年 0.6D。

遗憾的是，长期后果是可以预见的。高度近视相关并可能导致视力障碍的黄斑病变约占全球人口 0.13%，同样有 1000 万人。考虑到高度近视患病率上升的数据，有可能 5600 万人，或全球人口的 0.6%，到 2050 年将受高度近视的影响。这意味着每年将增加 460% 的病例。

2.2.1.2 对个体的影响

2.2.1.2.1 教育

如果高等教育确实与近视加深有关，那么也确实存在屈光不正欠矫对个人的负面影响。因此，未矫正或矫正不良与孩子们在课堂上注意力不集中，学习毅力下降，学习成绩下降有关。这些延误/失效会对孩子的心理健康产生负面影响。研究表明，在课堂上最低的所需视觉要求为 0.3log Mar（20/40Snellen），甚至轻微的未矫正近视都会导致孩子的视敏度下降到阈值以下。还有，阅读速度以及对文本的理解，都受到视力不佳的负面影响。

最贫穷的人口更容易暴露在这种环境中。父母缺乏知识和他们的社会经济地位可能会导致孩子无法接受检查或没有得到所需的屈光矫正。例如，在一项研究中，生活在中国农村的儿童中有 27% 视力低于 0.3log Mar，而在宾夕法尼亚州费城，生活在城市贫困地区的儿童发生这种情况的只有 13%。

2.2.1.2.2 患者的直接费用

配戴眼镜矫正近视儿童视力的经济影响因地区而异。在新加坡进行的一项研究估计直接成本为 83 美元，随着受试者年龄以及光学矫正的复杂性而增加。在美国，超过 40 岁的成年人配眼镜的费用是 463 美元。这里费用的增加不仅考虑到不同的卫生系统方面的背景，而且考虑到后期近视引起的额外费用（检查和治疗）。在印度，平均成本是 50 美元，而在中国是 113 美元。由于治疗所需，这种成本在严重近视患者中急剧增加（4～5 倍），高达 218～510 美元。这些成本应该与个人的平均收入相比较。在较贫穷的国家，检查成本（当信息来源可靠时）和产品费用远超过个人的支付能力。

2.2.1.3 社会影响

如果个体不能满足各自的健康需求，负担就会落在整个社会，尤其是富裕国家的卫生机构。一项新加坡的研究显示，如果一个高度近视患者能活到80岁，管理他的总成本为17 020美元。很明确的一点是，到2050年10%的世界人口将严重近视，社会成本将变为天文数字，也就是说，所有国家加起来为数千亿美元。

与忽略或欠矫近视有关的生产力丧失会影响国内生产总值（gross domestic product，GDP）。这代表生产力的成本/损失在3%到18%之间变化，具体取决于疾病的严重程度和国家的总体经济情况。预防成本仍远低于高度近视患者视力损害后造成的损失。

预防和矫正是必需的，其意义在于不仅可以矫正近视，还可以预防严重的近视，以及眼部疾病带来的视力障碍。

2.2.2 临床应用

概念	临床措施
近视的患病率越来越高，并且证实了对2050年的预测，即全球人口的50%会近视。年轻的人群中进展加速更为明显	如前所述，任何儿童都必须被作为未来潜在的近视患者考虑 提出有助于延迟近视发生的建议 积极治疗任何年轻近视患者或正在快速发展的近视患者
近视和学校教育是相关的	对于仍在学习和发展的年轻人，必须建议/继续进行近视管理 学龄儿童必须充分筛查近视并得到很好的矫正。没有矫正或欠矫不利于孩子的发育。对上学和个人生产力以及孩子的精神健康影响都很大
近视对个体的影响	充分矫正任何近视的人，以便确保正常工作和生产力 建立近视管理，以预防发展为可产生显著直接和间接影响的严重近视 了解近视损害对患者生活质量的影响，如果有心理健康问题的迹象，请将他转诊给其他相关专业人士

概念	临床措施
近视对社会的影响	眼保健从业者、协会和学院有义务告知政府近视和高度近视相关的影响和成本 公共卫生机构需要执行预防计划以阻止近视患者发展到严重的视力损伤水平

2.3　IMI近视的危险因素[10]

2.3.1　概念

与近视发生和发展相关的危险因素众所周知。但是，尚未对它们进行整体检测以建立他们之间的相关性。因此，必须通过明确机制的因果关系来分析风险因素。

2.3.1.1　教育水平

高等教育与近视发生或进展之间的联系是最先被考虑的因素之一。一些事实证明了这种所谓的关联。第一，受教育程度较低的人群近视患病率似乎较低，而在那些更勤奋上学的人群中，这一数字显著增加，也与受教育年限成正比。需要更多时间学习和阅读的学校学生与常规学校的学生相比，更容易近视。在近视最严重的国家，儿童上学早，通过家教辅导课外作业的情况也很普遍。

这些现象是存在的，但是，只有在孟德尔随机化分析之后，才能清楚地证明这个现象与苛刻教育之间的因果关系。事实上，孟德尔随机化分析已经证明，长时间学习的儿童比其他人更近视，反之，遗传性高度近视的人不一定更好学。

然而，所涉及的机制还不是很清楚。一些专家谈到过短的阅读距离、其他调节因素（如滞后）、看近处的视觉需求强度（花费的时间 × 距离 × 光线 × 休息间隙）似乎影响更大。还没有随机研究关注这些因素以验证他们各自的作用。

2.3.1.2 户外活动

户外活动时间与近视之间的联系已经从户外工作或居住在农村的人近视患病率较低的传闻，变成了近几年经过认真研究已确定的事实。现在有强有力的证据表明户外活动在近视发生之前的保护作用。

最初认为暴露在阳光下多巴胺的产生增加，是人们熟知保护作用的合理解释。这个假设是基于人工塑造的各种动物模型在更明亮的环境中的反应，多巴胺确实发挥了积极作用。这种机制仍有待在人类中得到明确证实，但它目前处于主流的地位。与此同时，也提出了缺少阳光照射导致维生素D缺乏的假说。尽管合乎逻辑，但这种方法并未被经严格的科学研究证实，也经不起孟德尔分析。

然而，某些因素仍有待分析。因此，当我们谈论户外活动时，对于必要的产生积极影响的最低光强（勒克斯，lux，lx）没有达成共识。曝光时间（早上、下午、傍晚）或它的最佳频率（每周几天）仍需记录在案以优化效果。最近，一些专家提到短波紫外线是造成显著效果的主要原因。当然，这仍有待证实。

季节的影响是众所周知的，近视在冬季比在夏季发展得更快。假设在夏季光线较强，这是否意味着日光不仅可以延缓近视的发生，还可以帮助减缓它的进展？可能还涉及其他因素，例如与学校的暑假假期较长有关。

挪威人可能在不知不觉中已经能够平衡户外活动的保护与高强度教育相关的风险。他们的学校系统基于这样的原则，即儿童入学后及在学期间，在户外活动必须至少2h。在这些人口中近视的患病率很低。

2.3.1.2.1 我们真正检测的是什么？

大多数关于户外活动研究都使用问卷记录的方式。这些研究都没有经过科学验证，因此报告的数据可能并不像看起来那么强大可靠。

科学技术能客观地测量某些可能影响儿童的行为的参数，包括他们接触的光线和在户外度过的时间。尽管这种测量方法比问卷调查更精确，但该测量基于的仪器也未经验证，并且，一旦安装和配戴在孩子们身上，可能改变他们以前规律的行为习惯。

没有什么是完美的，事实是强大的研究趋势支持最小户外活动对减少近视影响的重要性。最佳的光照时间和水平尚未确定，这需要标准化数据采集方法。

2.3.1.2.2 阳光保护和户外活动

要求孩子多花些时间在户外可能是违反常识的，因为近年来谈论更多的是限制这种紫外线照射以减少白内障和视网膜光毒性的风险。

一些研究表明，戴太阳镜和/或宽边帽子不干扰阳光对近视的保护作用。因此，重要的是要建议孩子们增加户外活动的同时充分保护自己免受紫外线照射。

2.3.1.3 电脑和智能手机的使用

亚洲一些国家最近出台了监管措施，限制暴露在屏幕上的时间以控制近视的发展。然而，关于这个主题的严肃研究很少，而且没有定论。在过去的20年里，人们很容易把近视患病率上升的曲线与科技的发展联系起来，但这并不是唯一的因素。高强度学习和减少户外活动时间已被确定为促进因素。因此很难将屏幕的使用与其他因素隔离开来。在得出明确结论之前，无疑需要进行其他更为复杂的研究。

世界卫生组织（World Health Organization，WHO）最近承认游戏成瘾本身就是一种成瘾性疾病，表明它可能在学龄年轻人中导致近视度数增加，特别是因为过度游戏，与其他人相比，户外活动时间大大减少。

2.3.1.4 其他危险因素

其他几个风险因素已被确定为导致近视发生或进展的原因。然而，尚不清楚这些因素是否独立发挥作用（与其他因素的存在无关）或与其他因素相结合。几种统计学方法可用于分离各种数据，根据在数据收集中发现的不同，以及大多数模型假设线性的因果关系，而所考虑的大多数因素似乎不存在这种线性关系。因此，深入分析所涉及的机制和复杂统计模型的发展是必需的。

2.3.1.4.1 性别

目前已有部分研究致力于探讨在男性和女性之间近视的进展是否存在差异，但目前已有的研究结果因为研究人群而不同。目前来看，亚洲女性的进展比男性快，与之相反的是在犹太人群中，男性的进展快于女性。在后者的研究中，比较显著的是该地的男性在早期面临密集而更为繁重的学习，而当地女性的在校时间更少，户外活动时间更多。因此，各地儿童之间的文化环境以及相关的学习任务的区别在很大程度上导致了这种性别之间的近视进展的差异。在解释青春期发现的男女近视增长的差异时，不应忽视大多数女孩的身体生长速度和更早的青春期开始时间。

2.3.1.4.2 种族起源

既往部分研究致力于验证表观模式和近视的进展之间的重要差异，通过更详细的分析，他们再次揭示了文化差异可以解释既有的结果。比如，新加坡人群和马来西亚人群共享相同的基因特征，另一方面，新加坡近视的比例远高于其他地区，学校就读体系和户外活动时间的减少可以解释这样的差异。这也和一些研究认为基因可能作为部分原因，导致近视的发生和发展的研究结果一致。文化环境似乎起了更大的作用。因为当地文化差异可以视作体现种族差异的一种形式，所以需要同时考虑遗传和环境因素。有研究发现，对于生活在新加坡的儿童，环境因素可以视为相同，而在新加坡的华裔和其他马来西亚裔，行为模式基于不同的文化背景，存在一定的差异，前者相较于后者，更容易近视，这也与直接对比两个国家人群的相关分析结论相一致。

2.3.1.4.3 父母遗传 / 近视

众所周知，父母近视的孩子倾向于发展为相同的屈光不正。与其他的危险因素一样，分析不应仅限于这种简单的相关性。事实上，近视的父母普遍受教育程度更高，毫无疑问地也会希望自己孩子的受教育程度至少可以和自己一致。因此，除了遗传因素外，还存在明显的受高等教育的风险因素。一般来说，父母的行为会反映在孩子身上，虽然严格意义上不是一种文化特征，但仍需要重视这一特点。

2.3.1.4.4 出生顺序 / 时间

既往研究认为在兄弟姐妹中，通常情况下排行第一的孩子会有更高度数的近视。在经过分析，尤其是当我们考虑每个孩子受教育水平时，这一发现就被推翻了。因此要把出生顺序和容易近视的倾向联系起来是比较困难的。

还有一种说法是出生在夏季与更明显的近视之间存在联系。这方面的研究很少，很难考虑到所有的因素。一般来说，夏季出生的孩子比其他季节出生的孩子上学时间早一年，而这种更早进入学校可能是近视发生和发展差异的原因，这是唯一可以证明的因素。

2.3.2 临床应用

概念	临床措施
高等教育程度与近视相关	进行全面的眼与视功能评估，包括双眼视功能测试，适用于正在学习的近视患者或有很多近距离工作需要的患者 如果需要，只要个人持续学习，就要一直应用近视管理方法。了解父母的教育程度，而不仅仅是他们屈光不正的状态，有助于了解孩子的学习行为 无论学校如何要求，建议每天保留 1 ~ 2h 的休闲时间

续表

概念	临床措施
户外活动延迟近视的发生	很明显，眼保健从业者必须建议近视前期的孩子花更多的时间在户外，以延缓近视的发生 目前越来越多的认为户外活动的建议应该适用于所有的近视患者 在户外的时候也建议穿戴紫外线防护用品（最高至380nm）
WHO称，视频终端的过度使用可能和近视有关	眼保健从业者必须记录使用视频终端的时间，并强调使用距离和使用时长，充足的环境照明被认为是安全的。他们也应该强调经常在户外活动的重要性（这本身也可以限制其使用视频终端的时间）
测量工作的正确性：问卷、传感器等	眼保健从业者需要基于几个标准分析各种文章 基于此，应该优先考虑那些使用了有效的调查问卷、工具和方法的相关研究
其他因素纳入分析后会变得更复杂	眼保健从业者必须通过了解影响人群行为的文化问题，特别是父母行为的文化问题来分析儿童的危险因素

2.4 IMI关于调节和双眼视觉在近视的发生和发展中的作用[11]

2.4.1 概念

本节回顾了调节过程中发生的眼参数的变化，以及该功能与近视的发展和进展有关的机制。调节意味着集合。双眼视觉的这一部分也取决于近视的发生和进展。更具体地说，分析了各种空间频率和对比度在视近中的作用。对影响调节反应的颜色指数，调节滞后的存在，AC/A以及隐斜也进行了讨论。

在调节滞后、近距离接触特定的空间频率和近距离工作的情况下，视网膜模糊的发生似乎是影响近视的因素。睫状体的作用及其对脉络膜厚度变化的影响仍然是一个研究热点。

由于产生机制或代偿机制仍尚未阐明，因此调节和双眼视觉在近视发生和发展中的作用仍然不明确。

2.4.1.1 调节模型及相关生理变化

据了解，调节机制是由 Helmoltz 在 1856 年发表的《光学生理手册》中提出的：睫状肌收缩，悬韧带松弛，晶状体前后曲率改变。一些眼部结构会随着调节而改变，有些还会对近视产生影响。

首先要考虑的结构是瞳孔。研究表明，瞳孔的特征，无论调节与否，都与眼睛的屈光状态无关。然而，瞳孔越大，眼睛的高阶像差水平就越高。同样，由于瞳孔对应的视网膜平面的直径变大，调节滞后产生的模糊也会增加。

睫状肌也被认为是和调节反应相关的研究对象。研究发现睫状肌的活动与近视之间几乎没有联系。唯一确定的相关因素是，一个肥厚的眼肌在理论上可以被认为是近视因素，因为它的低收缩性，导致了调节不足。造成双眼视近时呈慢性远视离焦状态。如果睫状肌因眼轴长度增加而向前移动，也会发生同样的现象。研究还表明，调节滞后更多的应该被视为近视的结果，而不是原因。

近视发生前一年，晶状体似乎会变得更平更薄。这些变化已经被证实打破了在正视化阶段形成的眼轴长的平衡。

眼轴经历短暂的变化，与视网膜中央和周围的调节作用成正比。这可以解释为需要保持一个眼内总量不变。事实上，在睫状肌收缩的过程中，睫状肌引起巩膜和脉络膜赤道周径的缩小，这只能通过眼球的暂时拉伸来补偿。一些研究者认为，在巩膜刚性较大的情况下（组织缺乏弹性），暂时性的变化可能导致永久性的影响，从而导致近视。如果近视眼的组织（巩膜、脉络膜和眼球壁赤道部）较薄，对抗伸长就越弱，那么这种现象就会更容易发生。

特别是脉络膜变薄，最近被认为其中的作用超乎以前的认知。这被认为是局部性的作用。事实上，黄斑中央凹的影响并不能代表黄斑周边部的改变。因此，脉络膜变薄的感觉更多的是在颞侧，其次是颞下侧。面对这些新的事实，我们现在认为脉络膜除了对睫状肌的收缩提供了纯粹的机械反应以外，还对调节反应（由调节滞后引起的模糊反应）作出生物反馈。

脉络膜变化也被认为是影响人眼屈光发展的一个因素：脉络膜变薄导致近视的进展。当存在负球差或显著的调节滞后时表现尤其明显。相反，在存在正球差或适当的光学刺激的情况下，它的增厚会减缓这一进程，在某些情况下甚至可以逆转这一进程。

2.4.1.2 调节与近视

视近物时，产生的调节需求是由于感知到了模糊图像的刺激，模糊图像受观看距离、聚焦图像面积、色差、瞳孔直径和神经因素的调节。

当感知到模糊图像时，调节被理解为一种适应机制，使其有可能减少视近时产生的远视离焦。因此，显著的调节滞后会导致中央视网膜图像模糊，这可能与近视的发生有关。根据动物研究，这种滞后可能与轴向形觉剥夺有关，从而导致近视发生。不稳定的调节也会导致清晰和模糊图像交替出现，从而导致一定的波动。

通过配戴双焦或渐变镜来补偿调节滞后的尝试没有成功。有许多其他因素影响最终的结果。此外，必须考虑眼睛的适应性反应，对于一些近视的人来说，如果用凸透镜看近处，眼睛的调节幅度会下降。

视网膜模糊现象也可能发生在持续性使用调节后看远的时候。视觉系统可能需要一些时间来放松调节。如果此时看向别处，图像仍然是模糊的。这种现象被称为假性近视。是否发展为近视取决于这种模糊的强度和持续的时间。

2.4.1.3　周边屈光

众所周知，近视眼呈现一种以远视离焦为特征的周边屈光状态，而远视（近视离焦）则相反。周边屈光比中心屈光精度低，但周边离焦对近视的发展和进展影响更大。由于周边焦深约为1D，任何大于这一水平的变化都会引起眼的反应，特别是在远视离焦增加时的眼轴延长。

视觉信号离中心区域越远，它产生的调节性反应就越少。在对视觉刺激产生反应时，中央15°被认为是最敏感的。正是在这个区域，我们找到了图像传输到视网膜的解码系统，而这个系统可以响应中低空间频率信息。

周边视网膜的影响作用随着眼轴延长而减弱。因此，高度近视的人对周边离焦的敏感度低于低度近视的人。这解释了除年龄外，近视率随着时间的延长而下降的趋势。

2.4.1.4　空间频率

阅读时需要眼睛在较短的距离内或多或少长时间地感知高对比度目标。经过一定的适应时间，对具有对比度的注视目标产生适应以后，会导致在观察相同频率的目标后，在特定的空间频率上的对比敏感度下降。这个适应期随着时间的推移而增加，导致恢复期也更长。这就造成视网膜图像清晰度降低，被认为是模糊的，从而导致近视效应。文字类型也会影响对阅读的反应。比如，中文汉字就比拉丁字母具有更高的空间频率。

2.4.1.5　光学像差

高阶像差影响视觉质量，并产生帮助眼睛识别离焦方向（远视或近视）的信号，因此，有助于调控调节机制和眼轴延长。

球差影响中心视力。在调节状态下，负球差增大。当眼睛处于近视离焦时，负球差改善了光学图像的质量，而图像质量在远视离焦状态时下降。例如，在有调节滞后的情况下，就会出现远视离焦。然后，由于调节和凹透镜引起的负球差的存在，图像变得模糊和进一步退化。因此，配戴单光眼镜的患者，会出现明显的调节滞后，会受到负面影响，导致近视进一步加重。

彗差和像散可以作为视网膜的周边解码对应的线索。

个体对像差的感知有很大的差异。相较于能感知的总像差水平，球差和离焦对调节眼球的视觉发育贡献更多。

2.4.1.6 波长

纵向色差增加了焦深近2D，提供了调节和正视化的信号。色差的存在对眼睛的发育并不是必不可少的，但它们通过促进眼睛向正视状态的发育完善了这个过程，并指定了双眼对视觉刺激的反应。在较长的波长下，调节刺激更大。然而，目前尚不清楚这些反应强度的变化如何影响近视的发生和/或进展。

2.4.1.7 双眼视觉：AC/A

高AC/A与近视有关，可能在屈光变化前几年（至多4年）出现。如果发生近视，AC/A此后倾向于保持稳定。高AC/A被认为与更大的调节滞后相关，但与近视随时间的进展无关。

2.4.1.8 双焦或多焦镜片对调节的影响

近视的管理中会用到多焦或双焦镜片，作用原理是在焦点中心产生清晰图像，并促进视网膜周边产生近视离焦。从理论上讲，在周边存在一个由凸透镜产生的屈光区域会影响患者的双眼视觉。特别是，调节功能可能会因为镜片或者控制近视眼镜产生的凸透镜效应而减弱。目前针对这一理论的临床研究结果是矛盾的，一些支持这个理论，一些否定了这一假设。需要指出的是，其中有几项研究是在成年人身上进行的，他们的双眼视觉和调节能力与儿童存在很大差异。

2.4.2 临床应用

概念	临床措施
暴露在远视离焦状态下阻止了自然的正视化进程，并导致其向近视发展	眼保健从业者不应再给出或提供任何和产生远视离焦有关的镜片处方（比如单光凹透镜），除非没有其他的选择，比如患者视远时将会面临严重的欠矫
视近时持续性的模糊（继发调节滞后）在近视人群中更为常见，也更重要 这可能是近视导致的一个结果而非原因	相关的评估和随访检查应包含对以下参数的测定和分析： • 调节滞后 • 调节幅度/灵敏度 • 集合近点 • 视近隐斜量 • AC/A 近视发生预警： • 调节滞后量大于 1D 近视进展预警： • 视近时集合不足（＞5°外斜）或者集合过度（＞3°内斜） • 负相对调节/正相对调节＜+2/–2D • AC/A＞5D
视近时持续性的模糊会通过影响巩膜和脉络膜的重塑来提高成像质量，也就导致双眼更趋于近视	处方的矫正镜片必须提供在任何时候、任何距离都清晰的成像 必须保持规律的随访（＜6个月）以评估/调整治疗方案和/或根据相应需求调整矫正镜片的度数
针对调节功能治疗的干预措施来应对其可能导致的多重结果	双焦和渐变镜片只能在非常特殊的情况下慎用，最新一代的镜片被认为更具有应用前景 多焦软镜或者双焦接触镜在应用时必须考虑有足够的正附加光，以防止视觉系统调用相关屈光力来调整调节功能问题
调节可以短时诱导眼轴延长和脉络膜变薄	脉络膜评估及其对多种光学刺激的反应需要被越来越多地纳入临床实践，同时生产商必须测试设备并报告设备对脉络膜厚度的影响
像差可以影响眼球发育	像差测量已经成为一项重要的测试，并被认为是近视的初始检查和后期随访中应该进行的常规检查。尤其需要测量球差、彗差和像散等参数 球差应该根据眼球相应的离焦状态进行校准。因此，有必要尽可能避免负球差和远视离焦的测量（避免使用负镜片）

续表

概念	临床措施
眼球更倾向于向长波长聚焦	在有色差的情况下，眼镜会聚焦在红光处而不是蓝光处。蓝光在红光前聚焦，在轴上会被感知为模糊信号。这个模糊信号会诱导调节反应并造成近视效应 这在那些暴露在以色差为蓝光的屏幕以及峰值为短波长特征的环境照明（冷光LED）下的人中是非常显著的

2.5 IMI病理性近视[12]

病理性近视是指眼底出现了典型的并发症（后巩膜葡萄肿和/或黄斑病变和/或脉络膜萎缩）。现代成像技术允许将新的临床实体联系起来：有牵引的圆顶状黄斑或近视性黄斑病变。虽然部分异常会导致不可逆的视力丧失，但其他的症状可以治疗，包括注射药物［抗血管内皮生长因子（vascular endothelial growth factor，VEGF）治疗］或手术。

病理性近视的患病率已达到全球人口的 3%，一定程度上集中在亚洲。目前尚不清楚这种损害的进展是否遵循一般观察到的近视进展模式。众所周知，大约50%的高度近视会出现一种或另一种病理性近视的表现。病理性近视还被认为不仅仅伴随高度近视患者而产生，一些低度近视患者也可能因为异常的眼球部延长而面临相同的病理改变。

除了眼轴长度，其他的危险因素包括年龄（患病率随年龄增加）、遗传（先天性近视）以及前面提到的因素（学校教育、户外活动等），这些都可能导致高度近视的发展。

2.5.1 概念

2.5.1.1 病理性近视的临床表现

2.5.1.1.1 后巩膜葡萄肿

后巩膜葡萄肿可能是与高度近视相关的最明显的临床表现。它被定义为眼底某个局部区域的突起，其曲率半径比邻近的视网膜更陡。它不是一个简单的视网膜拉伸，而是视网膜的另一个区域，经眼球后极部，正常眼部组织更向后膨出。它的存在会导致近视黄斑病变以及其他脉络膜异常。

2.5.1.1.2　近视脉络膜萎缩

这种疾病也被描述为近视黄斑变性，因为在最严重的病情下会伴有脉络膜萎缩，类似于年龄相关性黄斑变性（age-related macular degeneration，AMD）中发现的眼部组织萎缩形态。疾病的分级系统（Avila）一般用来确定眼部受累的严重程度，包括黄斑出血的最后阶段，类似于 AMD 的湿性病变。

最近，一组国际研究学者开发了一种简单的方法叫作 META-PM 系统，针对与病理性近视相关的病变的分类。所有专业人员都必须使用该系统来交换患者的信息。因此，根据这一新分类，黄斑病变被分为五类：无近视视网膜病变（0 类）、豹纹状眼底（1 类）、弥漫性脉络膜萎缩（2 类）、斑片状脉络膜视网膜萎缩（3 类）和黄斑萎缩（4 类）。此外还有三种补充：漆裂纹、新生血管膜和 Fuch 斑。识别后三种类型是必要的，因为它们往往和功能性视力丧失有关，一旦被认定为任何大于 2 类的情况，或存在上述三种补充中的一种，或存在后巩膜葡萄肿的时候，也能更好地确诊为近视黄斑病变。

2.5.1.1.3　牵拉性近视黄斑病变

这种损害涉及在重度近视患者视网膜上施加的张力所继发引起的病理变化。这种牵引力可能是由于视网膜前膜、板层裂孔或其他原因引起的。在所有归入这一类别的情况中，近视性黄斑劈裂因其特殊性而值得关注。这是一种视网膜脱离但不伴随黄斑裂孔，与异常中央凹结构有关的病变。牵拉性近视黄斑病变的治疗需要涉及复杂的手术。病变复发率和术后并发症发生率高。

2.5.1.1.4　圆顶状黄斑

这是一种新的类型，首次报道于 2008 年，被认为是重度近视患者视力下降的潜在原因。表现为黄斑变形成圆顶状，后部脉络膜视网膜中心凹区隆起。这种病变在眼底生物显微镜下很难观察到，但在OCT检查时就比较明显。高达10%的重度近视患者会出现圆顶状黄斑，可能在任何年龄段发病，有时候甚至存在于非近视者。

2.5.1.2 青光眼

视神经损伤常伴有黄斑病变。一般来说，在屈光度超过-8D或眼轴长度大于26.5mm的高度近视患者中，青光眼的患病率较高。

在轻度或中度近视中，眼球的拉伸伴随着布鲁赫膜的开口相对于筛板向黄斑的移位。这导致布鲁赫膜在视乳头状区不对称，覆盖颞侧多于鼻侧。因此，如果布鲁赫膜不存在于视盘旁区域，这种现象称为视盘旁γ区。临床上表现为视神经轮廓的改变，其形状由圆形变为椭圆形。

在重度近视患者中，布鲁赫膜的开口增大，在视神经周围形成了一个γ区，筛板更加伸展和变薄。这种变薄减小了空间，并影响了眼压和眶内脑脊液压力之间的压力梯度。施加在相应组织上的压力增加，导致青光眼。超过四分之一的眼轴长度超过26mm的患者会受到这种类型的视神经病变的影响。如果轴向长度超过28mm，甚至可以达到50%。

2.5.2 临床应用

概念	临床措施
病理性近视可能发生在任何眼轴变得太长的近视患者中，特别是眼轴超过26mm 这种类型的眼球延长通常与高度近视（超过6D）有关，但一些轻度、中度近视眼也可能出现异常伸长	强烈建议在所有近视患者中测量其眼轴长度，而不仅仅是高度近视者（超过6D） 如果眼轴过长，建议使用OCT等成像技术进一步检查，因为一些视网膜损伤很难通过简单的眼底镜检查来识别 对于眼轴长度超过26mm或视神经轮廓异常的近视患者，应进行青光眼检查（视野、OCT扫描、眼压和房角镜）

2.6 IMI 近视的预防和进展[13]

这一节提醒我们必须建议所有变性近视患者进行近视和眼轴长度管理的基本原因。预防相关病变及其对患者视力、生产力和生活质量的影响是干预的最终原因。更具体地说，这是一个控制近视演变的问题，使其不会进展到与视网膜和眼病变有关的，更严重的程度。

这一节还回顾了专业人员可以遵循的策略：鼓励户外活动，开具低浓度阿托品处方，并使用光学手段（框架眼镜和接触镜）来优化达到近视离焦。策略需要个性化选择，通过分析风险与收益的比率，并考虑到患者的年龄、整体和眼部健康以及生活方式。

2.6.1 概念

2.6.1.1 低浓度阿托品的使用

早在1989年，一项研究就报道了1%的阿托品以及使用1%的盐酸环喷托酯延缓近视进展的效果。由于严重的副作用，包括畏光和视近调节能力丧失，导致这些结果没有立即转化为临床实践。10年后，另一组使用0.5%、0.25%和0.1%浓度阿托品的研究，确定了屈光状态的反应与浓度成正比。随后，ATOM1研究证明，在使用1%浓度的情况下，对眼轴延长的控制非常有效，但作者也报告了在停止治疗时出现严重的反弹效应，因此限制了阿托品作为控制近视进展手段的可能性。紧随其后，另一项ATOM2研究表明，使用较低浓度的阿托品至少可以在控制屈光度增加的方面，获得与使用较高浓度几乎相同的结果，而且不会产生显著副作用。特别是在最低浓度下，散瞳产生的瞳孔散大仅为1mm，调节减少限制在3.50D，即比使用1%浓度产生的散瞳效果减少至原来的1/4。同时，几乎不存在反弹效应，在停用阿托品一年后，记录到度数增加了0.25D。在这些结果公布后，业内人士视阿托品的处方浓度为0.01%为控制近视进展的金标准。

LAMP研究是在ATOM2研究之后进行的，比较了不同人群中三种低浓度阿托品的效果。这项研究也解决了ATOM2研究中发现的偏倚和缺陷。这一次，尽管0.01%的浓度对屈光度的控制有效，但在眼轴长度延长控制方面，与安慰剂相比，试验组未能达到统计学上的显著差异。研究者们认为，经过2年的随访观察，0.05%浓度得到的控制力度是0.01%浓度得到的结果的两倍，因此0.05%浓度的阿托品应该更为合适。

然而，仍然存在一些未解决的问题，其中最重要的可能是阿托品影响眼轴延长的作用机制。其他有待回答的问题如下：阿托品治疗何时开始？我们是否可以考虑对有风险的患者进行预防性治疗？必须深入研究其他因素，如阿托品使用的频率和时刻、复方制剂的质量和一致性、计划随时间逐渐减少浓度、何时考虑停止治疗、持续使用阿托品数年的安全性、不同种族的疗效比较等。

2.6.1.2 光学手段

2.6.1.2.1 防近视眼镜

虽然使用非球面或双焦眼镜的效果不如接触镜，但框架眼镜方面的最新创新似乎具有很大的应用前景，首次为近视和眼轴长度的管理提供了一种有效的选择。

2.6.1.2.2 多焦软镜

研究表明，双屈光力（双焦）或多焦软镜能有效控制近视和眼轴增长。超过2~3年的研究结果证明，当患者使用常规的单光镜片矫正时，这种镜片可以减缓病情进展。然而，还需要进一步定义在镜片内的最佳屈光力分配，这样可以在不影响视远的情况下还能延缓近视的进展。同样地，开发和批准特定用于近视管理的特殊设计，要防止其他用途，以及超出正常处方使用范围。

2.6.1.2.3 角膜塑形镜

研究已经证实，使用逆几何镜片可以重塑角膜形态，并产生一个更陡的角膜中周区。这有助于显著减少周边远视离焦，从而对延缓近视进展或眼轴延长有正向效果。正如Cochrane一篇综述得出的结论，角膜塑形镜在延缓近视进展方面非常有效。

近年来，我们看到了新设计的发展，特别是通过调整镜片的曲率来矫正中度或高度的角膜散光。使用这些新参数进行的研究证实了环曲面角膜塑形镜作为控制近视策略的有效性。

和其他情况一样，在这种情况下，使用角膜塑形镜带来的高收益可能伴随高风险，比如，角膜塑形镜被认为与微生物性角膜炎、角膜色素线和角膜神经模式紊乱的潜在发展有关，尽管在后一种情况下，在停止配戴镜片后，进展是可逆的。

微生物性角膜炎可能是最严重的表现，因为有可能导致永久性视力下降。一般来说，角膜塑形镜使用者的患病率为7.7/10 000，但在符合这一模式的儿童中，患病率为13.9/10 000。这一风险与配戴长戴型软镜的风险相当（13.3/10 000～19.5/10 000），但远高于日戴硬性接触镜者的风险（1.2/10 000）。

2.6.1.3 预防措施

近视，特别是高度近视，在世界各地的患病率差别很大。通常传递的实施近视预防和管理方法旨在全球各地应用。当高度近视比例接近于零时，真的有必要这么做吗？还是说，我们应该在人口受影响最大的区域更加坚持相关的管理？高度遗传性近视的临床表现更为常见，我们是否应采取与之类似的治疗方法？这些问题的答案表明，支持区域性比支持全球性的方法更有意义，或者至少根据当地情况调整信息和策略。

同样，我们应该考虑采用哪些策略延缓儿童近视的发生。就目前而言，似乎只有增加户外活动才能推迟近视的发生，但近视一旦发生，如何应用策略延缓其进展，需要进一步研究。这些策略需要根据患者的年龄进行改进，研究证明儿童和青少年的近视病程是不同的。

2.6.1.4 哪种策略是最好的？

目前还没有设计良好的对比研究来确定哪种近视管理策略应该得到青睐。同样，也缺乏某些管理方法长期效果的数据，如低浓度阿托品，或停止戴镜后的情况，比如停止配戴角膜塑形镜后的变化。接受治疗的队列也很年轻，需要花费数年时间来观测干预措施对个体双眼的真实作用。

青年近视相关的研究比较少，在不知道这些方法是否适合控制近视的情况下，控制青年近视进展的方法和应用于年幼人群身上的方法基本一致，也期待未来在这个领域有进一步的研究。

2.6.2 临床应用

概念	临床措施
阿托品在全球范围内被认为是近视管理的有效策略，得到了广泛的应用。目前研究证明低浓度阿托品是有效且不会导致显著副作用的近视控制手段	更为推荐0.05%低浓度阿托品 0.01%的低浓度阿托品处方不再适用，因为它对于眼轴延长的控制效果不佳 再次重申了对近视控制效果的评估应该以眼轴管理为准，而不是屈光度管理
有多种光学干预手段可以用于近视管理 近视管理方案的制订和选择必须根据患者个体特点，同时也要考虑相应的收益和风险比值	选择框架眼镜处方时，建议使用最新设计和最新技术的眼镜（除了有特定的双眼视功能障碍情况） 应该采用多焦或双焦（同心）软镜处方，以优化视网膜周边近视离焦状态 角膜塑形镜的处方一定要获得知情同意，尤其要向配戴者及其家属强调可能发生微生物性角膜炎的风险 关于配戴和镜片护理的相关建议，必须保证相关风险降至最低

续表

概念	临床措施
不同地区和种族人群的近视患病率存在差异	眼保健从业者要根据当地的患病率和患者的特征，个性化调整近视管理方案 在某些情况下，可能只采取最简单的方案；但在有些情况下，必须采取全部建议的近视管理方案，以规避发展为高度近视 因此，有必要将遗传性高度近视和其他近视类型区分开 同时，专业人员需要时刻关注前沿研究，确保时刻了解成人近视的相关治疗方案，更好地治疗变性近视的成年人。但到目前为止，相关信息较少

2.7　IMI 2021年度摘要[14]

本节基于对 2019 年至 2020 年年底发表的 1000 多篇文献的综述，总结了在近视各个方面开展的最新研究。

2.7.1 概念

2.7.1.1 近视的定义和分类

关于近视的定义和分类的标准化已发表了几篇论文。这是进行相关比较和荟萃分析的必要条件。数学符号的使用必须受到限制，必须具有特定文字进行描述（例如：超过 6.00D 不是 ＞ -6.00D）。一个新术语出现了：超高度近视，指的是屈光状态超过 9.00D。近视和高度近视相关病理的研究领域正在迅速发展，特别是描述由现代成像技术确定的新的临床表现，从这项工作中出现了一个全新的术语。因此，牵拉性近视黄斑病变（myopic traction maculopathy，MTM）已出现在文献中，能够更好地描述在临床中的相关症状。

2.7.1.2 眼压与近视

最近的一项研究表明，至少在动物模型中，使用拉坦前列素或溴莫尼定可能抵消不利环境（形觉剥夺）的影响，因此可能有助于近视的管理。拉坦前列素有助于使眼压的波动正常化，可能作用于眼轴延长的生物学机制。

45

2.7.1.3 ON、OFF 通道对脉络膜的影响

ON 和 OFF 通道起源于光感受器和双极 ON 和 OFF 细胞之间的突触。这些细胞的刺激在眼睛的正视化中起着作用。

值得注意的是，有一篇文章表明，通过 ON 和 OFF 通道对双极细胞的动态刺激可以影响脉络膜对光刺激的反应。这一反应支持了多巴胺参与脉络膜厚度变化的假说，可能证明其对近视的进展具有减缓作用，同时也解释了研究人员获得的近视读者对文本中对比度和极性的重要反应，根据所呈现的刺激的性质，产生是否有利于近视进展的反应。通过 ON 和 OFF 通道的刺激与成像质量无关。这种刺激的方式需要被确定，以便动态地控制眼球的生长。

2.7.1.4 昼夜节律周期

遗传和环境因素会影响昼夜节律，从而导致眼睛光学系统发育的变化，与近视相关的变化类似。可以通过控制环境照明和社会行为，尤其是控制使用电子设备行为，影响昼夜节律，从而更好地调节眼睛的生长。这里也强调了多巴胺的作用。

2.7.1.5 视锥细胞和视杆细胞的作用

视觉刺激的质量影响着双眼发育，这就是为什么长期以来人们认为视锥细胞可能在这个过程中起主导作用。然而，在老鼠身上进行的一项研究发现，视锥细胞和视杆细胞有不同的作用。因此，在没有视锥细胞的动物中，眼睛向正视化的发展可能发生，而视锥细胞在对不利条件（形觉剥夺）中发挥了重要作用。因此，视锥细胞和视杆细胞在正视化过程中有共同的作用，且两者之间的重要性并没有显著差别。

2.7.1.6 遗传学与表观遗传学

本文报道了在近视或非近视环境中饲养的八种不同种类的老鼠的实验。作者报告说，一些物种比其他物种更容易患上近视。对这些动物视网膜的分析发现了大量的基因和视网膜神经通路，

可以解释当眼睛在特定环境中受到刺激时，易发展为近视。这可能是开发促进双眼更好地应对环境的新疗法的第一步。

遗传学研究占据了去年发表的相关研究的很大一部分。随着越来越多的基因库分析和遗传分析新方法的发展，更精确地定义遗传背景如何影响近视等复杂现象的发展越来越有可能。除了这种易感性分析，作者进一步确定了最可能致盲的高度近视的遗传特征。环境对这一遗传背景的影响，特别是在刚出生的那几年，是我们研究如何通过改变来影响近视进展的有希望的途径。然而，考虑到目前确定的所有影响人屈光状态的基因，它们之间的相互作用，以及它们对特定环境的反应，仍然是一项复杂的任务。

2.7.1.7　光学手段

在年内发布了 Crossover Eyewear Study（DIMS 技术）的第三年研究数据。作者证实了先前的结果，这种技术一直领先于其他控制手段（双焦、渐变设计等）。

同样，MiSight 接触镜的使用结果也在第三年研究中得到了证实。与常规矫正（单光镜片）相比，其对近视进展速度的延缓是显著的，同时表现在屈光度和眼轴的管理方面。

另一项研究比较了四种不同的接触镜的设计，其中两种基于焦深扩展（extend the depth of focus，EDOF）原则，而两种新的设计涉及视网膜中央和周边的近视离焦。在配戴 2 年镜片后，研究人员发现，与使用单光镜片相比，这四种镜片的效果都有效，尽管这些设计都没有脱颖而出。但非常有趣的是，配戴常规接触镜的患者获得了最好的效果，且具有更高的依从性。

最后，第三个重要的研究是关于软镜的。第三项研究指出具有剂量依赖性（正附加的屈光度）的反应。附加了 +2.50D 的镜片设计在屈光度和眼轴的控制作用显著，而较低的附加（+1.50D）设计和单光镜片作为对照组相比，没有显著差异。使用的镜片将每月更换一次，与其他研究不同的是，依从性并不影响所获得的结果。

在角膜塑形镜方面，最有趣的研究部分诠释了角膜塑形镜可以控制近视进展的机制。高阶像差（higher order aberrations，HOAs）的比率，特别是因配戴角膜塑形镜产生的球差的比率，被发现与眼轴延长成反比。意味着像差越高，眼轴延长越少。然而，另一项研究提到，在使用角膜塑形镜控制近视之前，应该记录眼轴的延长情况，来证明配戴角膜塑形镜后的效果，并将其与产生的风险进行比较。

在这一章节中，作者对在生活中配戴角膜接触镜相关风险的计算表现出了兴趣，并将其与高度近视的风险进行了比较。他们认为，配戴角膜塑形镜的近视患者，由于微生物性角膜炎等原因产生的视力下降风险，比中重度近视或眼轴长度大于26mm的近视患者的风险低两倍。另外，这一风险比低度近视或者眼轴长度小于26mm的患者面临的视力损伤风险高。这类人群可以考虑配戴日抛型软性接触镜，以保证面临的风险最小化，也更加适宜。

综上所述，根据Bullimore发表的数据，近视管理措施的累积效应，平均控制力度是1D。这已经足以减少黄斑病变的风险，减少40%的视觉受损概率，并且对于公共卫生健康而言，这是非常重要的，就其本身而言，这一证据充分证明了这些措施应用于近视管理的显著效果。

2.7.1.8 药物应用策略

LAMP研究认为使用0.05%低浓度的阿托品更为合适。此研究纳入的是亚洲有色瞳孔人群。已知阿托品可以和黑色素结合，因此可以观察此结果是否在不同的人中具有可重复性，主要是在白人中。在这一方面，已经有两项研究正在开展：应用阿托品进行儿童近视进展的研究（Childhood Atropine for Myopia Progression，CHAMP）和阿托品应用于儿童近视的结果研究（Myopia Outcome Study of

Atropine in Children，MOSAIC），这两项研究同时在欧洲和美国进行。

阿托品和角膜塑形镜的联合应用近来也被报道。尽管研究之间存在设计偏倚（将历史对照组作为参考），研究结果显示0.01%浓度的阿托品的增加显著提高了角膜塑形镜对于眼轴延长的控制效果，尤其是在进行干预的第二年。这一效果似乎是基于不同的作用机制，这些机制可以相互补充而不是简单地叠加。这一观察结果来自视网膜电图数据分析。然而，在推荐把阿托品作为联合角膜塑形镜成为标准应用前，有必要等待其他工作对这些结果的确认。

2.7.1.9 临床研究和相关仪器

未来的研究必须特别仔细地思考和构建，以更好地理解近视发展的机制，从而了解其管理。特别是这些研究必须在以精确和无偏倚的纳入标准招募的人群中进行，通过盲法和随机法，包含真实对照组的存在，其结论必须得到报告结果的良好支持。虽然这些要求似乎是显而易见的，但最近发表的几项研究并不符合这些标准。

2.7.2 临床应用

概念	临床措施
最近的文献提供了对遗传学和表观遗传学方面对近视进展更好的理解	眼保健从业者需要考虑环境对患者的影响，尤其是重要的遗传因素存在的时候 眼保健从业者要提出建议，以保证良好的昼夜循环节律
最近的文献确认了光学手段对近视管理的有效性	在考虑框架眼镜的选择时，更推荐选择多区设计镜片 当处方为角膜接触镜时，由于存在剂量反应，必须使用最高屈光度附加值 产生正球差是非常必要的，尤其是希望通过角膜塑形镜来优化其效果时 特别是在治疗的第二年，如果眼轴长度控制不理想，可以考虑使用角膜塑形镜和低剂量阿托品
未来的研究要遵从一些标准来更好地了解近视发生和进展的机制	专业人员必须通过阅读最新的出版物来告知自己，但必须在分析研究的设计、纳入标准和与所提出的结果相关的结论的准确性方面保持批判性

3 基于循证医学证据的接触镜（CLEAR）应用指南

CLEAR 项目由 James Wolffsohn 教授带头倡导，在 Philip Morgan 教授和 Cheryl Donnely 教授（也是英国接触镜协会的首席执行官）的共同帮助下，于 2019 年 6 月正式启动。在他们的力邀下，组建了国际化的相关专家共同撰写了一系列相关的报告，也就是我们现在所看到的报道了接触镜相关所有领域的各项指南及其临床应用。在 2011 年发表了 11 篇相关的 CLEAR 报道中，有 3 篇和我们近视管理领域相关。

3.1 CLEAR——接触镜材料和设计对眼部解剖和生理学的影响[15]

这部分表述了配戴角膜接触镜后双眼眼表的改变，同时也会描述配戴角膜塑形镜或者多焦软性接触镜后眼轴的改变。

作者回顾了控制眼轴延长的要求，以减少对近视患者造成的视觉损害。如果眼轴长度到达了 26mm，相关的视觉损害风险是 25%，而一旦眼轴长度超过 30mm，相关的风险就增加至 90%。

3.1.1 概念

3.1.1.1 单光眼镜的作用

既往研究认为配戴单光角膜接触镜，无论是软镜还是硬镜，都不会影响近视患者眼轴长度的自然进展。配戴这些镜片的效果与常规镜片相比，没有显著统计学差异。

3.1.1.2 角膜塑形镜的作用

自 2005 年就开始了针对角膜塑形镜应用于近视管理的有效性的相关讨论。既往研究显示角膜塑形镜对于近视产生的积极效果可以持续数年，尽管首年的作用效果在通常情况下优于后续的效果。只有一项研究报道了数年的研究结果，在前 6 年，角膜塑形镜组和对照组之间保持着差异，随着戴镜时间的增加，其差异逐渐缩小（从早年的0.35D/a，在第4年降至0.19D/a），最终在第7年和第8年的时候，度数增长与对照组无显著差异。

3.1.1.3 多焦软性接触镜的作用

"多焦"这一名词，是指根据因为镜片内不同的屈光力而同时呈现的不同的图像。而因为镜片上不同的屈光力可以是连续的（非球弧）或者不连续的（不同的相连区域突然过渡）。应用此镜片的首个病例报道发表无正式记载。直至2011年，这一领域的进展才被发表的研究发现并应用于特殊设计以延缓近视进展。

与配戴角膜塑形镜类似，多焦软性接触镜主要通过作用于眼后房的大小来减少眼轴的延长。配戴此类镜片，对于眼部其他组分（前房、晶状体），没有显著影响。

3.1.1.4 光学设计原则

各类镜片类型（角膜塑形镜和多焦软性接触镜）会产生周边屈光状态的改变，增加近视离焦程度。尽管角膜塑形镜和多焦软性接触镜的总体近视控制效果相似，但相较于配戴多焦软性接触镜，似乎角膜塑形镜产生的周边屈光变化的效果更为显著。镜片的光学效果可以通过控制球差以焦深扩展来实现。这样在像差中的改变也会伴随着看近时调节需求的减少。在正常范围内的调节的减少被认为对于近视进展的延缓有效。

3.1.2 临床应用

概念	临床措施
单光接触镜片对近视的控制没有效果	眼保健从业者不再处方或提供单光镜片来进行近视患者的管理，除了非常特殊的病例（比如：晚上睡觉前，取下多焦软性接触镜后，需要配戴单光框架眼镜20~30min，或者没有其他任何的近视管理措施）
角膜塑形镜和多焦软性接触镜有相似的效果	镜片的选择取决于患者个体情况。眼保健从业者需要同时考虑光学和生理两方面的因素，还要考虑患者的文化背景，因为这些因素也会影响患者和/或他们的家长的选择和偏好

概念	临床措施
配戴角膜塑形镜6年后，其效果与配戴单光框架眼镜效果没有差异	眼保健从业者应该通过当下不同情况的应对，再次评估可以用于近视管理的各个方法。如果必要的话，可以更改近视管理的策略或者更改镜片的设计 结果还应根据近视预期的自然进展进行分析。事实上，近视的进程本身会随着患者年龄的增长自行放缓，尤其是患者12岁以后

3.2　CLEAR——接触镜光学[16]

这部分的某些内容可能与促进我们对应用不同光学设计进行近视和眼轴管理的理解相关。

3.2.1　概念

3.2.1.1　多焦软性接触镜

这类镜片的整体效果和表现一般来说和镜片的中心定位以及配戴者本身的瞳孔大小与镜片几何设计（各区的数量、区域的宽度等）直接相关。

如果是中央视近设计，非球面设计镜片会在周边产生负球差。相反地，如果是中央视远设计，产生的是正球差。

交替转换区的环形设计相较于非球面设计的平滑转换，可达到更多的正附加度，更进一步实现了高质量要求，并且更靠近中心区域。低度数的正附加实际上产生的变化很微小，不必要处方使用。

基于EDOF技术的镜片采用了非单一、双非球面和/或非周期性轮廓。从光学上，这样的设计和非球镜片相似，使用可改变球差以产生多焦效果，但其区别在于它们也会诱发其他类型的高阶光学像差。此外，EDOF透镜的光学特性还导致了后者的方向、屈光度和分布的不断变化。这减少了调节需求，并可能有助于延缓眼轴延长。

3.2.1.2 近视的管理

年轻的近视患者使用的多焦镜片和那些用于老视矫正的光学手段是相似的。另外，这个矫正方式也产生了周边折射轮廓，放大近视离焦的效果。

只有三种镜片设计被官方认可用于近视管理：MiSight® 软镜［库伯光学®，美国食品药品监督管理局（FDA）以及欧盟委员会］，Bloom 夜间治疗（Menicon）以及 Paragon 角膜塑形镜（CRT®，库伯光学®，仅限欧洲）。

3.2.2 临床应用

概念	临床措施
传统的多焦镜片的有效性会受到多种因素的影响，比如，瞳孔大小（老视）以及镜片的中心定位	眼保健从业者需要在验配多焦软性镜片之前考虑患者的眼部参数。如果应用于近视管理，同时也需要评估它们的位置和焦点（通过裂隙灯显微镜、戴镜后的角膜地形图等） 相较于不同区域设计，交替转换的环形设计对于瞳孔是不太敏感的 镜片必须定位在中央，并且相较于标准常规镜片其移动度要较小，以保证患者眼前呈现的光学信息是稳定的
镜片的设计影响了到达周边视网膜的光学像差	中心视远的镜片设计更好，因为这类镜片在周边产生了近视离焦 EDOF技术会诱导产生其他几种高阶像差，从而有利于眼轴延长的控制，并且通过产生球差的处理区别于其他设计
低度数的正附加产生的光学影响很小	在多焦软性接触镜中采用高度数正附加更好
近视管理中只有三种镜片设计被欧盟委员会和FDA授权	没有被授权的镜片有时候会由专业人士超说明书使用，他们必须向患者说明这一情况，以便于患者提供知情同意

3.3 CLEAR——角膜塑形镜[17]

这是最具有论证价值的与近视管理和眼轴长度相关的文献，也覆盖了与角膜塑形镜应用和处方相关的所有因素。

3.3.1 概念

3.3.1.1 角膜塑形镜的适用人群

作者定义良好的角膜塑形镜的适用条件是轻中度近视患者（＞–4.50D），角膜散光低于3.00D，在明亮条件下瞳孔直径＜6mm。

3.3.1.2 镜片的球面设计

市面上的角膜塑形镜大部分都是四弧或五弧设计：中央曲率半径界定的后光学区；相邻的反转弧区，其曲率半径比中央区更陡；1~2个定位弧区，可以确定镜片的中心定位和活动度；最后是周边弧区，可以确保泪液交换必需的间隙。

在近视管理中，中央曲率半径取决于需要矫正的度数，以此选取一个比角膜最平坦曲率更平坦的曲率半径镜片。考虑到白天取下镜片后存在的角膜自然回弹导致的度数回退，需要在镜片上增加额外的度数，即Jessen因子或者补偿因子。

3.3.1.3 镜片的环曲设计

如果角膜散光高于1.50D，并且是角膜缘到角膜缘散光，配戴角膜塑形镜的球面设计可能无法产生很稳定的适配，并且会发生偏位的情况。随即也会产生不理想的视力（残余散光、彗差等），进而也可能对眼部健康产生潜在威胁（角膜染色等）。

角膜塑形镜的环曲设计可以改变基弧和/或角膜塑形镜的周边设计。一般在角膜上8mm弦处角膜高度差达到约30μm，就可以使用周边环曲设计。

3.3.1.4 镜片的验配和评估

角膜地形图是进行镜片验配的重要条件，尤其是角膜塑形镜配戴后的随访评估。地形图需要保证在稳定的泪膜下测定，以保证良好的可重复性和结果可靠性。这是能够评估在夜间配戴镜片入睡期间角膜发生真实变化的唯一测量方式。镜片的验配和最终参数决定都依靠角膜地形图结果进行调整。

必须使用裂隙灯显微镜进行镜片荧光染色的配适评估。这是一个复杂的评估过程，因为镜片下泪液层小于 20μm 不会显示荧光。此外，镜片在配戴者直立并保持双眼睁开的定位和配戴者躺下并闭合双眼的定位可能不一致。另外，裂隙灯显微镜检查在评估镜片对于配戴者双眼健康的影响方面也非常重要。

3.3.1.5 引起的生理学变化

施加在角膜上的压力一般来自配戴镜片下的泪液层，尤其是由于反转弧区域产生的泪液储存区。这些施加的作用力改变了角膜上皮细胞形态。

角膜其余组织的变化比较细微。尽管角膜的纤维排列与基膜重组有关，但基膜没有发生改变。这种改变更多地被认为是神经丛下的改变。因为在中央治疗区有神经密度的缺失，就像相应的神经被挤出去一样。这也会导致角膜中央敏感性的下降。一旦停止配戴角膜接触镜，这种现象完全可逆。在初戴镜的前几周，前基底层下面，可能因泪液储存区的亚铁离子聚集，出现色素的堆积，在泪液储存区泪液的堆积可以解释这一良性临床现象。前基质层的角质细胞的活性似乎增加了，但当停止使用角膜塑形镜时，一切又恢复了正常。只有一个不符合上述规则的例外：角膜内皮层显示了多发性增加，并且永远不会随着停止配戴镜片而恢复正常水平。

上述变化都是比较快速的，几乎一半程度的中央区角膜变平发生在初次夜间配戴镜片的时候，通常这些参数在戴镜 7~10 天后呈现稳定趋势。这些变化是暂时性的，并且通常在取下镜片数小时之间，会回退 0.25~0.75D。更年轻的配戴者（6~12 岁）取下镜片后度数回退更快。

3.3.1.6 眼部生物力学

一般认为角膜塑形镜接触角膜后，可以通过对角膜的压力改变角膜相关生物学参数，或者说应对镜片的配戴产生的反应取决于角膜。然而事实并非如此，至少对此的答案是不明确的。一方面，角膜的重塑改变只会影响上皮组织而不波及其他组织。既往研究的详细分析结果支持了上述结论，认为通过角膜生物学参数（滞后量、阻力因子、弹力指数等）来预测眼部对角膜塑形镜的反应是不切实际的。同时也不可能长期随访配戴角膜塑形镜数年间其生物学参数的变化。另一方面，尽管明确眼压是具有昼夜变化、周期规律的，还没有建立日间角膜生物学参数的改变的相关认识。

3.3.1.7 配戴角膜塑形镜的安全性

既往数个专家团队曾表达过对角膜塑形镜不太看好的消极观念，尤其是对其安全性的相关顾虑。在角膜塑形镜过夜配戴后可能带来的潜在后果中，患细菌性角膜炎的风险被列为人们最为在意的不良后果。

可能造成细菌性角膜炎的危险因素基本已被人熟知：镜片的护理不当，配戴者没有良好卫生习惯，依从性不佳，配戴时间超期，护理液添加过量，以及使用自来水进行冲洗或储存镜片。儿童细菌性角膜炎的患病率（13.7/10 000）要高于成年人（7/10 000）。

角膜塑形镜的主要不良反应都是比较轻微的：结膜炎、角膜浅层点染、镜片黏附以及角膜上皮微囊。在角膜塑形镜配戴者中，不良反应的发生率为10%～13%。总体来说，如果对于具有良好的镜片配戴和护理依从性的患者，角膜塑形镜可以被认为是安全的。

3.3.1.8 角膜塑形镜和近视变化的评估

当角膜塑形镜用于近视进展的干预治疗时，人们经常问的第一个问题是它的有效性。专家指出，应根据屈光度的变化，尤其是眼轴的变化来评估患者近视的进展情况。事实上，一旦开始角膜塑形镜治疗，评估屈光度变化是不现实的。患者必须停止配戴镜片 7～10 天才能测得屈光度变化，而这是不可行的，这样直接测量的结果是可变且不具有参考性的。唯一不要求中断配戴角膜塑形镜进行测量的就是眼轴长度，因此相较之下，以眼轴长度为评估参数更好。

因此，测量（视轴）的精度和定位非常重要。当使用浸泡或超声波设备时，可能更难再现完全相同的测量条件。这些技术也不一定可以互换。在治疗开始后不久，可能会得到自相矛盾的结果，表明轴向长度缩短等结果。角膜塑形镜和其他近视管理方法类似，可能是与一些患者的前房或前房体积缩小有关，这就解释了这些微小的变化。

必须密切地监测患者的病情进展，尤其在低龄患者中，近视的进展不是线性增加的，在 12 岁之前的进展和变化都较显著。

理想情况下，相应的差异是以累积效应，而不是以百分比的形式进行记录的，使用百分比记录可能会产生误导。例如，在治疗的第二年中，不太明显的延缓增长效果可能更多与随着时间的推移而减少的自然进展趋势有关，而不是该干预方案失效的体现。

3.3.1.9　相较于其他手段，为什么要选择角膜塑形镜呢？

没有能够提供普遍适用且应用于各地均有效的单一的方法。因此，近视管理的方案制订必须是个性化的。需要考虑的因素是年龄、屈光度数、近视进展情况、父母遗传和近视、个人环境和生活方式等。

3.3.1.10　什么时候开始使用角膜塑形镜进行干预呢？

研究已经证明，每天活动在户外（>1000lx）至少 1h 有助于延缓近视的发生。因此，所有儿童都应该遵守这一指示。

研究同时已证实，在发生屈光状态变化之前的几个月/几年内，轴向长度会发生很大变化。很显然，这个提示我们在儿童年幼的时候就应做好其眼轴长度的记录。

没有研究支持在近视发生之前（睫状肌麻痹后验光度数在近视 -0.50D 以内）就开始通过光学或药物实施控制的策略，有可能延迟其发生或改变其进展速度。相反，研究建议随访观察患者3 ~ 6个月，以记录其眼轴的自然进展情况，同时也记录眼部参数的数据作为未来进行比较的基线参考值。随着近视患者年龄的增长，这一点应用就更加合理。延后进行近视干预和管理措施的实施也可以根据患者病情发展和未来失明可能性的实际风险，适当地衡量当下采取措施和管理干预的风险和收益。例如，仅仅根据父母近视的程度来确定其干预和近视管理方法是不合理的。因此，记录患者病情及进展情况，可以制订最合理的近视干预和管理方案。

3.3.1.11 采用角膜塑形镜干预近视进展预期的效果是什么？

根据既往的几项研究，纵览所有种族中6 ~ 12岁的儿童，其眼轴增长平均每年0.16mm。这个速度与6 ~ 10岁的美国儿童的眼轴增长速度（0.14mm/a）和新加坡的同龄儿童的眼轴增长速度（0.15mm/a）相似，但高于大龄组儿童的增长速度（0.06mm/a）。对于正视眼人群（11 ~ 14岁），一项研究提到这类人群5年内眼轴增长为（0.99 ± 0.47）mm。

3.3.1.12 什么时候可以停止使用角膜塑形镜的干预呢？

研究显示近视患者似乎应在进展期间持续进行治疗。既往研究显示一旦治疗停止，就会发生短暂的脉络膜变薄，可能导致近视进展。在此提醒，近视矫正的评价试验（correction of myopia evaluation trial，COMET）研究显示，52%的参与者在15岁的时候依然有近视进展的情况，23%的参与者直到18岁还有近视进展，

10%的参与者在21岁的时候以及4%的参与者在24岁的时候都还显示有近视进展的情况。

我们必须意识到角膜塑形镜在使用长达6年以后，近视控制的效果可能减弱。因此应该停止持续使用这种方法，转而使用另一种方式进行干预，否则近视的进展可能依然很显著。

3.3.1.13 角膜塑形镜的有效性

基于既往数个研究的荟萃分析显示配戴角膜塑形镜可以减少眼轴长度的进展，基本在2年的时间平均可以减少眼轴0.26mm的增长。另一项研究提到，5年间的控制效果为0.50mm，确认了角膜塑形镜的效果随着时间的推移而降低这一说法，尤其是在第4年和第5年。

这一有效措施也在近视患者（<-5.00D）中得到了证实，这表示OK镜的超说明书应用。在白天可以使用单光框架眼镜矫正残余的近视。研究表明角膜塑形镜对近视控制的效果在2年内可以延缓0.32mm的增长。另一项研究对比了角膜塑形镜在3个不同近视人群中的效果，相较于对照组，低度近视组眼轴增长减少0.32mm，而中度近视组是0.47mm，高度近视组是0.28mm。

3.3.1.14 影响角膜塑形镜成功的因素

3.3.1.14.1 近视发病年龄

角膜塑形镜延缓近视（retardation of myopia in orthokeratology，ROMIO）以及环曲面角膜塑形镜延缓眼球增长（toric orthokeratology-slowing eye elongation，TO-SEE）研究曾报告说9岁以下的儿童近视进展非常迅速。如果一旦确诊为近视，尽早开始配戴角膜塑形镜，可以有效控制住患者的近视进展。研究表明其近视进展的延缓效果在年龄9~12岁以下的儿童中是积极的，但是影响较小。分析显示越早开始配戴角膜塑形镜，近视进展的控制效果就越好。

3.3.1.14.2 初始屈光度

在探讨相关影响因素的时候，如果我们先排除年龄，会发现配戴角膜塑形镜前的初始屈光度似乎并不是影响近视进展控制的决定性因素。

3.3.1.14.3 角膜屈光力的改变

配戴角膜塑形镜后，中央角膜因镜片作用导致屈光力减少，而中周部在逆几何设计的反转弧区的屈光力相应增加，在角膜上相应屈光力的分布决定了塑形的效果。在中周部的屈光力差异也会影响近视管理的效果。变化越大，近视进展的控制效果也越好（量效反应），尤其是考虑到年龄和初始基线屈光度。最后，角膜越陡，似乎越能产生更理想的光学效果。

3.3.1.14.4 调节

在近视管理中角膜塑形镜的应用与调节滞后的减少有关（在儿童中减少0.50D，在成人中减少1.0D）。考虑到瞳孔及其对近视进展的可能影响，研究都要求测量角膜塑形镜后引起的客观调节反应。

3.3.1.14.5 瞳孔大小

理论上，越大的瞳孔将会允许更多的球差和近视离焦作用于视网膜周边。因此，相较于更小直径的瞳孔，暗适应下更大直径的瞳孔和更低的近视进展程度相关。相反地，一些其他的研究报道瞳孔对于近视进展无影响。然而，目前也有研究认为结合低浓度阿托品和角膜塑形镜的方法，在一定程度上仅次于毒蕈碱受体拮抗剂对瞳孔的影响（会变得更大），允许更多的近视离焦来刺激周边视网膜，从而进一步优化镜片的光学效果。

3.3.1.14.6 中心治疗区的大小

通过对中心治疗区大小的控制（降低1mm）联合较大的逆几何区对于近视控制效果是具有正向积极作用的。小区域直径产生更多的正球差以及更高的近视离焦效果。比较奇怪的是，这些改变并不会对视网膜的周边屈光状态造成影响。未来的研究将会进一步确认如何通过修改光学区直径来改变近视和眼轴的管理效果。

3.3.1.14.7　Jessen因子

Jessen因子或称为补偿因子，帮助产生过矫效果，来补偿白天摘镜后导致的屈光矫正的自然回退现象。高Jessen因子对于增加正球差具有促进作用，从而可以改善对于近视和眼轴延长的管理效果。

3.3.1.14.8　脉络膜的影响

脉络膜是一个可以充盈的组织，可以对眼前的光学刺激予以快速反应。近视化和脉络膜变薄有关，而脉络膜变厚可以使眼轴延长变慢。这些都是正视化过程中固有的步骤，同时也会影响巩膜的移动。周边近视离焦增加了脉络膜的厚度，这是一个积极的正向作用。相反，周边远视离焦诱导相关组织的变薄，眼轴更容易延长。

在初始配戴角膜塑形镜后的1～4周内脉络膜厚度产生初步反应，从9μm增厚至28μm，随即稳定。这种短期的变化现在为预估长期效果的标志。

还需要注意的是阿托品也可以引起脉络膜增厚，这可以为解释联合使用阿托品和角膜塑形镜的协同疗效另一个途径。

3.3.2　临床应用

概念	临床措施
定义为最理想的角膜塑形镜配戴者的几种标准	眼保健从业者需要制订非常谨慎和可行的策略 • 设定可行的预期并分享给患者 • 考虑角膜塑形镜的配戴限制（< –4.50D 和 –3.00D散光；角膜平，瞳孔大等） • 考虑角膜塑形镜的联合使用（使用常规镜片矫正剩余的近视数）。因为这一点没有在说明书中注明，所以必须和患者说明

续表

概念	临床措施
角膜塑形镜的设计要和角膜形态相匹配	如果角膜散光高于2.00D，使用具有环曲面基弧的镜片，如同验配常规硬镜 如果两个主子午线之间8mm弦长处的高度差≥30μm，可以使用周边环曲设计镜片
为了达到最佳效果，需要在特定的时间开始和结束治疗	最年轻的患者可以实现最可靠的结果。所以，一旦近视开始发生和进展，不要犹豫，尽快开始使用角膜塑形镜 只要个体近视仍有进展，就必须维持近视管理。某些患者呈现近视持续进展，直至24岁。角膜塑形镜可能在使用4~6年后疗效降低。因此需要更换其他的可以用于近视和眼轴管理的策略
角膜塑形镜可能对眼部健康存在威胁	研究显示如果可以满足以下条件，角膜塑形镜将是一个安全的近视管理手段： • 镜片的最佳配适和患者注意个人卫生 • 根据专业人员和生产商的建议进行认真仔细的镜片护理 • 遵医嘱注意戴镜时间 • 规范的戴镜随访和复查 • 患者对指导的依从性 • 眼部状况不佳（眼红、有眼部分泌物等）时，不要配戴镜片 • 如果配戴者摘镜片后出现一些症状（畏光、疼痛、眼红），尽快咨询眼保健从业者 专业人员需要在开戴镜和每次随访时都对患者强调上述重点 每次随访都要确认患者的症状（异物感、眼红、对光线敏感等），护理程序，配戴周期以及患者的个人卫生。必须进行周期性的评估和更换镜片
角膜塑形镜可以应用各种镜片设计来有效管理近视	给出处方时，需要确保下列元素融入对镜片的挑选和设计环节： • 更倾向小光学区，这样可以产生更多的球差，且必须和瞳孔区进行精准对准 • 最大化提高泪液储存区的正屈光度（量效关系） • 针对患者的角膜形态进行个性化镜片参数设计
评估近视控制有效性的方式	测量眼轴长度而不是屈光度（以屈光度数计），因为眼轴长度是唯一一个能在患者配戴角膜塑形镜期间进行眼部生长情况评估的指标 如果设备（OCT）允许的话，也应该评估戴镜片对脉络膜的影响。这可能是评估其有效性的代替方法

（温祥毅 陈晓航 译，段昌敏 审校）

参考文献

1. Flitcroft DI, et al. IMI—Defining and classifying myopia: A proposed set of standards for clinical and epidemiologic studies. Invest Ophthalmol Vis Sci. 2019;60(3):M20–30.

2. Troilo D, et al. IMI—Report on experimental models of emmetropization and myopia. Invest Ophthalmol Vis Sci. 2019;60(3):M31–88.

3. Tedja MS, et al. IMI—Myopia genetics report. Invest Ophthalmol Vis Sci. 2019;60(3):M89–105.

4. Wildsoet CF, et al. IMI—Interventions Myopia Institute: Interventions for controlling myopia onset and progression report. Invest Ophthalmol Vis Sci. 2019;60(3):M106–31.

5. Wolffsohn JS, et al. IMI—Clinical myopia control trials and instrumentation report. Invest Ophthalmol Vis Sci. 2019;60(3):M132–60.

6. Jones L, et al. IMI—Industry guidelines and ethical considerations for myopia control report. Invest Ophthalmol Vis Sci. 2019;60(3):M161–83.

7. Gifford KL, et al. IMI—Clinical management guidelines report. Invest Ophthalmol Vis Sci. 2019;60(3):M184–203.

8. Wolffsohn JS, et al. IMI 2021 Reports and digest—Reflections on the implications for clinical practice. Invest Ophthalmol Vis Sci. 2021;62(5):1.

9. Sankaridurg P, et al. IMI impact of myopia. Invest Ophthalmol Vis Sci. 2021;62(5):2.

10. Morgan IG, et al. IMI risk factors for myopia. Invest Ophthalmol Vis Sci. 2021;62(5):3.

11. Logan NS, et al. IMI accommodation and binocular vision in myopia development and progression. Invest Ophthalmol Vis Sci. 2021;62(5):4.

12. Ohno-Matsui K, et al. IMI pathologic myopia. Invest Ophthalmol Vis Sci. 2021;62(5):5.

13. Jonas JB, et al. IMI prevention of myopia and its progression. Invest Ophthalmol Vis Sci. 2021;62(5):6.

14. Jong M., et al. IMI 2021 yearly digest. Invest Ophthalmol Vis Sci. 2021;62(5):7.

15. Morgan, P.B. et al. CLEAR—Effect of contact lens materials and designs on the anatomy and physiology of the eye. Cont Lens Anterior Eye. 2021;44(2):192–219.

16. Richdale, K. et al. CLEAR—Contact lens optics. Cont Lens Anterior Eye. 2021;44(2):220–39.

17. Vincent, S.J. et al. CLEAR—Orthokeratology. Cont Lens Anterior Eye. 2021;44(2):240–69.

第 **2** 章

近视管理的循证

在前一章中，我们修订了近视管理指南的纲要。本节将回顾作者们在过去几年发展其临床路径的理论关键要素。本章对于理解蒙特利尔经验的来源至关重要。

1 引言

前一章已经阐明了近视的患病率，在世界各地各不相同，但近视的患病率在过去20年持续增长。作者还提出，如果可能，对于年幼的患者近视一旦发生就应开始干预。近视快速增长的相关风险因素，以及眼轴过长与明显的眼部病变之间的关联性亦被提及。基于这一事实，我们仍强烈呼吁，眼保健从业者应为年轻近视患者提供有效的屈光不正管理方法，并根据患者的特点，结合其环境和某些内在的文化因素，制订个性化管理方案。那么近视管理到底是什么意思呢？

"近视管理"与"近视控制"一词常被交替使用，尽管"近视控制"进一步描述了临床上对患者的处理。事实上，眼保健从业者管理近视的进展，却并未实施绝对的控制。控制意味着处方者可以完全掌控影响近视进展的因素，然而事实并非如此。眼保健从业者使用一系列干预措施，旨在调节眼球的发育，并防止它进入中长期达到危及眼部健康的水平。此外，还有许多容易忽略的因素，包括患者是否愿意接受眼保健从业者的建议、患者所处的视觉环境条件、与人类正常生长发育相关的身体和心理变化、新技术的出现对视觉健康产生意想不到的影响，等等。简而言之，眼保健从业者无法对患者的近视实施绝对的控制。

1.1 正视眼

为了更好地开展近视管理工作，将近视理解为正视化异常是至关重要的。因此，近视管理旨在将正视化异常的不良后果最小化。

1.1.1 正视化过程：主要观点

动物模型研究揭示了几个有助于理解导致近视发生的因素，主要观点总结如下：

- 眼球的生长反应取决于接收到的光学信号质量[1]。
- 眼球的生长反应是局部的[2]。
- 眼球的生长主要受周边视网膜的调控[3]。
  - 黄斑周围12°，总体24°范围[4]。
  - 眼球的生长反应直接与光学信号影响的区域[5]、方向（特定的象限）[6, 7]和强度[8]相关。
- 光学刺激可以产生两种不同的信号：远视或近视离焦。
  - 与正视眼相比，近视眼对模糊的感知功能受损[9]。
  - 每一种光学信号都是通过不同的神经通路来解释的[10]。
- 当两种信号处于平衡状态时，就产生了正视化。
  - 当平衡被打破时，化学调控剂被释放并影响视网膜色素上皮（retinal pigment epithelium，RPE）的反应，从而导致脉络膜体积变化和巩膜的级联变化（图2.1）[11]。
    - 巩膜的改变导致眼轴长度的改变。
  - 眼轴长度的变化引起屈光不正的发生或发展。
    - 当近视离焦占优势时，远视发生，其机制与近视发生不同[12]。
    - 当远视离焦信号高于其他时，近视发生。
- 因此，近视应被看作是正视化过程中的缺陷。
- 双眼视觉通过增加视网膜对离焦的敏感性来影响其对离焦的感知[13]。双眼信息的整合可以减少内部噪声，从而更好地感知到周边的模糊[4]。

• 眼球在正视化过程中对光学信号的反应因人而异。每个人都有
  自己的阈值，从而对同一种光学刺激产生不同的反应[14]。

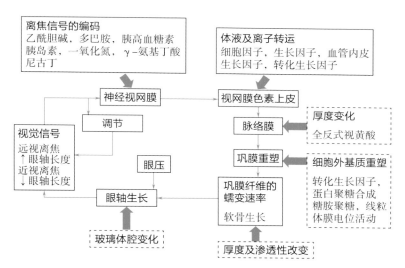

图2.1 正视化过程 (inspired by E. Smith and adapted from Troilo et al.[15])

　　通过这个模型，很容易理解眼球的生长是由到达视网膜的光
信号质量所决定的。这个信号可以被解释为聚焦或离焦，要么是
远视离焦（成像在视网膜后面），要么是近视离焦（成像在视网
膜前面）。调节功能可以改善成像质量，这也会影响眼球本身的
形状[16]，因此可以修饰或增强眼球所接收的信号。当两种信号
处于平衡状态时，眼睛则保持正视状态。

　　当信号不平衡时，神经视网膜会分泌化学调控剂，从而引起
RPE 的代谢改变，然后是脉络膜和巩膜。值得注意的是，渗透性
和细胞外基质重塑的改变可导致脉络膜增厚或变薄。较薄的组织
对伸长的抵抗力较弱，而较厚的组织往往更容易保持稳定。脉络

膜厚度的昼夜节律变化受到许多因素影响，这些因素也影响眼部血流量和眼压。

1.1.2　正视眼结构

对于正视眼而言，眼球的自然生长（眼轴增长）是通过晶状体的屈光力逐渐下降来补偿的。如果光学刺激诱导的眼轴增长超过了生理性增量，晶状体则无法在生理极限内进行补偿[17, 18]，从而产生近视。晶状体屈光力的显著下降在近视发生前一年就会有所表现[19]。

与晶状体不同的是，在这个过程中，角膜的曲率或厚度始终保持稳定[20]，尽管其生物力学可能会发生改变[21]。同样，前房也有细微的变化。与眼轴增长相关的主要因素是后房体积的改变。

1.1.3　正视眼：眼轴长度正常值

所谓的正常值其实很难确定，因为既往发布的数据并不是都阐明了被研究者的年龄、种族、检查时的屈光状态等等。而这些参数却是必需的。

表2.1报告了来自不同种族人群（白人、亚洲人）的八项研究的平均结果，这些人群的屈光状态从正视到低度近视不等（各研究数据见1.4.1部分的表2.3）。

表2.1　**不同年龄段的眼轴预期值**

眼轴长度/mm		
年龄	男孩	女孩
6岁	22.63	22.12
15岁	24.77	24.22
眼轴年增量	0.24	0.23

基于以上八项研究的结果，图2.2显示了6～15岁青少年眼轴的自然变化规律。由于前述原因，这些结果应非常谨慎地对待，因为它们并没有反映出近视眼眼轴的非线性进展。

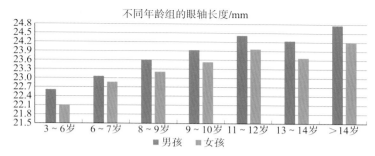

图2.2 眼轴长度随时间的演变
（不同种族、不同屈光状态的八项研究的结果总结）

1.2 正视化异常时

正如前面所说，近视是正视化异常或眼球屈光力与其维度（长度）不匹配的结果[22]。眼球屈光力要么过强，与正常眼轴不匹配；要么眼球屈光力正常，但眼轴过度增长。前一种情况下，患者的风险比后者小。上一章指出，在讨论近视及其演变时，必须以眼轴长度而不是屈光度作为参考因素，因为潜在的眼部病理改变与眼轴的过度增长有关。

然而，这两个概念之间有一定的相关性。一般来讲，眼轴越长，近视程度越高。尽管如此，临床实践显示，即使没有数千名，也有数百名轻度近视（例如-1.00D）的患者，眼轴已达到25mm或更长，这并不是罕见的案例。这些案例说明，在为每例患者确定近视管理策略之前，正确评估所有数据的重要性。

患者的年龄也很关键。例如，在6~7岁时，屈光度改变1D对应的眼轴增量为0.28mm，6~11岁儿童对应的眼轴增量是0.4mm[23]，12~13岁以及成年人对应的眼轴增量分别是0.32mm、0.35~0.40mm[19,20,24,25]。种族等其他因素也必须考虑在内。在亚洲人群中，眼轴长度的变化解释了近80%的屈光不正，而在白人中，这一比例约为50%。因此，亚洲人的近视进展导致眼轴增长比白人更多。

1.3 生长曲线图是近视管理的基础

如果把眼轴长度作为患者基线评估的标准，按照预期的正常增长规律监测眼轴的发育也就至关重要。生长曲线建立了预期的生长发育轮廓，并可以根据百分位数或可导致近视和高度近视的危险因素对患者进行分类。

高度近视的风险越大，基于患者病情制订的管理策略就应越严格。在风险很低甚至没有风险的情况下，制订延缓眼轴增长的管理策略可能会受到质疑。对患者的密切观察应是合理且充分的。近视管理的目标应该是避免患者发展至高度近视和产生相关的眼部并发症，而不是完全阻止眼轴的增长，因为个体生理性的眼轴增长是不能被改变的。

基于循证证据的临床经验

具体而言，所有眼保健工作者都应该像儿科医生评估患者那样，系统地使用眼轴生长曲线图。

1.3.1 欧洲人/白人的眼轴生长曲线

一组荷兰研究人员对荷兰和英国的12 386名参与者开展了一项纵向研究[26]。他们建立了眼轴长度的生长曲线图（图2.3），并明确了成年后发展为高度近视的相关风险。眼轴长度（+SD）从6岁时的22.36（0.75）mm增加到成年期的23.67（1.26）mm。该曲线考虑了眼轴增长的非线性变化。15岁后眼轴仍在增长的情况见第50百分位点及以上的曲线，眼轴增量最大的情况出现在第95百分位点及以上的曲线。该图还证实，眼轴长度在幼儿期增长

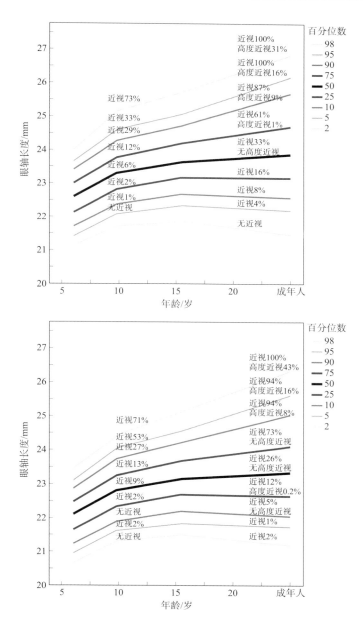

图 2.3　基于年龄的眼轴生长曲线图，伴近视及高度近视发生风险说明[26]

较快，354名儿童从6岁到9岁增长超过10个百分位点。其中162例（45.8%）在9岁时近视。相比之下，只有4.7%的儿童发生近视而他们的眼轴增加不到10个百分位点。

使用这些生长曲线图有助于预测患者病情未得到控制时的后果。根据患者的病情和相关风险，眼保健从业者可以确定近视管理策略的类型和强度。

> 测试：Julie和她的父母向您咨询近视管理方案。她在11岁时的屈光度为OU−3.25D，眼轴长度为23.1mm。她的哥哥Julien，12岁，屈光度为OU−1.75D，眼轴长度为24.1mm。这些数据如何影响您的策略选择？

为了回答这个问题，让我们先为Julie重现眼轴生长曲线图，并尝试根据数据来看看她在曲线图中的位置（图2.4）。

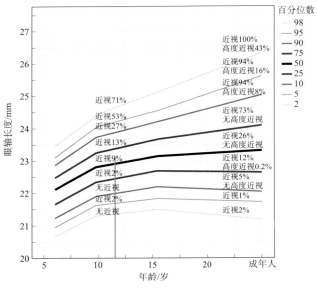

图2.4　Julie的眼轴变化

　　对于该病例，她在成年期发展为高度近视的可能性几乎为零，因为如果不积极干预其近视进展，她成年时的眼轴长度也仅约23.7mm，这远低于引起眼部相关并发症的眼轴阈值（26mm）。

　　然而，由于患者的眼轴长度高于生长曲线中的第50百分位点，我们必须开始对其近视进行管理（但是在本病例中，患者的眼轴长度低于引起眼部并症的阈值，因此近视控制也并非必须）。另一方面，由于该患者不存在高度近视的风险，因此近视管理策略不应过于激进。采用单一的近视控制方法，无论是光学还是药物，无疑都将取得很好的效果。

　　让我们再来看看Julien的情况，他的近视程度较低，但眼轴长度超过了他的妹妹（图2.5）。

　　Julien的眼轴长度接近第二条曲线，所以他的眼轴已经超过第90百分位点，成年后发生高度近视的风险为9%，这是令人担忧

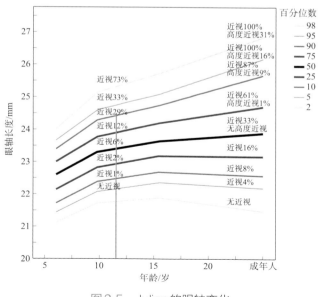

图2.5　Julien的眼轴变化

的。Julien成年后的眼轴长度将接近26mm。因此，我们必须迅速进行干预，以避免并发症的发生。我们的目标是阻止眼轴长度的进展，以减少发生眼部病变的可能性。联合应用方案（药物＋光学手段）可以达到此目标。

1.3.2 北欧人的眼轴生长曲线

北爱尔兰儿童屈光不正研究面向1000多名英国白人儿童，第一项研究的对象是6～7岁的儿童（$n = 390$），第二项研究涉及12～13岁的较大儿童（$n = 657$）。该研究对近视增长的预测因素进行了探索，且对屈光不正和眼轴长度变化的监测超过9年。该研究结果显示，在过去的50年里，英国近视患病率显著增高[27]。

基于循证证据的临床经验

研究显示，6～7岁时眼轴长度 ≥ 23.2mm是10岁前发生近视的高危预测因素。有近视家族史（父母中至少一人近视）也被认为是一个显著的危险因素[28]。

作者根据收集的数据绘制了眼轴生长曲线图（图2.6），以确定近视患者在总研究人群中的占比。他们还证实，较早发生近视的研究对象比在6～7岁后发生近视的其他人近视程度更高，其眼轴长度由20.49～24.25mm（6～7岁）增至21.44～25.63mm（15～16岁），眼轴增量为1.38mm，或0.13mm/a。较晚发生近视的研究对象的眼轴长度从20.79～25.54mm（12～13岁），增至20.97～26.75mm（21～22岁），眼轴增量为1.21mm，或0.06mm/a。因此，眼轴增率从12岁开始变慢。

与之前的图表一样，可以根据百分位数对特定患者进行分类。当患者的眼轴长度达到或超过第50百分位点时，建议进行近视管理。如果患者的眼轴长度达到第75百分位点或更多，则近视管理应加强。通过生长曲线图中的眼轴变化，很容易判断所用的近视管理策略是否有效[28]。在理想情况下，通过近视管理，应减少远期发生高度近视的风险。

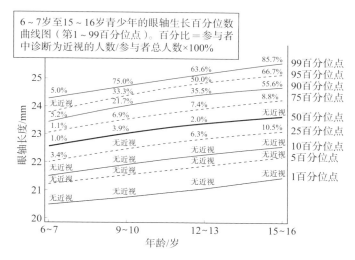

图2.6　眼轴长度变化与年龄和高度近视的发生风险

1.3.3 亚洲人的眼轴生长曲线

同样的方法被用于绘制亚洲华裔男孩和女孩的眼轴生长曲线图[29]。眼的生长速度在早期，甚至之后，明显不同于欧洲人/白人。

作者从 12 554 名儿童（6054 名女孩和 6500 名男孩）的研究结果中提取数据，绘制眼轴生长曲线图，并对另外 226 名儿童进行了连续三年的检查和随访，以验证眼轴生长曲线图的预测能力。作者根据性别（男/女）和年龄（6岁、9岁、12岁、15岁）绘制了眼轴生长百分位数曲线图。

从 6 岁至 15 岁，所有在第 25 百分位点以上的曲线均显示眼轴增长，尤其是在 12 岁之前。基于该生长曲线图，年幼的近视患儿眼轴长度超过第 25 百分位点时，就应该给予近视管理。需要注意的是，上方的百分位数曲线在后期才趋于稳定。因此，与眼轴长度达到最低曲线的患者相比，其随访时间需要延长。第二组数据显示，无论男孩还是女孩，当眼轴长度超过第25百分位点时，青春期患高度近视的概率都会增加。

我们可以按照图2.3中的分析方法来使用这些眼轴生长曲线图，并根据发生高度近视和相关眼部并发症的风险来选择近视管理策略。任何眼轴超过第25百分位点的患者都应接受近视管理，且干预的强度应与发生高度近视的风险成正比。

1.4 其他工具

Hu和Ding[30]希望通过分析近视发生的年龄来评估成年后发展为高度近视的风险。他们对患者进行了12年的随访并建立数据库。研究对象主要是中国人，每个家庭中仅纳入第一个出生的孩子作为研究对象。最终共纳入443名研究对象（56%为女性，平均年龄11岁）。其中54人（12.2%）发展为高度近视（作者定义为近视屈光度＜–6.00D）。值得注意的一点是，较早发生近视的研究对象受到的影响比其他人更大。因此，9岁前发生近视的研究对象中有50%发展成高度近视，而10岁开始近视的研究对象中有37%发展成高度近视，12岁开始近视的研究对象中只有14%发展成高度近视。

基于循证证据的临床经验

作者认为，近视的延迟发生对成年期高度近视的转化率有重要影响。Bullimore和Brennan[31]估计，每1年的近视延迟可能会使最终的近视屈光度降低1D。而大约4~5年的近视管理干预才能达到相同的效果。从公共卫生的角度来看，延缓近视发生的唯一有效方法是户外活动。

1.4.1 以虚拟对照组作为参照

其他出版物分析了足够多的数据，以建立不同种族和年龄的眼轴长度标准值，如针对白人的 Orinda 近视纵向研究（Orinda Longitudinal Study of Myopia，OLSM）[32] 和亚洲人近视危险因素的新加坡队列研究（Singapore Cohort Study of the Risk Factors for Myopia among Asians，SCORM）[33]。有时候可以把这些研究的结果作为对照组，又称为虚拟或历史对照组[34]。

图 2.7 显示了 8～14 岁各年龄段眼轴长度的增长。累积效应也可以估算（见表 2.2）。这些数据也验证了其他研究的结果（见表 2.3）。

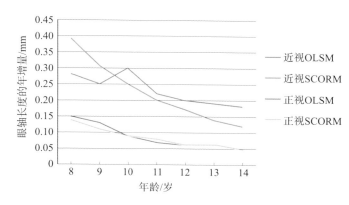

图 2.7　不同年龄段的眼轴年增量，数据来自 OLSM 和 SCORM

表 2.2　**眼轴的 3 年累计增量：SCORM 和 OLSM**　　　　单位：mm

	SCORM（亚洲人）		OLSM（白人）	
	近视	正视	近视	正视
1 年	0.26	0.09	0.25	0.10
2 年	0.46	0.17	0.48	0.18
3 年	0.63	0.24	0.70	0.24

表2.3 眼轴长度随年龄增长的变化研究

单位：mm

参考文献	人口学特征			测量方法	性别	不同年龄段的眼轴长度/岁						
	样本量	种族	屈光状态			<6	6~7	8~9	9~10	11~12	13~14	>14
Gwiazda 等[35]	846	欧洲人	无明确介绍	A超	男		23.73	24.31	24.45	24.62		
					女		23.56	23.90	24.02	23.97		
Zadnik 等[36]	2583	多个种族	10%近视	A超	男		22.89	23.27	23.41	23.55	23.73	
					女		22.49	22.82	23.05	23.20	23.41	
Fledelius 等[37]	166	欧洲人	正视	光学生物测量	男		23.08	23.44	23.72		23.66	
					女		22.65	22.95	23.01		22.90	
Guo 等[38]	1127	中国人	1.3%近视	光学生物测量	男	22.63						
					女	22.12						
Hou 等[39]	431	多个种族	低至中度近视	无明确介绍	男				24.45	25.01	25.28	25.49
					女				24.45	24.52	24.75	24.98
Tideman 等[26]	12 386	欧洲人	无明确介绍	光学生物测量	男		22.62		23.36			23.68
					女		22.09		22.84			23.18
Rozema 等[19]	1302	中国人	75%低度近视	超声扫描	无明确介绍		23.06	23.47	24.03	24.21	24.38	
Sanz Diez 等[29]	12 554	中国人	12.5%（6岁）~88%（15岁）近视	光学生物测量	男		23.17		24.35	24.82	25.28	25.15
					女		22.70		23.82	24.16	24.75	24.50
平均值					男	22.6	23.1	23.6	23.9	24.5	24.3	24.8
					女	22.1	22.9	23.2	23.5	24.0	23.7	24.2

1.4.2 对照组与临床研究：临床影响

从临床医生的角度来看，使用虚拟对照组似乎很方便。事实上，招募一大批儿童进入安慰剂组，完成 2~3 年的队列研究，已越来越困难。尽管知晓近视进展可能会在未来带来什么生理问题，研究者也只能观察对照组的近视进展，却不采取任何干预措施。从伦理角度出发，如果我们已知晓近视进展的潜在影响，却不给予干预，则与伦理要求不符。

对照组的脱落率高（>20%~40%）[40]，其中包括近视进展最快的研究对象、几个月没有时间或兴趣清洁和护理镜片的研究对象，或者不依从治疗方案，且因此近视进展的研究对象。将这些研究对象排除后会产生显著的偏倚[41]。因此，排除脱落对象后的对照组近视进展速度会比真实情况更慢。偏倚的另一来源是留存率，在对照组和治疗组之间的留存率会变得不同。研究中干预手段的有效性将被低估，这可能会误导读者。如果快速进展的研究对象再次被纳入试验组，这种低估会增加。众所周知，要稳定在过去几个月/几年进展迅速的近视是很麻烦的[42]。

另一方面，如美国食品药品监督管理局这类的监管机构，要求在双盲研究中招募并随机设置实际对照组。传统对照组仍是研究中的推荐标准[43]。科学期刊只会少量发表那些没有使用传统对照组的研究。一般来说，没有实际对照组的分析质量较差。

解决这个问题的一种方法是使用相同的研究对象作为试验组和对照组[44]。例如，有可能在有限的时间（3~6 个月）内为一只眼睛使用干预组的镜片，另一只眼睛使用安慰剂组的镜片[45]。一段时间后，双眼镜片交替使用，被干预的眼睛变成对照组，反之亦然。从长期来看，可以通过分析接受干预和未接受干预期间的近视变化来确定干预的有效性，且不会显著影响长期的眼部健康（每年至少有 6 个月的时间对每只眼进行干预）。这类研究在荟萃分析中被认为是级别最高的研究。

1.5 近视管理的适宜人群

在查阅了生长曲线图后，最关键的是将那些缓慢或快速发展的近视人群的情况与正视人群进行比较。通过这些比较，我们可以更好地了解患者面临的风险。那么，对于来咨询的近视患者，基于他们的近视情况，我应该提供管理策略吗？

一些从业人员认为，必须考虑到每个孩子都存在近视风险，因此在和儿童及其父母讨论近视防控话题时，环境因素需被提及[46]。其他一些人，尤其是学者、学生和刚毕业的临床工作者，会认为近视屈光度≤−0.50D的患者都必须接受近视管理[47]。眼科医生指出，当他们发现孩子每年的近视增量超过1D时，他们就会采取干预行动[48]。另外，大多数眼保健从业者并未积极实施近视管理，他们不太相信近视管理的好处，或不知道如何将其纳入他们的日常的临床实践中[49]。因此，问题仍然存在：我们应该向哪些人提供近视管理？

首先要考虑的因素是近视的发生年龄。在COMET研究中，10岁前发生近视的研究对象的近视进展速度是11岁及以上研究对象的两倍[23]。这种进展在亚洲人（与白人相比）中更为明显，但随着儿童年龄的增长，所有人的近视进展速度都会减慢。因此，种族因素是第二个需要考虑的因素[50]。这里需要注意的是，环境因素会影响最终的结果。因此，生活在美国的亚洲人与白人或拉丁美洲人的近视进展速度并无不同[23]，尽管生活在加拿大同一社区的他们保持了原籍国的生活习惯[51]。

饮食和生活方式可以解释相似人群之间的差异，这些差异后续会提及。最近认为碳水化合物的摄入是促进近视化的因素[52]。同样，普通美国人的丰富饮食，以及由此导致的肥胖会产生胰岛素抵抗，这是另一个促进近视发生的因素[53]。工业化社会久坐不动的生活方式只会加剧这些现象，因此最近被认为是一个需要考虑的因素[54, 55]。

最后，我们不能忘记基因的贡献。父母双方都近视的孩子比父母双方都不近视或父母中只有一方近视的孩子更容易患近视[56, 57]。这样，情况就更清楚了。

对任何存在近视屈光度 ≤ –0.50D 的个体，无论近视进展是否迅速，都应进行近视管理。这意味着大量患近视的年轻人必须接受干预，特别是以下人群：近视在 10 岁前发生、亚洲人、父母双方都近视或至少一方高度近视、久坐不动、饮食不良、在室内（可能在电子屏幕前）的时间超过室外。

然而事实是，一小部分近视患者只需保持随访观察即可。眼轴长度短、近视在 12 岁以后发生、有较少近视遗传史或环境危险因素的近视患者，可仅采用单焦镜片矫正，并保持观察，每 3 ~ 6 个月随访一次。如果患者近视增长速度变快，则必须开始近视管理。如果他们保持较慢的近视进展速度，发生眼部并发症的风险将是极低的。因此，对于这类患儿，近视管理对于他们屈光不正的自然发展并无额外价值。个性化的近视管理策略是必需的，对于每个儿童，需要仔细评估临床干预的风险和获益。

1.6　何时开始干预？

作者建议，除了例外情况，青少年一旦发生近视，就应习惯性地立即开始近视管理[58]。如前所述，对于未来发生高度近视风险很低的患者，在采用近视控制手段前，可仅保持观察随访。对于伴有神经系统疾病的近视儿童，近视管理方案则是不同的，因为没有观察到高度屈光不正的快速进展。对此类病例，需密切随访玻璃体视网膜的情况。最后，当近视继发于全身性疾病，如糖尿病或角膜/眼部营养不良/变性（如圆锥角膜）时，管理策略也不同，可能需要与其他医疗保健工作者合作，因为它可能涉及全身性疾病的药物治疗或胶原交联等干预。在确定最佳的光学干预手段之前，还需仔细评估患者的病情。

1.6.1 积极干预，延缓近视发生

延缓近视的发生与管理近视同样重要。延缓近视发生将显著降低未来发生眼部病变的风险[59]。

眼保健从业人员和家长可用的预防近视的方法有限。户外活动被认为是最有效的方法。在一些如亚洲的国家，由于学校课程要求高，可能很难实施户外活动2~3h的建议[60]。澳大利亚似乎在户外活动时间和学业之间找到了平衡[61]。

电子设备（与手机应用程序相连的智能手表，可以通知/提醒父母）[62]、可穿戴式测光仪记录光照强度和户外活动时间有助于帮助患者/父母遵循眼保健从业人员的专业建议。当学生在室内时，教室采用玻璃屋顶和玻璃墙壁，增加室内的光照强度，可能有助于增加孩子接触自然光的时间。这种干预的有效性正在研究中[63]。此外，将室内照明水平提高到3000lx似乎是有保护作用的[64]。

监测和管理花在阅读或使用电子设备上的时间是另一种预防近视的方法，可在近视发生之前或屈光不正被确诊后应用。更具体地说，更近的阅读距离[65]和头位的倾斜[66]可能在近视的发展中发挥作用。人们发明了一些设备来监测阅读和近距离工作行为，如防近视笔或头戴式设备[67]。电子监视器也可以监测近距离工作的时间[68]。该类设备综合考虑阅读距离、阅读时间和周围环境的亮度来建立综合性指数。该指数越高，近视风险越高[69]。在黑暗或光线不足的环境中阅读也是有害的[70]。

当使用智能手机或平板电脑时，黑暗的环境和近距离用眼

是常态。在丹麦一项针对青少年的研究显示，连续使用电子设备20min与更高的近视患病率相关。为了减轻这种不良后果，建议在使用手机或电子屏幕时经常休息[71]。

　　给未近视的儿童配戴凸透镜，使他们部分或全部时间暴露在一定程度的近视离焦下，几乎没有探索过[72]。未来需要临床研究来证实这种方法能否作为一种精确的近视预防措施。

　　在中国推荐的眼保健操或穴位按摩，是一套为期5min的双眼自我按摩，旨在缓解眼疲劳，预防近视发生。但最近的一项研究证实，这种传统的医学方法对于预防近视无效[73]。因此，这种方法通常不被普遍推荐，因为许多家长或其他照顾者认为这种方法可以预防近视，从而延迟了孩子的眼科检查咨询和恰当的屈光不正管理。

1.7　什么时候需要停止近视管理？

　　近视管理有开始，也应有结束。在开始采用任何干预策略之前，儿童及其父母必须充分了解其性质和持续时间，因为他们可能会持续依从干预数年。另一个至关重要的因素是预算，从长远来看，必须考虑经济预算，特别是有多个孩子需要进行近视干预的家庭。经济因素阻碍了有效管理近视的方法的使用。

　　　所有眼镜店和医疗机构的眼保健专业人员都必须认识到他们的社会责任，应使全民都能负担得起有效的近视控制方法。否则，只有一部分人能得到有效的干预，而其他人则无法使用。

　　理想情况下，当眼轴长度停止进展时，就可以计划结束干预。然而很难精准判断这种情况何时会发生。生长发育并不是一个可靠的基准，因为许多年轻人在身体发育停滞很长一段时间后，近视仍在继续进展。

COMET 研究显示，当眼轴长度进展 0.06mm/a 或更少时，近视即达到稳定水平[39]。这种进展可能发生在任何年龄（近视进展稳定的年龄中位数约为 16 岁）。但 23% 的病例近视会继续增加至 18 岁，10% 的病例增加至 21 岁，4% 的病例增加至 24 岁[74]。因此，应该对近视患者进行持续的监测，直至成年。患者的近视度数可以持续进展到成年时期，尤其是近视发生的年龄在 15 岁或更晚时[75]。

综上所述，我们需要对每一个近视患者进行个性化的近视管理和监测，直至近视稳定，而近视管理策略也是因人而异的。在这个过程中，如果近视管理有效，则需要持续监测，直至所选方案的风险超过了控制经济治疗成本后的预期获益。

1.8　小结

在建立近视管理的基础时，以下是重要的参考因素：

- 可以把近视视为正视化过程的异常。
- 眼轴长度是最重要的监测指标。
  - 在成年之前，眼轴的增长是非线性的。
  - 眼轴的增长特征因种族和年龄而异。
- 正视眼的生理性眼轴增长速度约为 0.2mm/a。
  - 近视患者的眼轴增长速度因种族而异[76]。
    - 亚洲人：0.4mm/a（9 岁）；0.3mm/a（11 岁）。
    - 白人：0.3mm/a（8 岁）；0.2mm/a（11 岁）。
    - 近视管理的目标是降低眼轴增长速度，使眼轴长度在成年时控制在 26mm 以下。
- 需要采取预防/延缓近视发生的措施。

- 生长曲线图或类似的工具对于确定近视管理的对象和所用策略的强度至关重要。
- 基于患者发展超过正视化自然增长过程和/或发展成为高度近视/长眼轴并具有明显眼部病变风险的潜力，决定其是否应该成为近视管理的对象。
- 有效的近视管理策略必须：
  - 个性化。
  - 考虑多个影响因素。
  - 在某些特定情况下（合并神经系统疾病、眼部或全身疾病等），管理策略应有所不同。
- 一旦确定患者的近视防控需求，就应开始实施近视管理。
- 当所用的近视管理方案风险超过其收益时，就应停止使用该方案。

（杨必 译，刘陇黔 审校）

参考文献

1. Wallman J, Winawer J. Homeostasis of eye growth and the question of myopia. Neuron. 2004;43(4):447–68.
2. Smith EL 3rd, Hung LF, Huang J, Arumugam B. Effects of local myopic defocus on refractive development in monkeys. Optom Vis Sci. 2013; 90(11):1176–86.
3. Smith EL 3rd, Ramamirtham R, Qiao-Grider Y, Hung LF, Huang J, Kee CS, et al. Effects of foveal ablation on emmetropization and form-deprivation myopia. Invest Ophthalmol Vis Sci. 2007;48(9):3914–22.
4. Maiello G, Walker L, Bex PJ, Vera-Diaz FA. Blur perception throughout the visual field in myopia and emmetropia. J Vis. 2017;17(5):3.
5. Mather G, Smith DR. Blur discrimination and its relation to blur-mediated depth perception. Perception. 2002;31(10):1211–19.
6. Wallman J, Gottlieb MD, Rajaram V, Fugate-Wentzek LA. Local retinal regions control local eye growth and myopia. Science. 1987;237(4810):73–7.
7. Diether S, Schaeffel F. Local changes in eye growth induced by imposed local

refractive error despite active accommodation. Vision Res. 1997;37(6):659–68.

8. Arumugam B, Hung LF, To CH, Sankaridurg P, Smith EL III. The effects of the relative strength of simultaneous competing defocus signals on emmetropization in infant Rhesus monkeys. Invest Ophthalmol Vis Sci. 2016 Aug 1;57(10):3949–60.

9. Rosenfield M, Abraham-Cohen JA. Blur sensitivity in myopes. Optom Vis Sci. 1999;76(5):303–7.

10. Sander BP, Collins MJ, Read SA. The interaction between homatropine and optical blur on choroidal thickness. Ophthalmic Physiol Opt. 2018;38(3):257–65.

11. He L, Frost MR, Siegwart JT Jr, Norton TT. Altered gene expression in tree shrew retina and retinal pigment epithelium produced by short periods of minus-lens wear. Exp Eye Res. 2018 Mar;168:77–88.

12. Borchert MS, Varma R, Cotter SA, Tarczy-Hornoch K, McKean-Cowdin R, Lin JH, et al. Risk factors for hyperopia and myopia in preschool children the multi-ethnic pediatric eye disease and Baltimore pediatric eye disease studies. Ophthalmology. 2011;118(10):1966–73.

13. Hoffman DM, Banks MS. Focus information is used to interpret binocular images. J Vis. 2010;10(5):13.

14. Tepelus TC, Schaeffel F. Individual set-point and gain of emmetropization in chickens. Vision Res. 2010;50(1):57–64.

15. Troilo D, Smith EL 3rd, Nickla DL, Ashby R, Tkatchenko AV, Ostrin LA, et al. IMI- Report on experimental models of emmetropization and myopia. Invest Ophthalmol Vis Sci. 2019;60(3):M31–88.

16. Walker TW, Mutti DO. The effect of accommodation on ocular shape. Optom Vis Sci. 2002;79(7):424–30.

17. Ip JM, Huynh SC, Kifley A, Rose KA, Morgan IG, Varma R, et al. Variation of the contribution from axial length and other oculometric parameters to refraction by age and ethnicity. Invest Ophthalmol Vis Sci. 2007 Oct;48(10):4846–53.

18. Mutti DO, Mitchell GL, Sinnott LT, Jones-Jordan LA, Moeschberger ML, Cotter SA, et al. Corneal and crystalline lens dimensions before and after myopia onset. Optom Vis Sci. 2012;89(3):251–62.

19. Rozema J, Dankert S, Iribarren R, Lanca C, Saw SM. Axial growth and lens power loss at myopia onset in Singaporean children. Invest Ophthalmol Vis Sci. 2019;60(8):3091–9.

20. Li SM, Li SY, Kang MT, Zhou YH, Li H, Liu LR, et al. Distribution of ocular biometry in 7- and 14-year-old Chinese children. Optom Vis Sci. 2015;92(5):566–72.

21. Bueno-Gimeno I, España-Gregori E, Gene-Sampedro A, Lanzagorta-Aresti A, Piñero-Llorens DP. Relationship among corneal biomechanics, refractive error, and axial length. Optom Vis Sci. 2014 May;91(5):507–13.

22. Vera-Diaz FA. The importance of measuring axial length [Internet]. [cited 2019 Aug 5]. Available from: http://reviewofmm.com/the-importance-of-measuring-

axial-length-when-managing-childhood-myopia/

23. Hyman L, Gwiazda J, Hussein M, Norton TT, Wang Y, Marsh-Tootle W, et al. Relationship of age, sex, and ethnicity with myopia progression and axial elongation in the correction of myopia evaluation trial. Arch Ophthalmol. 2005;123(7):977–87.

24. Cruickshank FE, Logan NS. Optical 'dampening' of the refractive error to axial length ratio: implications for outcome measures in myopia control studies. Ophthalmic Physiol Opt. 2018;38(3):290–7.

25. Atchison DA, Jones CE, Schmid KL, Pritchard N, Pope JM, Strugnell WE, et al. Eye shape in emmetropia and myopia. Invest Ophthalmol Vis Sci. 2004;45(10):3380–6.

26. Tideman JWL, Polling JR, Vingerling JR, Jaddoe VWV, Williams C, Guggenheim JA, et al. Axial length growth and the risk of developing myopia in European children. Acta Ophthalmol. 2018 May;96(3):301–9.

27. McCullough SJ, O'Donoghue L, Saunders KJ. Six year refractive change among White children and young adults: evidence for significant increase in myopia among White UK children. PLoS One. 2016;11(1):e0146332.

28. McCullough S, Adamson G, Breslin KMM, McClelland JF, Doyle L, Saunders KJ. Axial growth and refractive change in white European children and young adults: predictive factors for myopia. Sci Rep. 2020;10(1):15189.

29. Sanz Diez P, Yang LH, Lu MX, Wahl S, Ohlendorf A. Growth curves of myopia-related parameters to clinically monitor the refractive development in Chinese school children. Graefes Arch Clin Exp Ophthalmol. 2019;257(5):1045–53.

30. Hu Y, Ding X, Guo X, Chen Y, Zhang J, He M. Association of age at myopia onset with risk of high myopia in adulthood in a 12-year follow-up of a chinese cohort. JAMA Ophthalmol. 2020;138(11):1129–34.

31. Bullimore MA, Brennan NA. Myopia control: why each diopter matters. Optom Vis Sci. 2019;96(6):463–5.

32. Jones LA, Mitchell GL, Mutti DO, Hayes JR, Moeschberger ML, Zadnik K. Comparison of ocular component growth curves among refractive error groups in children. Invest Ophthalmol Vis Sci. 2005;46(7):2317–27.

33. Wong HB, Machin D, Tan SB, Wong TY, Saw SM. Ocular component growth curves among Singaporean children with different refractive error status. Invest Ophthalmol Vis Sci. 2010;51(3):1341–7.

34. Chamberlain P, Lazon de la Jara P, Arumugam B, Bullimore MA. Axial length targets for myopia control. Ophthalmic Physiol Opt. 2021;41(3):523–31.

35. Gwiazda J, Marsh-Tootle WL, Hyman L, Hussein M, Norton TT; COMET Study Group. Baseline refractive and ocular component measures of children enrolled in the correction of myopia evaluation trial (COMET). Invest Ophthalmol Vis Sci. 2002;43(2):314–21.

36. Zadnik K, Manny RE, Yu JA, Mitchell GL, Cotter SA, Quiralte JC, et al. Ocular

component data in school children as a function of age and gender. Optom Vis Sci. 2003;80(3):226–36.

37. Fledelius HC, Christensen AS, Fledelius C. Juvenile eye growth, when completed? An evaluation based on IOL-Master axial length data, cross-sectional and longitudinal. Acta Ophthalmol. 2014;92(3):259–64.

38. Guo X, Fu M, Ding X, Morgan IG, Zeng Y, He M. Significant axial elongation with minimal change in refraction in 3- to 6-year-old chinese preschoolers: The Shenzhen kindergarten eye study. Ophthalmology. 2017;124(12):1826–38.

39. Hou W, Norton TT, Hyman L, Gwiazda J; COMET Group. Axial elongation in myopic children and its association with myopia progression in the correction of myopia evaluation trial. Eye Contact Lens. 2018;44(4):248–259.

40. Walline JJ. Retention of subjects in clinical trials: the contact lens and myopia progression (clamp) example. American Academy of Optometry meeting. 1997. Available from: https://www.aaopt.org/detail/knowledge-base-article/retention-subjects-clinical-trials-contact-lens-and-myopia-progression-clamp-example

41. Bell ML, Kenward MG, Fairclough DL, Horton NJ. Differential dropout and bias in randomised controlled trials: when it matters and when it may not. BMJ. 2013;346:e8668.

42. Polling JR, Klaver C, Tideman JW. Myopia progression from wearing first glasses to adult age: the DREAM Study. Br. J. Ophthalmol. 2021 Jan 25 [Epub ahead of print]. doi: 10.1136/bjophthalmol-2020-316234

43. Wolffsohn JS, Kollbaum PS, Berntsen DA, Atchison DA, Benavente A, Bradley A, et al. IMI-Clinical myopia control trials and instrumentation report. Invest Ophthalmol Vis Sci. 2019;60(3):M132–60.

44. Thomas L. Control groups in scientific research. 2020 [cited 2021 June 8, 2021]. Available from: https://www.scribbr.com/author/laurenthomas/page/2/

45. Swarbrick H, Alharbi A, Watt K, Lum E, Kang P. Myopia control during orthokeratology lens wear in children using a novel study design. Ophthalmology. 2015 Mar;122(3):620–30.

46. Douglass A, Keller PR, He M, Downie LE. Knowledge, perspectives and clinical practices of Australian optometrists in relation to childhood myopia. Clin Exp Optom. 2020;103(2):155–66.

47. McCrann S, Flitcroft I, Loughman J. Is optometry ready for myopia control? Education and other barriers to the treatment of myopia. HRB Open Res. 2019;2:30.

48. Leshno A, Farzavandi SK, Gomez-de-Liaño R, Sprunger DT, Wygnanski-Jaffe T, Mezer E. Practice patterns to decrease myopia progression differ among paediatric ophthalmologists around the world. Br J Ophthalmol. 2020;104(4):535–40.

49. Wolffsohn JS, Calossi A, Cho P, Gifford K, Jones L, Jones D, et al. Global trends in myopia management attitudes and strategies in clinical practice. Cont Lens

Anterior Eye. 2016;39(2):106–16.

50. Bullimore MA, Richdale K. Myopia Control 2020: Where are we and where are we heading? 2020;40(3):254–70.

51. Cheng D, Woo GC, Drobe B, Schmid KL. Effect of bifocal and prismatic bifocal spectacles on myopia progression in children: three-year results of a randomized clinical trial. JAMA Ophthalmol. 2014;132(3):258–64.

52. Berticat C, Mamouni S, Ciais A, Villain M, Raymond M, Daien V. Probability of myopia in children with high refined carbohydrates consumption in France. BMC Ophthalmol. 2020;20(1):337.

53. Mahto H. Natural ways of myopia control: a public health approach for the prevention of myopia. 2016. Available from: https://www.semanticscholar.org/paper/Natural-Ways-of-Myopia-Control%3A-A-Public-Health-for-Mahto/a994ad72f9ce5ea9685b9c6b174c2123cd66df59

54. WHO. World report on Vision [Internet]. [cited on 2019 Oct 8]. Available from: https://www.who.int/publications/i/item/9789241516570

55. Harrington SC, Stack J, O'Dwyer V. Risk factors associated with myopia in schoolchildren in Ireland. Br J Ophthalmol. 2019;103(12):1803–9.

56. Lim DH, Han J, Chung TY, Kang S, Yim HW; Epidemiologic Survey Committee of the Korean Ophthalmologic Society. The high prevalence of myopia in Korean children with influence of parental refractive errors: the 2008–2012 Korean National Health and Nutrition Examination Survey. PLoS One, 2018;13(11):e0207690.

57. Kurtz D, Hyman L, Gwiazda JE, Manny R, Dong LM, Wang Y, et al. Role of parental myopia in the progression of myopia and its interaction with treatment in COMET children. Invest Ophthalmol Vis Sci. 2007;48(2):562–70.

58. Gifford KL, Richdale K, Kang P, Aller TA, Lam CS, Liu YM, et al. IMI - Clinical management guidelines report. Invest Ophthalmol Vis Sci. 2019;60(3):M184–203.

59. He M, Chen Y, Hu Y. Prevention of myopia onset. In: Ang M, Wong TY, editors. Updates on myopia: a clinical perspective. Singapore: Springer Singapore; 2020. p. 171–86.

60. Rose KA, Morgan IG, Ip J, Kifley A, Huynh S, Smith W, et al. Outdoor activity reduces the prevalence of myopia in children. Ophthalmology. 2008;115(8):1279–85.

61. Xiang F, Morgan IG, He M. New perspectives on the prevention of myopia. Eye Sci. 2011;26(1):3–8.

62. Verkicharla PK, Ramamurthy D, Nguyen QD, Zhang X, Pu SH, Malhotra R, et al. Development of the FitSight fitness tracker to increase time outdoors to prevent myopia. Transl Vis Sci Technol. 2017 Jun 16;6(3):20.

63. Zhou Z, Chen T, Wang M, Jin L, Zhao Y, Chen S, et al. Pilot study of a novel classroom designed to prevent myopia by increasing children's exposure to outdoor light. PLoS One, 2017;12(7):e0181772.

64. Wu PC, Chen CT, Lin KK, Sun CC, Kuo CN, Huang HM, *et al.* Myopia prevention and outdoor light intensity in a school-based cluster randomized trial. Ophthalmology. 2018;125(8):1239–50.

65. Ip JM, Saw SM, Rose KA, Morgan IG, Kifley A, Wang JJ, *et al.* Role of near work in myopia: findings in a sample of Australian school children. Invest Ophthalmol Vis Sci. 2008;49(7):2903–10.

66. Li SM, Li SY, Kang MT, Zhou Y, Liu LR, Li H, *et al.* Near work related parameters and myopia in chinese children: the Anyang childhood eye study. PLoS One. 2015;10(8): e0134514.

67. Leung TW, Flitcroft DI, Wallman J, Lee TH, Zheng Y, Lam CS, *et al.* A novel instrument for logging nearwork distance. Ophthalmic Physiol Opt. 2011;31(2):137–44.

68. Wen L, Lan W, Huang Y, Yan W, Xiang L, Yang Z. A novel device to record the behavior related to myopia development—preliminary results in the lab. Invest Ophthalmol Vis Sci. 2016;57(12):2491.

69. Lan W, Wen L, Li L, Li X, Zhu H, Yang Z. The correlation between an objective index summarizing individual environmental risk factors and the change of refractive error. Invest Ophthalmol Vis Sci 2018;59(9):3393.

70. Hua WJ, Jin JX, Wu XY, Yang JW, Jiang X, Gao GP, *et al.* Elevated light levels in schools have a protective effect on myopia. Ophthalmic Physiol Opt. 2015;35(3):252–62.

71. Enthoven CA, Polling JR, Verzijden T, Tideman JWL, Al-Jaffar N, Jansen PW, *et al.* Smartphone use associated with refractive error in teenagers: the myopia app study. Ophthalmology. 2021 Jul 8:S0161-6420(21)00518-2.

72. Tarutta E, Khodzhabekyan N, Filinova O, Milash S, Kruzhkova G. Long-term effects of optical defocus on eye growth and refractogenesis. Pomeranian J Life Sci. 2016;62(1):25–30.

73. Kang MT, Li SM, Peng X, Li L, Ran A, Meng B, *et al.* Chinese eye exercises and myopia development in school age children: a nested case-control study. Sci Rep. 2016 Jun 22;6:28531.

74. COMET group. Myopia stabilization and associated factors among participants in the Correction of Myopia Evaluation Trial (COMET). Invest Ophthalmol Vis Sci. 2013;54(13):7871–84.

75. Pärssinen O, Kauppinen M, Viljanen A. The progression of myopia from its onset at age 8–12 to adulthood and the influence of heredity and external factors on myopic progression. A 23-year follow-up study. Acta Ophthalmol. 2014;92(8):730–9.

76. Brennnan N. Influence of age and race on axial elongation in myopic children. 2018. Available from: https://www.aaopt.org/detail/knowledge-base-article/influence-of-age-and-race-on-axial-elongation-in-myopic-children

第 3 章

处理方法

1 引言

眼保健从业者最常询问的问题是可用于有效控制近视的最佳策略。

这是一个简单又复杂的问题。答案是复杂的，因为正如前几章所阐述，每个孩子都具有唯一性，并且会按照自身的情况发展。因此，个性化处理是有必要的，这是因为针对一位患儿制订的方案不一定适用于另一位患儿。但这又不复杂，因为我们可以使用的策略是有限的。任何制胜策略都始于准确的基线评估。本章将解答如何实现这一目标。

2 基础：评估技术

不战而屈人之兵。

——孙子

指挥官无法在战斗时判断最终的结果，但可以分析战斗准备的质量和已收集的敌情相关信息。近视的管理也是如此：从业者掌握越多可靠且纵观的患者病情信息，就越能确定管理策略的性质、主动性和强度。从这个意义上讲，最合适的策略是基于高质量的数据采集。

年轻的近视或疑似近视患者的检查内容如下：

• 详细的病史记录（需涵盖的项目见表3.1）
• 双眼视觉（binocular vision，BV）评估（聚散和调节）
• 睫状肌麻痹下的客观和主观屈光度
• 眼部健康的详细检查
• 特殊的测试（图像）：

- 角膜地形图
- 角膜的生物力学方面（眼部生物力学）
- 眼轴长度（axial length，AL）测量方法
- 高阶像差评估（像差仪）
- 瞳孔直径评估
- 诊断
- 建议
  - 环境
  - 光学矫正
  - 卫生（配戴接触镜时）
  - 随访安排

2.1 详细的病史记录

病历的目的是记录患者的相关信息。因此，必须收集以下内容（表3.1）。

表3.1 **需涵盖的病史内容**

涵盖内容	理由	近视预警
首次出现症状/近视的年龄进展情况	10岁前开始近视：进展快 10～12岁：进展仍快，但速度减缓 在这两种情况下，成年后患高度近视的风险更高	发病年龄<10岁，尤其是女孩[1]、基线时近视度数高、亚洲人[2] 这种情况需要主动、有效及强化的近视管理策略
学业成绩、进展、工作时间表、工作量、是否有家教辅导（晚上/周末）	视觉要求与视觉需求是影响的因素之一	每周增加1D/h的近距离工作，近视概率增加2%[3] 高强度的学校作业[4]和家教辅导是增加近视进展的因素[5]，最好减少工作负荷并与户外活动保持平衡，尤其是在年龄较小时，正如澳大利亚所做的那样[6] 近距离工作的强度可能是年轻人近视进展的最重要因素[7, 8]

续表

涵盖内容	理由	近视预警
电子设备使用情况	视觉要求与视觉需求是影响的因素之一	使用屏幕会加快近视进展，特别是因为观看距离较短，以及如果儿童年龄<10岁 连续使用智能手机20min会增加青少年的近视发生与进展风险[9] 如果每周户外活动>14h，负面影响可消除[10]
环境照明	照明类型会影响近视进展，具体取决于其光谱	荧光灯比白炽灯更能加速近视进展，尤其是在存在家族遗传的情况下（父母均为近视）[11] 必须尽量减少发光二极管（LED）的使用。必须选择暖白色LED（相对于亮白色或日光）。必须限制有机发光二极管（OLED）和有源矩阵有机发光二极管（AMOLED）的使用[12]
户外活动	每天最少的户外活动可以延缓近视的发生 这种延迟降低了高度近视和相关疾病的风险	每天少于1h的户外活动是不利的 户外活动在近视发生后也是有效的，可以减缓近视和眼轴的进展[13]
家族史	遗传学会影响12%~35%的最终结果[14, 15]。孩子患近视的可能性随着父母近视人数的增加而增加	父母双方都近视，或其中一方高度近视[16] 如果祖父母也近视，则遗传影响会增加
家庭背景	社会经济因素会影响近视的发生和发展	较高社会经济地位和生活在城市地区的儿童会更容易患近视[17]
光学矫正史	配镜处方记录，关注接触镜配戴史	近视发病年龄<10岁 处方变化较快 高度近视已经存在
近视管理史	已使用的控制方法、依从性及结果的记录	尽管依从性好，但控制效果不佳
期望值	确定父母和孩子的期望	

续表

涵盖内容	理由	近视预警
眼部和身体一般健康情况	与神经系统综合征相关的高度近视 糖尿病等全身性疾病对视力的影响 会影响接触镜配戴的季节性过敏	在很小的时候出现高度近视，应怀疑与神经系统综合征有关[18]

2.2 双眼视功能评估

无论是初次就诊还是复查，双眼视功能可能是近视患者评估中最容易被忽视的因素。然而，下列因素可说明双眼视功能的重要性。

2.2.1 双眼视功能与近视发生前

首先，双眼视功能评估可以帮助我们识别可能发生近视的儿童患者。这方面是非常重要的，因为可以给予建议和预防措施并可延缓几个月 / 几年的近视发生。任何近视延迟，包括每天户外活动超过45min[19, 20]，都会显著降低未来眼底病变的风险[21]。

因此，在近视出现前，高调节滞后的出现是一个危险因素[22]，一旦发展为近视，它则是近视的特征之一[23]。然而，研究无法确定高调节滞后与具体的屈光不正发展之间的联系。这可能是减少调节滞后以延缓近视进展的尝试没有成功的原因。

同样，高AC/A的儿童患近视的风险高于其他儿童[24]。远视度数低于预期、年龄较小（6～7岁时远视小于+0.75D），且在视近时表现为内隐斜（eso）的儿童患近视的风险是其他人的20倍[25]。对这些双眼视功能异常进行干预处理似乎是除户外活动外延迟近视发生的一种可能的方法。

2.2.1.1 调节与户外活动

在保护方面，户外活动意味着更少的调节需求，更少的调节付出，这是因为大部分时间都在视远。较强的亮度会使瞳孔收缩，增加焦深，这是帮助减少调节需求的另一个因素。而在室内活动时，应采用降低调节需求的方法[26]。

2.2.2 双眼视觉与近视

与正视眼相比，长期以来近视一直与调节和/或集合功能异常有关[27, 28]。在正视时发现这些情况可以允许我们去处理这些异常，这可为近视管理带来额外的好处。然而，目前没有随机纵向研究证明在使用光学方法控制近视之前进行双眼视觉问题治疗的积极作用。对于在双眼视觉异常的情况下是否使用特定品牌的镜片也没有达成共识。唯一可以肯定的是，调节或集合问题被认为是近视的诱发因素。

2.2.2.1 调节与近视

调节本身可能会对近视进展有一定的影响。调节会改变眼睛的形状，变得更加扁长，这可能会影响周边屈光[29]，增加远视离焦。此外，近视眼与正视眼相比，在调节过程中，会发生更大的球差（spherical aberration，SA）负漂移[30]。在调节滞后引起远视离焦的情况下，负球差会降低图像质量，并可能导致近视进展[31]。

调节功能必须在基线时和采取近视管理策略后进行评估，特别是在使用接触镜时。众所周知，使用角膜塑形镜会降低低中度近视患者的调节滞后和 AC/A，并有助于改善调节和集合之间的关系，这被认为对近视儿童有积极影响[32]。目前尚不清楚配戴多焦接触镜（multifocal contact lenses，MFCL）的儿童是使用附加度数来改善调节滞后，还是使用镜片的视远部分以产生正常的调节。一项研究报告指出，配戴软性 MFCL 的儿童其调节反应降低，近视进展加快[33]。作者认为患儿在观看近处目标时通过球差在视网膜上产生远视离焦。他们认为自然的调节在实现成功的近视管理中是必要的。近期的一项研究证明，调节受中央区光学主导

（类似于单光镜片）。

2.2.3 双眼视觉与视觉舒适度

基于患者的视觉舒适性考虑双眼视状态是很重要的，尤其是在近距离阅读和工作时[34]。研究表明，视近时内隐斜度数较大的儿童其阅读速度会减慢[35]。在这种情况下，若换成配戴接触镜，则可产生一种近视的外斜视（exo），从而有所帮助。

2.2.4 步骤

表3.2 描述了根据年龄推荐的常规检查。这些是一般性的建议，不一定针对近视患者[36]。

表3.2　**根据年龄的双眼视觉检测——所有患者**

步骤	检查	0~3岁	4~7岁	7~11岁
双眼视觉检测	遮盖试验	✓	✓	✓
	Hirschberg检查	✓	✓	
	Krimsky检查	✓		
	Bruckner检查	✓	✓	
	眼位	✓	✓	
	集合近点（near point of convergence，NPC）	✓	✓	✓
	前庭眼反射（娃娃眼）	✓		
	Worth 4点灯	✓	✓	✓
	MEM检影		✓	✓
	融合性聚散（+或–）		✓	✓
	视远视近隐斜		✓	✓
	正或负相对调节（PRA/NRA）			✓
	AC/A			✓
	聚散和调节能力			✓
立体视觉	Lang Ⅰ et Ⅱ测试	✓	✓	✓
	Titmus测试	✓	✓	✓
	随机点立体视测试	✓	✓	✓

续表

步骤	检查	0~3岁	4~7岁	7~11岁
立体视觉	Frisby 测试	✓	✓	✓
	TNO 立体视测试	✓	✓	✓
	Smile 立体视锐度检测	✓	✓	✓
	Préscolaire 随机点检测	✓	✓	

2.2.5 双眼视功能障碍与近视

如前所述，双眼视功能会影响近视管理，检测聚散和调节成为评估患者和随访的必需步骤。聚散功能检查是评估双眼在异向运动时获得或维持双眼单视的能力，而调节功能检查是评估视觉系统建立和保持聚焦的能力[37]。两者都会影响视觉图像在视网膜上的质量，从而影响了眼部对视觉信号的响应。

基本检查如下：

- 聚散
  - 遮盖试验——视远与视近，定量与定性（易于恢复）
  - 融合储备（线性或跳跃测量值）
    - 底向外（exo）或底向内（eso）
  - 集合近点
- 调节
  - 调节幅度
  - 调节滞后
  - 调节灵敏度
  - 负相对调节（NRA）/正相对调节（PRA）
- 聚散 – 调节关系
  - AC/A

临床经验

　　在患者习惯的阅读距离，而不是常规的40cm进行测试是一种好方法。屏幕的观看距离为33～60cm[38]。在倾靠或躺下的位置使用智能手机的距离为9～21cm，在坐姿位置的距离为13～32cm[39]。显然，在40cm处评估的聚散与在20cm处评估的结果是不同的！但是，测试结果的正常值是基于40cm的距离，应进行相应换算。

　　各指标正常值如表3.3所示[40]。

表3.3　双眼视与近视相关检查的预期正常值（测试距离：40cm）

检查	预期值	变量	近视预警
遮盖试验：视远	1exo	±2	
遮盖试验：视近（40cm）	3exo	±3	集合过强（CE）>3eso 集合不足（CI）>5exo
集合近点	5～7cm	±3	CI>10cm
梯度性会聚	30cpm（每分钟周数）	±10	
AC/A（视近）	4：1	±1	过强>5 不足<3
聚散——视远（模糊点/破裂点/恢复点）	9/19/10BO X/7/4BI	4/6/4BO X/3/2BI	CE：BI贮备：困难 CI：BO贮备：困难
调节幅度	5～12岁：15～17D 13～20岁：12～15D	±3 ±2	<12D <10D
滞后/超前	+0.75D	±0.25D	滞后>1.00D（调节不足） 超前<0.50D（调节过度）
反转拍±2.00D（33～40cm）	双眼：13cpm 单眼：17cpm	±3	<10cpm <12cpm
PRA/NRA	NRA：+1.75D PRA：-2.00D		NRA正常，而PRA<-2.00D 若NRA<+1.75D＝调节过度/超前 若PRA<-2.00D＝调节不足/滞后/凹面镜的过度矫正

近视患者存在这些异常，也会影响管理策略的选择。在双眼视觉正常的近视患者中，使用渐变多焦镜与采用其他方法相比效果欠佳。在调节滞后的内隐斜患者中，使用渐变镜与接触镜有相似的效果[41]，而不存在滞后时，无明显效果。同样的患者（内隐斜和高滞后）也可以使用 MFCL，其附加量足以代偿隐斜[42]。MFCL 有效地降低了年轻患者的自然调节[43]，这种反应因镜片设计而异[44]。事实上，较小的中心区域（视远校正）会带来较大的附加区域，其可用于代偿自然调节，因此在近视管理中效果较差，而较大的区域可以保留自然调节[45]。关键要素是基于瞳孔与区域分布（光学信号）的比例[46]。

对于视近外隐斜较大的患者，使用双光棱镜镜片可以更好地控制效果[47]。对于调节下降的患者，角膜塑形术可能是调节范围缩小的患者的最佳选择[48]。这种方法降低了调节滞后并代偿了视近的内隐斜[49]。

表3.4 和表3.5 展示了依据双眼视状态的最佳眼镜选择。（请注意，这些表格内容未考虑最新的控制近视眼镜，因为没有使用这些眼镜对双眼视影响的同行评议研究。详情请参阅第4章。）

表3.4　策略选择与双眼视状态

双眼视状态	镜片	接触镜选择
正常	双光镜	OK 或 MFCL
内隐斜（视近）	渐进	OK 或 MFCL[a]
高滞后（视近）		OK[a]
大度数的外隐斜	双光棱镜 + 视觉训练	

注：OK 为角膜塑形镜；MFCL 为多焦接触镜。
[a] 除接触镜之外，还可以添加双光镜来解决双眼视问题。一旦确定管理方案，必须重复检查。

表3.5 **镜片选择策略与双眼视**[41, 47, 50-52]

	最佳应用	混合效果	禁忌
渐进	高滞后 内隐斜	正视 外隐斜	正常或低滞后
双光	高滞后 正视 外隐斜	内隐斜	正常或低滞后
双光棱镜	低、正常或高滞后 正视 外隐斜	内隐斜	

　　基于前面提到的原则，几乎可以肯定的是，在未来，考虑到双眼视觉的各个方面，需要依靠多种类型的眼镜/接触镜来定制近视管理。特别是，认为单一的附加值——近视管理中的大多数软镜片所使用的设计——会让我们达到50%效果的门槛是不切实际的[53]。根据基线屈光不正的情况或所需策略的强度来定制，将是一种更合乎逻辑的方法。

2.3 睫状肌麻痹下的客观和主观屈光度

　　中心屈光度是必不可少的，但同时它在近视的管理中是非主要的。尽管许多眼保健从业者根据屈光度变化来评估患者的进展，但是已经清楚地表明眼轴长度的评估必须成为判断管理策略效果的关键因素。

　　然而，在以下情况下屈光度仍然是必需的：

- 建立患者的基线屈光数据。
- 判断患者是否为高度近视（等于或小于-6.00D）并制定相应的策略。
- 确定OK镜的参数和选择（全部或部分OK）。

2.3.1 验光与视力检测

　　检查儿童可能是一个挑战。如果孩子不是很配合，或者他的注意力不集中，就需要确保在测试结果准确的同时加快检查速度。

对于学龄前的幼童，视力测试可能是个问题。对于这种情况，可以考虑使用 Lea 视力表[54]。此表由符号组成，这些符号易于识别，并有适当间隔以产生足够的视觉拥挤。视力值从 6/38 到 6/2.4 不等。也可以根据孩子的年龄、发育、理解力和配合程度，使用其他类型的视力表。澳大利亚眼视光儿童眼保健参考指南建议采用以下方法（表 3.6）[36]：

在这里，有几件事需引起我们的注意。有可能，第一个是在 7 岁之前早于电脑验光（未提及）或者主观验光，首先使用检影作为测量屈光度的方法。作为临床医生，我们只能强烈支持这一观点。传统的检影检查、单眼估计法（MEM）检影或 Mohindra 检影可以在几秒钟内确定眼睛的屈光状态，是检查儿童的方法[55]。因此有必要掌握它并重新认识检影的优点[56]。

另一个需要记住的要点是角膜地形图的使用，而在本指南中，在使用接触镜时这不是一个问题。角膜地形图是检测角膜表面不规则的重要方法，这在裂隙灯下并不一定能发现。角膜地形图检测还可以提前识别有风险的角膜（如角膜扩张），这种情况是配戴角膜塑形镜的禁忌。

表3.6 根据年龄的视力与验光检查

步骤	0~3岁	3~7岁	7~14岁
病史	父母	父母与孩子	父母与孩子
视力	• 优先注视法（Teller视力卡、Lea视力板） • Lea视力表 • Cardiff表 • OKN鼓	• 3米用Lea视力表 • 3米用Patti图 • 6米用Snellen视力表 • 6米用环形视力表	• 6米用Snellen视力表
验光	检影验光 • 小瞳 • 睫状肌麻痹后 • Mohindra检影法	检影验光 • 小瞳 • 睫状肌麻痹后 • Mohindra检影法 角膜地形图	检影验光 • 小瞳 • 睫状肌麻痹后 雾视功能 主观验光 角膜地形图

2.3.2 电脑验光

电脑验光在某些情况下使用，但肯定不是唯一的检查方法。一般来说，电脑验光会导致远视低估和近视高估[57]。因此，它可以作为其他方法的基础，但不能作为最终的验光结果。如果所获得的结果是变化的（例如，在同一只眼睛的几次测量值从 $-1.00 \sim -5.00$D 变化），这可以提示调节性痉挛。

在我们的临床中，电脑验光仅用于确定睫状肌麻痹下的结果。事实上，在蒙特利尔大学常看到，验光有效地从检影开始，如果可能的话（儿童合作），接着是主观评估（主观屈光检查）。之后进行睫状肌麻痹并使用自动验光仪进行测量。最后一项测试速度更快，尤其是对于已经因其他步骤而感到疲倦的年幼儿童而言。由于后者处于睫状肌麻痹状态，调节不再影响，结果更加可信。自动验光中 SimK 检测在设计 OK 镜中可提供有价值但有限的数据（仅中央角膜曲率）。只有角膜正常且形状规则时才会适用。

需要注意的是，自动验光在未进行睫状肌麻痹的儿童中重复性为 ± 0.57D，即约 0.23mm 的眼轴长度，而在睫状肌麻痹下为 ± 0.17D 或约 0.07mm 的眼轴长度[58]。

重要的是要注意一旦配戴 OK 镜后，电脑验光就没有价值了，因为自动验光仪的测量区域因 OK 镜的使用而发生形变。因此，数据不能用于屈光随访。同样，使用 OK 镜片时的片上验光可能会引起测试结果不一致，具体取决于 OK 镜镜片设计。

2.3.3 周边屈光

使用开放式验光仪可测量周边屈光。与其他更传统的检查相比，该设备可以更真实地测量调节（双眼检测）。另一方面，在评估周边屈光时，该测试的可重复性仍有疑虑，尽管中央屈光的重复性是没有质疑的[59]。

在研究中，周边屈光是光学系统性能及其影响屈光不正进展的潜力的指标。中央屈光和周边屈光之间的关系十分复杂，这可能部分解释了眼睛的近视化[60]。远视性周边屈光与近视有关[61]，尽管与未来近视进展的联系还没有十分明确[62]。1971年的一项研究已经表明，呈现远视性周边屈光的个体更有可能发展为近视[63]。最近，已经证明近视年轻人的周边屈光度相比正视更多为远视性，甚至在近视发生前2年已是如此[64]。

2.3.4 周边眼轴

也有周边眼轴长度，即在视轴之外测量的眼轴长度的研究[65]。但到目前为止还没有用于测量的正规专用仪器。研究人员使用了部分相干干涉测量法[66]、多普勒激光[67]或光学生物测量[68]，但均未达成共识。然而，人们认为周边眼轴长度较长的幼儿近视进展可能更快[69]。

Marie-Michele Dupuis，在读理学硕士，最近在蒙特利尔大学进行了一项研究（结果未发表）。她发现，在一组近视的年轻成年人中，与中心眼轴长度相比，周边眼轴长度增加。有趣的是，这种增长在黄斑周围10°～15°的所有象限中几乎相似，但在超出该区域则不再有此关系。这些结果可以解释为什么这一黄斑周围区被认为是影响眼轴增长的区域。在更周边的位置，周围的刺激对视网膜来说就像噪点一样，可能对近视的进展没有影响。

2.3.5 睫状肌麻痹

测量疑似近视患者屈光度数的金标准是在睫状肌麻痹下进行的。同样，在对考虑近视管理策略的近视患者进行初步评估时，也需要进行睫状肌麻痹。然而，并不建议对患者的每次复查都使用睫状肌麻痹剂[70]。同样，法律法规可能会禁止一些专业人员使用诊断药物的权利。在这种情况下，可以使用其他方法来防止因调节过大引起的结果误差。对侧眼雾视法就是一个很好的例子（在一只眼睛上进行检影验光，而另一只眼睛配戴+6.00D镜片）[71]。也可以进行Mohindra检影验光，其结果可能与睫状肌麻痹验光高度相似[72]。

如果可以进行睫状肌麻痹，有不同的药物可以使用。通常，建议使用1%环戊通（1岁以上的儿童）[73]，但应少用1%的阿托品，特别是因为其副作用以及与之相关的毒性风险。两种药物对调节的影响是相似的，因此首选毒性最小的药剂。在虹膜为黑色的情况下，1%的环戊通和1%的托吡卡胺组合可带来最好的结果[74]。药剂间隔5min滴眼，验光必须在用药30~45min后进行[70]。

应该注意的是，在短期内，睫状肌麻痹会导致眼轴略微增加，这继发于脉络膜变薄。从长期来看，效果是不同的，使用阿托品会增加脉络膜厚度[75]。

在随访检查中，如果度数变化较大或出现意外变化，或者怀疑存在调节性痉挛，建议在睫状肌麻痹下进行验光检查。此时，也可以使用1%托吡卡胺进行睫状肌麻痹[76]。

2.3.6 角膜塑形术后的屈光状态

角膜塑形术通过重塑角膜形态来暂时改变角膜的屈光力，从而在中央和周边轴线上产生双焦效果。角膜的形变是可逆的，一旦摘除镜片，角膜曲率就会恢复原状。这种曲率变化意味着屈光变化。已经有研究表明，配戴OK镜90天后，患者屈光度从早到晚的回退约为0.50~0.75D[77]。回退量与近视程度成正比[78]（例如，4D矫正伴随着1D的回退）。

在对配戴OK镜的患者进行随访检查时，如果测试是在下午晚些时候进行的，而镜片是在早上摘下的，那么通常会发现一个小的屈光不正。这种小度数的近视可能会被错误地解释为近视加深，但实际上，它仅代表预期的回退。

有三种方法可以评估配戴角膜塑形镜的眼睛是否真的进展了。第一种方法是取下镜片，观察洗脱期，然后等待角膜恢复到其基线形态。之后可以根据需要进行传统的屈光检查或在睫状肌麻痹下验光。这种方法不方便，因为它需要持续停止配戴镜片数周。一些研究表明在 2 周内恢复到基线值[79]，尽管大多数研究倾向于需要停戴一个月以上，角膜和屈光状态才能恢复到基线水平[80]。这期间的视力一直在波动，只能通过戴镜进行部分矫正，这在伦理上是不可接受的，对患者来说也不切实际。

第二种方法是测量眼轴长度。根据眼轴长度的变化来判断病情的演变。尽管 OK 镜的配戴会改变角膜形态，但眼轴长度的测量仍然有效[81]。

最后一种方法是在配戴镜片时评估视力和片上验光。实际上，镜片度数的计算是为了完全代偿基线时患者的屈光不正（全部为 OK 镜片而不是部分）。配戴镜片时，患者必须具有比较好的视力，并且片上验光不应超出设定范围。如果这种片上验光表现出负屈光度，那是因为患者的近视发生了进展（或者镜片被戴调了，这种情况发生过）。根据变化幅度，如果差异为 0.50D 或更大，则可能需要调换镜片。

如果近视稳定了，但一天下来还是有一个小度数的近视，那么需要按照以下公式进行镜片修正：

BOZR = 平 K 值 −（1.23 × 目标降幅 +1.27）[82]

BOZR = 后光学区曲率半径

K = 角膜曲率

目标降幅 = 需要矫正近视的度数

为了在早上摘镜时存在一定量的过矫，建议增加补偿因子（Jessen 因子），增加 1D 可产生 0.30D 的过矫。然而，这种方法在白天不矫正的情况下不会影响视力，因此，似乎无法有效阻止一天结束时残余近视的出现[83]。由此需为患者提供额外的眼镜，在一天结束时矫正小度数的屈光度，以避免在一天中出现长时间的中心离焦。让这种模糊出现相当于近视未矫正或欠矫，可能会加速近视进展[84]。

另一种情况是部分角膜塑形[85]。这意味着使用了配戴OK，但没有完全矫正受试者的屈光不正。尤其是在高度近视的情况，不可能通过角膜塑形术完全矫正。残余近视可以通过框架眼镜矫正，而不会丧失近视管理的有效性，这是因为角膜保持塑形并且仍然产生双焦效果，包括控制所需的正球面像差。屈光不正的进展是根据这种情况下可能的回退来评估的。戴上镜片后测量片上验光，然后将此值与配戴的眼镜进行比较，可以判断近视状态的稳定性。事实仍然是在这些情况下，就像在所有其他情况下一样，最有效的测试仍然是眼轴长度的测量。

在存在或有存疑的屈光检查结果时，询问患者是否在检查前配戴镜片睡觉是很有用的。一项研究证明，虽然在午睡时配戴OK镜没有客观优势，但如果在午睡时配戴镜片，主观视力似乎会更好[86]。

> **临床经验**
>
> 不建议在白天使用日抛（daily disposable，DD）隐形眼镜矫正残余近视，因为这意味着每天24小时配戴镜片（OK镜片过夜，DD镜片白天）。它可能与损害眼部健康的更高风险有关。

2.4 眼部健康的详细检查

眼部健康检查是近视评估中的一个重要步骤，用于识别可能存在并影响病情管理的生理异常。如果在很小的时候近视就很严重，这一点就显得尤为重要。事实上，在年龄很小时（0~5岁），高度近视通常与神经系统综合征有关（见表3.7），并在生命早期表现出明显的眼部异常。必须对高度近视的幼儿进行这些疾病筛查，并由专门从事遗传学的医生共同管理。

表3.7 与青少年高度近视相关的综合征[87]

综合征	遗传学系统性的发现	眼部情况	近视预警	策略
近视26	X连锁	豹纹状眼底 新月形视盘 仅影响女性	眼轴长度>26mm 近视<-6.00D 年龄小于7岁	屈光矫正 观察 预期缓慢进展
马方脂肪代谢障碍综合征	常染色体显性遗传与马方综合征有许多相似的特征。下颌后缩、宫内发育迟缓、皮下脂肪稀少或缺失、早老样面相，有时伴有巨头畸形	视网膜脱离	大眼球 高度近视	屈光矫正与观察 无特殊治疗 晶状体脱位可手术治疗
SLITRK6	基因突变 耳聋	早期可发生高度近视	近视度数：-6.00~-11.00D，早期可发现	屈光矫正与观察，助听器
Knoblock综合征1	常染色体隐性遗传	高度近视、玻璃体视网膜变性、晶状体脱位、白内障、视网膜脱离。20岁前完全夜盲。眼球震颤、斜视、小视盘、青光眼和白内障	早期发病（年龄2~4岁）	支持治疗 眼球萎缩并不少见
LEPREL1突变	同型接合子突变有血缘关系的以色列贝都因人	高度近视、周边玻璃体视网膜变性和白内障	眼轴长度25~31mm 近视平均为-11.50D 儿童期发病	20岁前白内障手术 视网膜脱离修复手术
非综合征性的高度近视	常染色体隐性遗传	不是所有患者均伴有，但十分常见：Fuch斑（黄斑）、后葡萄肿	近视超过6.00D	屈光矫正并观察

续表

综合征	遗传学系统性的发现	眼部情况	近视预警	策略
Kniest发育不良	胶原病身材矮小、腭裂、关节僵硬和传导性听力损失。面部圆润，面部中部不发达，鼻梁扁平。有时可见轻度精神运动迟滞	高度近视和玻璃体视网膜疾病	近视度数：−7.50～−15.00D	视网膜手术：有风险失明可能性大
Stickler综合征	胶原病	玻璃体视网膜疾病。玻璃体腔似乎是空的。视网膜脱离，流泪频繁。视网膜电图（ERG）异常，视杆和视锥细胞功能障碍。暗适应异常。视野缺损和青光眼	高度近视	视网膜手术：有风险
先天性静止性夜盲症[88]	X连锁遗传	正常眼底暗适应异常斜视眼球震颤（30%）	可能与高度近视有关视力（VA）：20/30～20/200	屈光矫正并观察
Cohen综合征[89]	常染色体隐性遗传肌张力减退的呼吸和进食困难晚年：肥胖、肌张力减退、智力缺陷以及面部、口腔、眼部和肢体异常白细胞减少症，尤其是中性粒细胞减少症	胎儿活动减少视网膜斑驳色素沉着、小眼球症、小角膜、斜视、散光、浅前房、瞳孔反应迟缓、视网膜变性、牛眼黄斑病变、视神经萎缩、脉络膜视网膜营养不良、视乳头周围萎缩、皮质晶状体浑浊、晶状体半脱位、视野缩小（第2个十年）、眼球突出、圆锥角膜、夜盲、下斜睑裂、上睑下垂和脉络膜缺损	早发的高度近视与视力下降	有指征时可进行手术接触镜或眼镜定期观察

与其他普通近视患者相比，这些近视儿童的管理策略完全不同。他们在很小的时候就高度近视，眼轴很长，但与其他人相比，他们的病情发展缓慢。大多数时候，用的普通框架眼镜足矫并观察是最好的方法。光学设备可能无法有效管理眼轴长度的演变。如果眼轴长度的进展成为一个问题，则可能需要使用阿托品。

这些孩子必须定期接受检查，因为眼部病变很可能在早期就出现了。与小儿眼科医生共同管理是必要的。神经系统综合征必须由专门的医疗团队进行随访。

2.4.1 眼部健康检查

对于任何疑似近视或普通近视患者，眼部健康检查必须包括以下检查：

- 用裂隙灯检查眼前节——必要时使用荧光素和丽丝胺绿染色（接触镜配戴、干眼）。
- 如果有干眼综合征应进行干眼的评估［荧光素泪膜破裂时间（fluorescein tear breakup time，TBUT）、睑板腺功能障碍（meibomian gland dysfunction，MGD）筛查、Schirmer 或棉线测试］。
- 散瞳下眼后段的检查。
- 眼压（intraocular pressure，IOP）。
  - 近视年轻人的 IOP 测量可能比初看时要重要得多。
  - IOP 在 6 岁到 9 岁之间显著增加（12~17mmHg），然后趋于稳定[90]。
    - 在此期间，球后颅内压保持稳定[91]。
    - IOP 增加会在引起更大的压力差异［跨层 = 跨筛板压力差（translaminar pressure difference，TLPD）］，并且与更严重的近视相关。

- ▪ 越小的孩子其巩膜硬度降低，眼睛变形更多。
- ▪ 可以部分解释6～9岁眼轴增长更快。
- ○ IOP 也随着调节[92]和集合而增加。
- ○ 如果使用智能手机，IOP会增加[93]。
- ○ TLPD随着年龄（颅内压降低和IOP升高）和近视的增长而增加[94]。
  - ▪ 因此，高度近视的老年患者更容易发生青光眼。

近视预警

　　患有巩膜软化的年龄较小的患者（6～10岁）可表现出更大的跨筛板压力差，并且近距离高强度工作会对巩膜产生更大的机械压力，导致眼球伸长。这种机械效应被增加到继发于近视离焦的信号和随后释放的化学介质中，并可能拉伸巩膜。

　　研究在快速进展期间（6～10岁）早期控制IOP的影响是很有意义的。
- 根据患者情况进行额外检查
  - ○ 色觉。
  - ○ 视野。
  - ○ OCT/眼前节和/或后节的扫描。
- 转诊给医疗保健专业人员（取决于法律法规）。
  - ○ 神经学检查（ERG、扫描等）——尤其是视神经乳头看起来疑似异常。
    - ▪ 新型冠状病毒感染疫情后，发现了许多假性脑瘤年轻患者的病例。这些患者与颅内压增高患者的特征不符[95]。
  - ○ 基因检测（早年高度近视——参考）。
  - ○ 验血（如果怀疑有糖尿病）。

2.5 特殊检查

2.5.1 角膜地形图

角膜地形图对于分析疑似近视或确诊近视的病例是至关重要的。

- 检查的具体目标如下：

　1. 确定角膜参数。

　　▪ 曲率、离心率、屈光力。

　2. 评估角膜形态。

　　▪ 存在异常、扩张。

　　　□ 理想情况下，分析角膜后漂浮物。

　　　□ 角膜顶点偏心，这是角膜塑形术的禁忌证[96]。

　　▪ 散光（规则散光与不规则散光，中心与角膜缘到角膜缘）。

　　▪ 高度——主子午线。

- 在以下情况下进行角膜地形图检查：

　1. 基线评估——初诊。

　2. 散光变化大于0.50D。

　　▪ 散光通常不随生长变化[97]。

　3. 验光检影时反应有问题[98]。

　4. 接触镜验配。

　　▪ 理想情况下，使用地形图的数据验配所有镜片。

　　▪ 考虑使用OK镜时必须进行检查[99]。

　　　□ 初始验配、随访、并发症处理[100]。

　　▪ 评估多焦镜片的中心[101]。

- 角膜地形图仪的基本特征如下[102]：

　a. 高度的准确性和可重复性。

　b. 重复测量的统计分析（顶端半径、离心率、高度和矢状面）。

　c. 能够生成多张图。

d.两次测量之间的差异函数（或减法）。

e.识别瞳孔、其位置和大小。

f.大测量区域（10~12mm扫描），最小化数据内推或外推。

2.5.1.1 使用哪一个地形图？

大多数地形图提供了一系列不同的图像，可以详细分析角膜及其屈光贡献。在近视管理中，以下图像特别有用：

（a）**轴向（矢状）图**：轴向图可快速提供了角膜轮廓和相关度数的情况。它是基于球面的，因为计算假定所有角膜表面的光线都被折射，形成一个通过光轴作为参考轴的焦点[103]。结果，极端值被解释为平均值，地图趋于平衡点与点之间的差异。因此，越靠近周边，测量精度会降低。这个检查主要用作筛选工具。

（b）**切向图（瞬时真实图）**：与轴向图不同，切向图中使用的曲率不是基于视轴确定的，而是考虑了极端周边曲率[103]。因此，切向图对角膜表面的局部变化更加敏感，并且能够以比轴向图更高的灵敏度和更少的数据平滑来显示曲率过渡。这些图主要用于对配戴OK镜的患者进行随访。

（c）**屈光力图**：通过将角膜视为单个屈光表面并分析入射平行光线的路径来计算屈光力图[105]。焦距越短，屈光力越高。有人建议轴向图给出了屈光力图的近似值，但这是非常具有误导性的，因为轴向图仅适用于角膜中心非常小的区域。

屈光力图主要用于评估角膜塑形术对屈光度分布的影响，从而确定产生近视离焦度数的真实贡献。

（d）**高度图**：角膜的高度不应与其曲率相混淆。事实上，高度是相对于参考表面确定的，可以是平面（绝对高度）或球面（相对高度）。由于角膜是弯曲的，因此提及平坦表面没有意义。因此，高度图是参考球体、复曲面球面或非球面绘制的。换言之，如果角膜只有一个曲率［最佳拟合球（best fit sphere，BFS）］，则球体代表可以最好地描述角膜的曲率。高度图根据此参考曲线描述每个点，升高或降低。

高度图在临床上有多种应用。因此，该图可以确定角膜表面是正常的还是存在可疑扩张，这对于屈光手术的术前评估很有用。它还可以帮助进行更好的术后随访（如 LASIK 术后）[106]。在近视管理中，它的主要用途是在适配 OK 镜片的情况下，决定是否使用周边环曲面设计。

必须沿主子午线大约 8mm 弦长的范围测量高度差。角膜散光和高度差之间没有被证实有相关性[107]。一些球形角膜可能有明显的差异，而环曲面角膜在高度方面的差异相对较小。

角膜塑形镜定位会更偏向角膜曲率较高的部分，且镜片定位弧通常附着在角膜水平子午线上（平坦子午线）。当角膜高度差异显著时，提示镜片垂直方向与角膜垂直子午线有较大的空隙。镜片下方产生的液压不均匀，镜片朝阻力最小的方向移动。与预期结果相比，治疗效果也有所降低[108]。

临床经验

　　在角膜塑形术中，建议对角膜表面进行多次测量。这是为了很好地分析图像以去除质量较低的图像，并对收集的数据均值化以确定镜片设计所需的参数[104]。

2.5.1.2　OK 镜片验配后如何解读角膜地形图？

角膜地形图是评估睡眠期间 OK 镜片在眼睛上的作用的唯一客观方法。睁眼用裂隙灯观察镜片，无法以相同的精度评估镜片对角膜的影响。事实上，镜片是在睁眼状态下进行评估的，这与睡眠状态不同。重力和泪液也会影响镜片的定位。

为了评估镜片的有效性，有必要将配戴镜片前拍摄的基线图与配戴镜片后获得的角膜地形图进行比较（图3.1）。一般而言，自初次使用镜片后至少有4~7天的时间来评估其作用。完整的治疗通常在10天内完成[109]。在比较之前必须确保图像的质量。在分析之前确保地形图有相同的比例是很重要的。使用切向图也很重要，因为轴向图往往会高估治疗区的直径[110]。

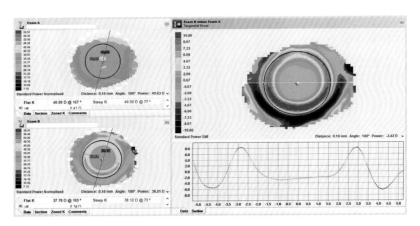

图3.1　比较图示例，基线数据（未配戴镜片）与配戴OK镜片几天后获得的数据之间的差异。镜片居中且对称。HCZ覆盖部分瞳孔区域，这种配适是最佳的。屈光度曲线表明CDZ为-2.00D（近视矫正）和HCZ屈光度为+8.00D。这提供了+10.00D的理论"加法"，可优化近视离焦。实际上，在地形上测得的屈光力应转换为其值的60%左右。因此，+10.00D的值意味着真实的周边相对屈光变化为+6.00D[110]

根据 Marcotte-Collard 等人提倡的方法[111]，以下是分析过程中要考虑的要素（图3.2）：

　　a. 镜片、治疗区和正焦环的定位和居中。

　　b. 镜片在角膜水平产生形态的对称性（象限分析）。

　　c. 中心视远区（central distance zone，CDZ）：宽度和屈光力。

　　d. 正焦环（high convex zone，HCZ）：宽度和屈光力。

　　e. 用于验证生成的附加屈光力的强度。

必须注意的是，具有相同设计的相同镜片会在不同患者之间产生截然不同的角膜形态。因此，无论是在临床还是在科研中，都必须分析镜片配戴后产生的角膜形态。

临床经验

任何已发表的临床研究都必须提供镜片设计及从比较地形图中提取的参数以报告镜片对角膜的影响。否则，就不可能完全了解设计和特定镜片对患者状况演变的影响。

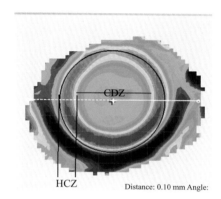

图3.2　在切向地形图上评估的中心视远区（CDZ）和正焦环（HCZ）

2.5.2 角膜的生物力学情况（眼部生物力学）

眼部生物力学分析是眼部和角膜特性分析中的一个相对较新的领域。虽然已经清楚地证明在青光眼中要考虑角膜阻力因子（corneal resistance factor，CRF）和角膜黏滞性（corneal hysteresis，CH）[112]，但已有研究开始阐明角膜黏滞性在近视进展和眼部对OK镜治疗反应中的作用。

Lam等人[113]的研究表明角膜形变量较低的患者对角膜塑形术的反应较差。镜片配戴6个月后，与基线数据相比，OK镜配戴者的CH和CRF值有所降低。Chen等人[114]证实，在短期内，配戴OK镜一晚后，CH和CRF会减少，但从长远来看，与角膜厚度或曲率的变化无关。Yeh等人[115]表明基线时CH较低的患者需要更长的时间才能达到预期的结果。Gonzalez-Meijome等人反驳了这一观点[116]，他们得出的结论是，与正常相比，在CH减少的情况下，反应更快并且更容易恢复。

然而，所有这些结果都可能受到所用接触镜的透氧率（DK）和厚度（t）（DK/t）的影响。因此，Yeh等人显示使用高DK材料，配戴OK镜片后30天内，眼部生物力学没有发生变化[117]。

角膜黏滞性本身可用于预测近视的发展。Wan等人[118]研究表明，低CH通常与眼轴增长更快有关。另一方面，适应OK镜片患者的进展情况似乎并不符合相同的规律。自然状态下，低CH的眼睛通常抵抗力较弱，从这个意义上说，这个变量可以被视为具有高进展风险患者的筛查方法。Iomdina等人的研究似乎证实了这一点[119]，他建立了近视程度与CH之间的负相关关系：近视程度越大，CH越低。然而，该结果可能因种族而异，亚洲人的CH低于欧洲人[120]。

一种新设备还可以将角膜生物力学因素的分析与地形图相结合（Scheimpflug原理）[121]。这种结合可检测变形的角膜，因此可以检测患有圆锥角膜或可能发展为LASIK术后角膜扩张的受试者。尽管尚未对此内容进行任何研究，但在此类角膜上验配OK镜可能会成为一个问题。在没有明确结论的情况下，眼保健从业者应避免并使用其他近视管理策略（如果适用）。

2.5.3 眼轴长度的测量方法

测量眼轴长度是评估近视进展最可靠的方法，其精度是屈光度测量的10倍[71]。眼轴长度测量的可重复性在0.025～0.035mm，对应0.05D[122]。

眼轴的增长会导致有害的病理改变。当眼轴长度超过26mm时，风险会显著增加[123]。视网膜脱离可能发生在长眼轴的低度近视眼，但短眼轴的高度近视眼可能不会遭受任何高度屈光不正导致的负面后果。

虽然每个人都认识到眼轴长度测量的价值，但测量仪器的可获得性仍然是世界各地眼保健从业者关注的问题。一些地方也可能因为立法和监管问题不能进行这一测量。最后，卫生条件可能会减少某些超声测量技术的使用。

2.5.3.1 评估眼轴长度的方法

一般来说，屈光度和眼轴之间是有相关性的。Rubin表示，眼轴长度每增加0.1mm，近视度数就会增加0.25D[124]。Lancaster[125]证实了这个值。人们认为，眼睛近视进展越多，眼轴就越长。因此，有可能依据Gullstrand的模型眼经验性地计算出一个人的眼轴长度。Kim等人[126]提出了以下公式：

$$计算性眼轴长度 = (24.00 \times ave\ K/7.80) - (SE \times 0.40)$$

其中，ave K表示角膜中央的平均角膜曲率，SE是用等效球镜表示的屈光不正（球镜 + 1/2柱镜①）。

对近视患者，该公式的相关性很高为0.967。因此，人们认为这种经验性的评估可能非常准确。然而，这是一种误导。强相关性表明这两个因素的变化有一定关联，而不一定是计算值的准确性。作者报告说，62%的眼睛的计算性眼轴长度大于实际长度，38%小于实际长度。68%的近视病例有小于0.5mm的差异，而远视和正视分别为83%和92%。在近视患者中，要达到这一水平，就必须计算出1mm的差值。就近视管理而言，这种程度的不确定性是不可接受的。因为近视管理的目标是把眼轴的增长控制

---

① 柱镜度数为负值。

在每年0.1~0.2mm[71]，0.5mm的误差已经超过该标准了，更不用说1mm的误差了。此外，该计算方法不适用于形态有改变的角膜或扁圆形角膜，如配戴OK镜的角膜。

Berthezene等人也发现了相同的近似误差（>1mm）。（公式：d = -23.58-0.299SR，其中SR = 球镜屈光度）[127]。Grosvenor和Scott[128]的公式更接近实际情况，他们的公式与同一受试者的实际测量值平均相差0.35mm：

$$AL/CR = 2.998\ 8-0.054\ 46e$$

其中，AL=眼轴长度，CR=角膜曲率，e是屈光度。

然而，随着时间的推移，这个公式不能满足近视管理的相关临床应用。另一方面，在初次就诊时这个公式可以用来画增长图表（基于眼轴长度、种族和年龄）。因此，它决定了实施近视管理的主动性或强度，因为知道任何排名超过第75百分位数的患者都有很高的病理风险。移动到较低的曲线或降低年百分比是近视管理成功的要求[98]。通过使用这些图表，特别是在初期，0.4mm的近似值是可以接受的，因为这里的目标是在开始时估计近视和高度近视的风险。但是在近视控制过程中的要求是不一样的，因为这时需要精确到最接近0.1mm。

2.5.3.1.1 新的评估工具

CooperVision Research在2020年底推出了一种新的眼轴评估工具。CooperVision Research与曼彻斯特大学的Eurolens Research合作开发了这种新工具[129]。他们的研究推导出了以下公式：

$$A = 1/(0.013\ 68 + 0.000\ 70S + 0.222\ 73/K)$$

其中，A为眼轴长度，S为等效球镜度数，K为平均角膜前表面曲率。该模型的眼轴评估值与测量值的相关性达到$r^2 = 0.83$。95%置信区间为±0.73mm（±3.0%）。在这里，该工具可能不适用于患者的随访（差异可达0.7mm），但与基线增长图一起使用肯定是一个很好的估计方法。

2.5.3.2 超声生物测量

在早期的研究[130, 131]中，渐变多焦镜或阿托品被用来控制近视，在这些研究中A型超声测量仪被用于测量眼轴长度。该技术具有成本低廉、仪器便携等优点。

这种技术需要使用表面麻醉剂，并且探头会压迫角膜。专业人员使用它必须遵守当地的医疗法律法规。

孩子们可能会被这种类型的测量吓到而不配合。在一段时间内获得可靠和可重复的一系列测量也是困难的，特别是在开始的时候。不应该忽视检查者的学习曲线的影响。复诊之间的比较可能会受到影响。

2.5.3.3 干涉法测量

利用干涉法进行生物测量已成为该领域的标准。这种技术在无接触的情况下运行，并且具有很高的可重复性。该方法对患者很友好。最初由眼科医生用于白内障手术中精确计算人工晶体的参数，现在被用在近视管理的临床和研究中[132, 133]。

该设备的成本很高，这可能会阻碍其大规模使用。这样就有可能考虑购买结合了多种功能的设备，那么使用这个设备就可以盈利。详细信息见表3.8。

表3.8 **眼轴测量的主要组合设备**

设备	特点
Haag–Streit Diagnostics Lenstar Myopia	EyeSuite Myopia是一款综合性的近视管理软件平台。优化患者的教育和咨询。Projection工具可以比较估计的屈光度与测量值以及未来的潜在演变。评估眼轴长度，并与Erasmus大学医学中心的增长曲线进行比较[134]。包括监测风险因素的表格，如户外活动、电脑/屏幕使用时间等。生成给家长的报告，以加强依从性

设备		特点
Optopol	Revo	前后段OCT：具有注视跟踪，确保测量准确、可重复。分析青光眼诊断和随访所必需的参数 基于OCT图像分析生物测量：眼轴数据、前房深度、晶状体厚度和角膜厚度 角膜地形图：扫描7mm（可能太窄），其余部分在数据推算后阐述。这个功能可以进行一些筛选，但不适用于角膜塑形术
Topcon Healthcare	Aladdin-M	结合眼轴测量（干涉测量法）、角膜地形图、瞳孔测量、角膜直径（WTW）和前房深度 该设备包含一个近视模块，可以跟踪与近视状态相关的若干参数的演变。地形图扫描的角膜直径为9.8mm，这在近视管理中非常有用，虽然我们想要更大的测量范围
Topcon Healthcare	MYAH corneal analyzer	用于管理近视和干眼的设备 它结合了角膜地形图和动态瞳孔测量（暗视、明视和中间视觉）、基于光学相干的干涉测量法测量眼轴长度、像差仪和软件来帮助设计RC和OK镜，还包含睑板腺成像和无创泪膜破裂时间测量。可以生成近视和干眼的进展报告 MYAH角膜扫描与Aladdin-M是相同的，均为9.8mm。虽然不适用于角膜塑形术，但可以绘制基线角膜地形图
Zeiss	IOLMaster® 700	地形图被集成到标准的生物测量中，而不需要任何额外的硬件或测量时间。刻度、色调已与Douglas D.Koch和Li Wang合作开发 全角膜曲率计（TK®）允许使用SWEPT源OCT直接测量角膜后表面 其他功能：注视检查选项，检测其他眼睛结构的几何形状（倾斜的晶状体、晶状体偏心等）

续表

设备		特点
OCULUS	Myopia Master®	联合电子屈光、干涉法测量眼轴和角膜曲率测量的仪器。它使用由 Brien Holden 视觉研究所开发的眼轴增长曲线生成进展报告。这些曲线不是真实的，而是基于一个线性的、恒定的近视进展绘制的。更有趣的是，它根据某些因素（依赖屏幕的工作、户外活动等）确定的风险来绘制图表，可以用这些图表与父母、孩子进行沟通 有限的功能与最新的机器
OCULUS	Pentacam® AXL	结合基于 Scheimpflug 的断层扫描、光学生物测量（相干干涉测量）、全眼波前像差测量（Hartman–Shack）、客观验光（来自波前）和后照法（晶状体浑浊、IOL 位置和倾斜度） 强大但昂贵的设备

应该注意的是，在单眼的测量方面，仪器之间可能会有差异。它取决于制造商用来解释结果时使用的技术和算法。不建议互换不同仪器之间的测量值，特别是如果测量值来自两种不同的技术（超声和干涉测量）[135]。

2.5.3.4 测量的可重复性：当眼轴长度减少时

在使用一种近视管理的方法后，眼轴有可能缩短吗？一些病例确实呈现了这种特征，这和测量眼轴长度的有效性问题有关。

有研究表明，对到达视网膜的离焦的反应会刺激眼轴。也有研究表明，在动物模型中，产生远视离焦的刺激停止后，或者在或长或短的长时间遮盖（形觉剥夺）后，眼轴长度可以减少[136]。

在人类，近视或远视离焦刺激至少 1h 后，眼轴长度可分别增加（约 7μm）或减少（约 8μm）。这种变化是短暂的，因为在刺激停止后不久，眼睛就会恢复到初始的状态[137]。

使用 0.125% 的阿托品还可以减少眼轴长度（0.016mm）和增

加前房深度（0.058mm），推测是由于治疗开始后1周的屈光度变化（近视减少）导致的[138]。

　　最后，配戴角膜塑形镜的第一个月眼轴会短暂缩短（0.02 ~ 0.026mm），之后眼睛会恢复到基线值[139]。这里，脉络膜反应似乎是这些变化的原因[140]。

　　然而，测量的可重复性问题出现了。众所周知超声设备的测量精度较低，其变异性在0.2 ~ 0.3mm，这还不包括由角膜受压引起的误差（0.03mm），而干涉法设备的测量特点则是变异性很小（0.04mm）[70]。在以往，只有在动物模型上进行的研究才使用超声探头。

　　尽管如此，为了保证眼轴长度测量的准确性，需要考虑以下注意事项：

- 进行多次测量（通常为5次）并取平均值。
- 确保设备被正确安置，患者注视良好（以眼睛为中心）。
- 使用超声波探头时，尽量在同一位置测量。
- 如果眼轴长度超过27mm，由于眼睛的轮廓变长，超声设备的精确度较低[141]。
- 在一天中的同一时间进行测量（脉络膜的厚度在一天中是变化的）[142]。
- 在测量前进行的体育锻炼会导致眼轴长度的减少[143]，应在孩子平静一段时间后进行测量。
- 食物会影响脉络膜（咖啡因和糖对血液循环有刺激作用）[144]。同样，空腹期间也会影响脉络膜组织[145]。在重复测量时必须考虑到这一点。

2.5.4 高阶光学像差评估（像差测量）

　　已有研究表明，作用于中央和旁中央视网膜的光学刺激的质量影响着眼轴长度。尽管屈光不正得到了最佳矫正，但高阶光学像差（higher-order aberrations，HOAs）仍然影响视网膜的成像质量。它们还通过入瞳改变光的聚散，从而产生影响眼球发育的信号[146]。因此，评估HOAs是近视管理中很重要的部分。

光学像差的水平随年龄、光学矫正、近距离工作和调节需求而变化。就近视患者而言，所戴镜片的设计、阿托品的使用（瞳孔变化）也会影响像差。例如，戴OK镜后产生的正球差被认为是延缓眼球增长的重要因素[147]。

球差是自然存在于人眼中的，其目的是增加焦深，有助于弥补调节过程中的轻微不足（滞后、超前等）。球差增加太多会导致图像质量退化，而产生模糊，特别是在视远时。这种情况会发生在使用中心视远的多焦镜片中，这种镜片最高附加+2.50D。为了弥补这种视远模糊，通常需要近视过矫[148]。

在近视患者中，焦深增加使光学图像的质量下降，会降低球差水平，而促进近视进展。此时，更大的调节滞后是视觉系统为了弥补这种光学像差的不足而做出的努力[149]。在处方单光镜片的情况下，出现的调节滞后会加重近视[28]。结果就是，近视患者遭受促进近视进展的双重压力：球差的减少和调节滞后的增加。

从逻辑上讲，增加眼球系统的球差（与近视离焦正相关）将减少这种压力，从而有助于有效地控制近视进展，同时应尽量减少调节滞后的存在。

在临床方面，为了补偿调节过程中产生的负球差在实验性接触镜中加入正球差设计[150]。这种镜片的研究结果显示，6个月时对眼轴和近视进展有一定疗效，但1年后效果不明显。进一步的研究使用了一种模拟角膜塑形镜的镜片，但监测患者病情进展的结果令人失望[151]。

这与作者的经验相矛盾。事实上，我们已经为研究开发了一款多焦镜片的原型，这种镜片有+5D固定附加，但不产生视远模糊，所以不需要近视过矫。结果表明，在1年时近视进展和眼轴得到了有效控制，特别是由于镜片产生的正球差有326%的增加[152]。这项研究还证明，使用较小的中央区域来平衡瞳孔区域，更有助于近视管理。

球差并不是正面影响眼轴/近视进展的唯一的像差。有研究发现，水平彗差对眼轴/近视进展是有影响的[153]。这得到了其他作者的证实，他们证明类彗差（coma-like aberration）的变化是最相关的变量。具体来说，不对称的角膜形状而不是同心和放射状对称的形状，影响眼轴的增长，这表明OK镜的正面影响是其他机制而不是增加近视离焦引起的[154]。

彗差也与软性多焦镜片的配戴有关。大多数软性镜片易于轻微的和暂时性的偏心，有些偏心程度比较大。这样诱导出来的光学像差与镜片的偏心量成正比。在中心视远的镜片中，这种偏心增加了正彗差（positive coma），影响眼轴/近视的进展（理论上），也影响视力。对于瞳孔较大的患者更是如此（见下一节）[155]。

这些结果证实光学像差的测量是近视管理中成像技术的一个组成部分。其目标是不降低视远的图像质量的同时产生更多的正像差。回想一下，负光学像差的存在是比患者年龄更重要的近视进展因素[156]。这就是为什么近中心MFCL一般不适合近视管理的原因，因为这种镜片在周边区产生的负球差是增加的。

临床经验

在实践中，理想情况下有必要试验几种镜片的设计，并测量其特定患者产生的像差水平，然后选择视远视力没有明显下降，但正球差增幅最大的镜片。

有几种仪器可用于测量眼睛的光学像差（像差仪），也可多种设备结合使用（见表3.8）。

2.5.5 瞳孔直径的评估

在考虑老视人群配适多焦镜片时，瞳孔直径的测量已达成共识[38]。事实上，已经证明透过晶状体的屈光度分布受到受试者瞳孔直径的影响。因此，必须对患者的视觉需求进行精确评估，以选择与他们的满意度最相关的设计[157]。

在近视管理中，超说明书使用的相同镜片则缺乏这一共识。然而，这些镜片的光学特点是相同的，在老视配戴者中出现的屈光度变化，在年轻配戴者中也会以同样的方式表现出来。

在考虑瞳孔的时候，也必须考虑到入瞳（entrance pupil）。根据光线和视觉任务，入瞳中心的变化与视轴有关，这取决于患者的屈光度数和瞳孔的大小。一般来说，近视患者的入瞳中心的位移没有远视的明显（<0.5mm）[158]。但在瞳孔缩小（高亮度、集合）或瞳孔散大后25~30min时，位移量会增加。低度近视者的变异比高度近视者小。有趣的是，在近视中，位移朝向颞上方。相同的象限是对近视离焦最敏感的区域[159]。也许，我们可以提出，入瞳中心的位移与视网膜对光学刺激作出的反应有关。临床研究未证实其对近视进展的影响，但入瞳中心的这种变化至少可以解释在适应了OK镜或MFCL的患者中出现的光晕和眩光。

在这个意义上，也有必要从另一个角度来看待角膜塑形镜对入瞳的影响。Santodomingo-Rubido等人对近视儿童的入瞳和眼轴进展之间的相关性很感兴趣[160]。他们证实，近视青少年的入瞳中心在颞上方（–0.50~–4.00D）。他们没有发现入瞳中心的位置和眼睛的延长之间存在联系。然而，由OK镜塑形后的角膜在入瞳处产生了更多的彗差。

Chen等人[161]感兴趣的是OK镜的偏心性，而不是入瞳，这与Santodomingo-Rubido等人[160]的研究不同。结果表明，镜片移位的程度与眼轴进展的减慢有关。Wang和Yang在另一组参与者的研究中证实了这个结果[162]。因此，镜片偏心越多，对眼轴和屈光度的控制效果越好。如果镜片的位置较低，它实际上会增加入瞳区域的凸透镜屈光度（convex power）。这证实了在瞳孔区域内放置合适比例的凸透镜屈光度，对于有效的近视管理是必要的。

2.5.5.1 瞳孔和接触镜

早在2012年，Chen等人[163]就提到瞳孔直径会影响角膜塑形镜的效果。瞳孔越大，近视管理的效果越好，这是因为瞳孔越大，周边离焦暴露得越多。Jian等人[164]证实了这些结果，他们认为考虑到不同的光照强度，大瞳孔的孩子比小瞳孔的孩子控制效果更好。

这与2013年Kang等人的研究结果相矛盾[165]。这些作者感兴趣的是，在短期内，测量作用于镜片光学区直径的变化以及周边曲率的收紧程度对周边屈光度的影响。参与者需要戴14个晚上的眼镜，所以这是一个短期反应。作者没有发现差异，因此得出结论，通过改变镜片参数来改变周边屈光度不是一件容易的事情。同样，在2016年，Kang和Swarbrick研究并比较了3种不同的OK镜设计对周边屈光度的影响，结果发现周边屈光度没有明显的差异[166]。

这里需要注意的是，之前的研究[163, 164]关注的是长期的眼轴和屈光度的变化，而不是简单地关注镜片对周边光刺激的影响。此外，如前所述，周边屈光这个概念可能不是评估镜片参数变化对近视演变或眼轴影响的正确方法。这些研究测量了鼻侧和颞侧30°的周边屈光度，而如前所述，影响脉络膜反应从而影响眼轴的演变的是旁中心区15°。周边屈光不像中心屈光那么精确，可能会在设备的真正功效上误导读者。

至于Kang和Swarbrick[166]进行的第二项研究，有趣的是作者考虑了不同镜片设计之间存在的差异，却没有测量它们对角膜的影响。Marcotte-Collard 等人[111] 已经证明不同的镜片对角膜产生不同的效果，即使是相同的镜片也会在参与者之间产生不同的效果。Gifford 等[167] 证实，镜片参数的变化会导致角膜治疗面积的减少，从而影响周边屈光，但这种变化在统计学上并不显著。因此，作者认为减少治疗面积可能是有益的，但作者还不能百分之百肯定这一点。通过比较定制设计和标准设计的随机研究可以验证这一观点。

最近，Pauné 等人的研究[168] 可能部分验证了这一探索。他们的研究显示中央区域越小，近视和眼轴管理的结果越好，两者有相关性。他们的研究表明 OK 镜产生的正屈光力一定要在瞳孔区域，这一点非常重要[168]。同样，Simard 等人证实，在 24 个月内，使用可产生更小治疗面积的定制 OK 镜比其他镜片更有效[169]。

另一个间接的证据可能来自低剂量阿托品和 OK 镜的联合使用。0.01% 或 0.02% 阿托品产生约 0.75mm 的瞳孔散大[170]。这种瞳孔直径的部分增加允许更多的正屈光力进入瞳孔，而后者相对于瞳孔总面积的这一比例可能是控制眼轴进展的最佳方法。因此，联合治疗的结果优于每一种单独治疗的结果，尤其是在最小的患者中[171]。

2.5.5.2 平均瞳孔直径

我们很难单独测量瞳孔直径，因为众所周知瞳孔总是在运动，它的大小取决于光照水平、要完成的视觉任务（调节或不调节）以及工作距离。因此，设计定制镜片必须考虑哪个值是有效的？

Guillon 等人建立了基于年龄和亮度的平均瞳孔直径，同时考虑了参与者（欧洲人）的屈光状态[172]。在 21 岁以下的年轻人中，暗视、中间视觉和明视下的平均瞳孔直径分别为（6.98 ± 1.05）mm、（4.05 ± 0.67）mm 和（2.96 ± 0.35）mm。高度近视者的瞳孔直径比低度近视者的平均大0.6mm。Brown等确定了1~18岁儿童的最小和最大瞳孔直径[173]。作者认为瞳孔直径与年龄没有相关性，但存在种族间差异。比如，白人的瞳孔就比非洲裔美国人大。同样值得注意的是，同一年龄段的受试者间瞳孔直径存在很大差异，但是性别对瞳孔直径没有影响。在11岁之前瞳孔生长非常缓慢，此后日趋稳定，就像眼睛的其他成分在生长过程中的表现一样（图3.3）。

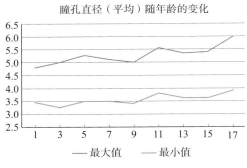

图3.3 瞳孔直径随年龄的变化

因此，瞳孔大小的平均最小/最大增幅从幼儿期（1~2岁）的3.44mm（+0.71mm）/4.82mm（+1.13mm）到11岁的3.81mm（+0.56mm）/5.95mm（+0.79mm），再到17~18岁的3.92mm（+0.66mm）/6.01mm（+1.12mm）不等。作者还评估了瞳孔随年龄的散大和收缩速度。一般来说，随着年龄的增长，瞳孔会更容易散大，而收缩就变得不那么容易了。

2.5.5.3 瞳孔的测量

Brown等人[173]用红外设备（Neuroptics）来测量瞳孔，这种设备似乎是在各种光照条件下评估瞳孔的最友好和最准确的手段。这种设备的程序有可能改变暴露的强度，执行不同测量从而计算其平均值。当患者以正常的方式用另一只眼睛看远处时进行测量。

地形图测量仪和生物测量仪通常都有能够推断瞳孔和角膜直径（白到白）的软件。就算角膜的直径是相当准确的，角膜缘的位置和边界仍有争论[174]，瞳孔的测量仍不像预期的那样准确。患者眼睛会聚和地形图仪上的照明都会使瞳孔收缩。

用于近视管理的新设备，如MYAH，更加精确，甚至可以根据光线追踪瞳孔的变化。根据临床经验，与其他设备相比，Scheimpflug技术可能提供最不准确的结果，因为低估了瞳孔直径数毫米[175]。

2.5.5.4　临床意义

对于本书的作者来说，在选择和设计眼镜片作为近视管理策略时，考虑瞳孔和入瞳是必要的。接触镜和框架眼镜一样，近视离焦和正球差（正屈光力）必须在很大程度上包含在瞳孔区域。

本作者还明确，用明视条件下测量的瞳孔区域来校准治疗/视远区域（treatment / distance zone），才有可能在不损害远视力的情况下最大化正屈光力。因此，视远区域必须占据瞳孔区域的特定部分，而剩余的区域被附加部分或高正屈光力所占据[176]。很明显，这些比例因人而异，这为镜片设计的定制留下了空间。还可以对数据进行分组，并在更有市场价值的角度上限制设计选项的数量（专利未决）。

OK镜的设计要满足同样的标准。因此，本书作者的方法是根据患者的瞳孔区域来校准镜片的中央区域，从而进一步定制镜片参数。结果是令人信服的[169]。对于OK镜，与软性镜片不同，治疗区域（镜片设计）的直径不能小于5.0mm（在角膜地形图上产生的区域可能不同），但理想情况下应≥5.4mm。如果发生这种情况，视远的视觉会降低，但更令人担忧的是，泪液池产生的屈光力会减少，更不用说镜片的几何平衡被打破。系统变得不稳定，镜片容易移动。

　　在不进行复杂的计算时，必须记住，当我们考虑到瞳孔面积时，光学方法是可以被优化的。因此，明视条件下的瞳孔测量必须作为近视患者检查的一个重要组成部分。

（王茜 廖孟 译，刘陇黔 审校）

参考文献

1. Tricard D, Marillet S, Ingrand P *et al*. Progression of myopia in children and teenagers: a nationwide longitudinal study. Br J Ophthalmol 2021.

2. Fan DSP, Lam DSC, Lam RF *et al*. Prevalence, Incidence, and Progression of Myopia of School Children in Hong Kong. Investigative Ophthalmology & Visual Science 2004; 45:1071-1075.

3. Huang HM, Chang DS, Wu PC. The Association between Near Work Activities and Myopia in Children-A Systematic Review and Meta-Analysis. PLoS One 2015; 10:e0140419.

4. Saw SM, Cheng A, Fong A *et al*. School grades and myopia. Ophthalmic Physiol Opt 2007; 27:126-129.

5. Morgan IG, Rose KA. Myopia and international educational performance. Ophthalmic Physiol Opt 2013; 33:329-338.

6. Xiang F, Morgan IG, He M. New perspectives on the prevention of myopia. Eye Sci 2011; 26:3-8.

7. Kinge B, Midelfart A, Jacobsen G, Rystad J. The influence of near-work on development of myopia among university students. A three-year longitudinal study among engineering students in Norway. Acta Ophthalmol Scand 2000; 78:26-29.

8. Al-Bdour MD, Odat TA, Tahat AA. Myopia and level of education. Eur J Ophthalmol 2001; 11:1-5.

9. Enthoven CA, Polling JR, Verzijden T *et al*. Smartphone use associated with refractive error in teenagers; the Myopia app Study. Ophthalmology 2021.

10. Enthoven CA, Tideman JWL, Polling JR *et al*. The impact of computer use on myopia development in childhood: The Generation R study. Preventive Medicine 2020; 132:105988.

11. Li SM, Li SY, Kang MT *et al*. Near Work Related Parameters and Myopia in Chinese Children: the Anyang Childhood Eye Study. PLoS One 2015; 10:e0134514.

12. Renard G, Leid J. [The dangers of blue light: True story!]. J Fr Ophtalmol 2016; 39:483-488.

13. Eppenberger LS, Sturm V. The Role of Time Exposed to Outdoor Light for Myopia Prevalence and Progression: A Literature Review. Clin Ophthalmol 2020; 14:1875-1890.

14. Hysi PG, Choquet H, Khawaja AP *et al.* Meta-analysis of 542,934 subjects of European ancestry identifies new genes and mechanisms predisposing to refractive error and myopia. Nat Genet 2020; 52:401-407.

15. Guggenheim JA, St Pourcain B, McMahon G *et al.* Assumption-free estimation of the genetic contribution to refractive error across childhood. Mol Vis 2015; 21:621-632.

16. Mew-May WM. Edwards MH. The Effect of Having Myopic Parents: An Analysis of Myopia in Three Generations. 1999; 76:387-392.

17. Morgan IG, Wu PC, Ostrin LA *et al.* IMI Risk Factors for Myopia. Invest Ophthalmol Vis Sci 2021; 62:3.

18. Marr JE, Halliwell-Ewen J, Fisher B *et al.* Associations of high myopia in childhood. Eye 2001; 15:70-74.

19. Xiong S, Sankaridurg P, Naduvilath T *et al.* Time spent in outdoor activities in relation to myopia prevention and control: a meta-analysis and systematic review. Acta Ophthalmol 2017; 95:551-566.

20. Sherwin JC, Reacher MH, Keogh RH *et al.* The Association between Time Spent Outdoors and Myopia in Children and Adolescents: A Systematic Review and Meta-analysis. Ophthalmology 2012; 119:2141-2151.

21. Modjtahedi BS, Abbott RL, Fong DS *et al.* Reducing the Global Burden of Myopia by Delaying the Onset of Myopia and Reducing Myopic Progression in Children: The Academy's Task Force on Myopia. Ophthalmology 2021; 128:816-826.

22. Logan NS, Radhakrishnan H, Cruickshank FE *et al.* IMI Accommodation and Binocular Vision in Myopia Development and Progression. Invest Ophthalmol Vis Sci 2021; 62:4.

23. Mutti DO, Mitchell GL, Hayes JR *et al.* Accommodative Lag before and after the Onset of Myopia. Investigative Ophthalmology & Visual Science 2006; 47:837-846.

24. Mutti CO, Jones LA, Moeschberger ML, Zadnik K. AC/A ratio, age, and refractive error in children. Am J Ophthalmol 2000; 130:690.

25. Jones-Jordan LA, Sinnott LT, Manny RE *et al.* Early childhood refractive error and parental history of myopia as predictors of myopia. Investigative ophthalmology & visual science 2010; 51:115-121.

26. Mutti DO. Hereditary and environmental contributions to emmetropization and myopia. Optom Vis Sci 2010; 87:255-259.

27. Drobe B, de Saint-André R. The pre-myopic syndrome. Ophthalmic Physiol Opt 1995; 15:375-378.

28. Gwiazda J, Thorn F, Held R. Accommodation, accommodative convergence, and response AC/A ratios before and at the onset of myopia in children. Optom Vis Sci 2005; 82:273-278.

29. Walker TW, Mutti DO. The effect of accommodation on ocular shape. Optom Vis Sci 2002; 79:424-430.

30. Ninomiya S, Fujikado T, Kuroda T et al. Changes of ocular aberration with accommodation. Am J Ophthalmol 2002; 134:924-926.

31. Thibos LN, Bradley A, Liu T, López-Gil N. Spherical aberration and the sign of defocus. Optom Vis Sci 2013; 90:1284-1291.

32. Ren Q, Yue H, Zhou Q. [Effects of orthokeratology lenses on the magnitude of accommodative lag and accommodativeconvergence/accommodation]. Zhong Nan Da Xue Xue Bao Yi Xue Ban 2016; 41:169-173.

33. Cheng X, Xu J, Brennan NA. Accommodation and its role in myopia progression and control with soft contact lenses. Ophthalmic Physiol Opt 2019; 39:162-171.

34. Quaid P, Simpson T. Association between reading speed, cycloplegic refractive error, and oculomotor function in reading disabled children versus controls. Graefes Arch Clin Exp Ophthalmol 2013; 251:169-187.

35. Narayanasamy S, Vincent SJ, Sampson GP, Wood JM. Impact of simulated hyperopia on academic-related performance in children. Optom Vis Sci 2015; 92:227-236.

36. Tan Nguyen. Accommodative-vergence dysfunction and learning difficulties in paediatric patients. Pharma 2019:13-17.

37. Cassin B. Dictionary of Eye Terminology. Gainsville, FL. : Triad Publishing Company; 1990.

38. Cardona G, López S. Pupil diameter, working distance and illumination during habitual tasks. Implications for simultaneous vision contact lenses for presbyopia. J Optom 2016; 9:78-84.

39. Yoshimura M, Kitazawa M, Maeda Y et al. Smartphone viewing distance and sleep: an experimental study utilizing motion capture technology. Nat Sci Sleep 2017; 9:59-65.

40. Petrosyan T. The Dos and Don'ts of Binocular Vision Testing. Rev. Optom. 2021.

41. Gwiazda J, Hyman L, Hussein M et al. A randomized clinical trial of progressive addition lenses versus single vision lenses on the progression of myopia in children. Invest Ophthalmol Vis Sci 2003; 44:1492-1500.

42. Huang J, Wen D, Wang Q et al. Efficacy Comparison of 16 Interventions for Myopia Control in Children: A Network Meta-analysis. Ophthalmology 2016; 123:697-708.

43. Gong CR, Troilo D, Richdale K. Accommodation and Phoria in Children

Wearing Multifocal Contact Lenses. Optom Vis Sci 2017; 94:353-360.

44. Gifford K, Schmid KL, Collins J et al. Accommodative responses of young adult myopes wearing multifocal contact lenses. Investigative Ophthalmology & Visual Science 2019; 60:6376-6376.

45. Faria-Ribeiro M, Amorim-de-Sousa A, González-Méijome JM. Predicted accommodative response from image quality in young eyes fitted with different dual-focus designs. Ophthalmic Physiol Opt 2018; 38:309-316.

46. Faria-Ribeiro M, Navarro R, Gonzalez-Meijome JM. Effect of Pupil Size on Wavefront Refraction during Orthokeratology. Optom Vis Sci 2016; 93:1399-1408.

47. Cheng D, Woo GC, Drobe B, Schmid KL. Effect of bifocal and prismatic bifocal spectacles on myopia progression in children: three-year results of a randomized clinical trial. JAMA Ophthalmol 2014; 132:258-264.

48. Zhu M, Feng H, Zhu J, Qu X. [The impact of amplitude of accommodation on controlling the development of myopia in orthokeratology]. [Zhonghua yan ke za zhi] Chinese journal of ophthalmology 2014; 50:14-19.

49. Gifford K, Gifford P, Hendicott PL, Schmid KL. Near binocular visual function in young adult orthokeratology versus soft contact lens wearers. Cont Lens Anterior Eye 2017; 40:184-189.

50. Yang Z, Lan W, Ge J et al. The effectiveness of progressive addition lenses on the progression of myopia in Chinese children. Ophthalmic Physiol Opt 2009; 29:41-48.

51. Berntsen DA, Sinnott LT, Mutti DO, Zadnik K. A Randomized Trial Using Progressive Addition Lenses to Evaluate Theories of Myopia Progression in Children with a High Lag of Accommodation. Investigative Ophthalmology & Visual Science 2012; 53:640-649.

52. Cheng D, Schmid KL, Woo GC, Drobe B. Randomized trial of effect of bifocal and prismatic bifocal spectacles on myopic progression: two-year results. Arch Ophthalmol 2010; 128:12-19.

53. Li SM, Kang MT, Wu SS et al. Studies using concentric ring bifocal and peripheral add multifocal contact lenses to slow myopia progression in school-aged children: a meta-analysis. Ophthalmic Physiol Opt 2017; 37:51-59.

54. Becker R, Hübsch S, Gräf MH, Kaufmann H. Examination of young children with Lea symbols. Br J Ophthalmol 2002; 86:513-516.

55. Schmidt P, Maguire M, Dobson V et al. Comparison of preschool vision screening tests as administered by licensed eye care professionals in the Vision In Preschoolers Study. Ophthalmology 2004; 111:637-650.

56. Gifford K. An Ode to my Retinoscope. C.L. Spectrum 2019; 34:12-13.

57. Kirschen D, Isenberg SJ. The effectiveness of an autorefractor with eye-tracking capability in pediatric patients. J aapos 2014; 18:217-221.

58. Rauscher FG, Lange H, Yahiaoui-Doktor M *et al.* Agreement and Repeatability of Noncycloplegic and Cycloplegic Wavefront-based Autorefraction in Children. Optom Vis Sci 2019; 96:879-889.

59. Moore KE, Berntsen DA. Central and peripheral autorefraction repeatability in normal eyes. Optometry and vision science : official publication of the American Academy of Optometry 2014; 91:1106-1112.

60. Charman WN, Radhakrishnan H. Peripheral refraction and the development of refractive error: a review. Ophthalmic Physiol Opt 2010; 30:321-338.

61. Radhakrishnan H, Allen PM, Calver RI *et al.* Peripheral Refractive Changes Associated with Myopia Progression. Investigative Ophthalmology & Visual Science 2013; 54:1573-1581.

62. Rotolo M, Montani G, Martin R. Myopia onset and role of peripheral refraction. Clinical optometry 2017; 9:105-111.

63. Hoogerheide J, Rempt F, Hoogenboom WP. Acquired myopia in young pilots. Ophthalmologica 1971; 163:209-215.

64. Mutti DO, Hayes JR, Mitchell GL *et al.* Refractive error, axial length, and relative peripheral refractive error before and after the onset of myopia. Invest Ophthalmol Vis Sci 2007; 48:2510-2519.

65. Koumbo Mekountchou IO, Conrad F, Sankaridurg P, Ehrmann K. Peripheral eye length measurement techniques: a review. Clin Exp Optom 2020; 103:138-147.

66. Fercher AF, Hitzenberger C, Juchem M. Measurement of Intraocular Optical Distances Using Partially Coherent Laser Light. Journal of Modern Optics 1991; 38:1327-1333.

67. Hitzenberger CK. Optical measurement of the axial eye length by laser Doppler interferometry. Invest Ophthalmol Vis Sci 1991; 32:616-624.

68. Verkicharla PK, Mallen EA, Atchison DA. Repeatability and comparison of peripheral eye lengths with two instruments. Optom Vis Sci 2013; 90:215-222.

69. Schmid GF. Association between retinal steepness and central myopic shift in children. Optom Vis Sci 2011; 88:684-690.

70. Wolffsohn JS, Kollbaum PS, Berntsen DA *et al.* IMI - Clinical Myopia Control Trials and Instrumentation Report. Invest Ophthalmol Vis Sci 2019; 60:M132-m160.

71. Gifford KL, Richdale K, Kang P *et al.* IMI - Clinical Management Guidelines Report. Invest Ophthalmol Vis Sci 2019; 60:M184-m203.

72. Borghi RA, Rouse MW. Comparison of refraction obtained by "near retinoscopy" and retinoscopy under cycloplegia. Am J Optom Physiol Opt 1985; 62:169-172.

73. Major E, Dutson T, Moshirfar M. Cycloplegia in Children: An Optometrist's Perspective. Clinical optometry 2020; 12:129-133.

74. Miranda MN. Residual Accommodation: A Comparison Between Cyclopentolate 1% and a Combination of Cyclopentolate 1% and Tropicamide 1%. Archives of

Ophthalmology 1972; 87:515-517.

75. Ye L, Li S, Shi Y *et al.* Comparisons of atropine versus cyclopentolate cycloplegia in myopic children. n/a.

76. Yazdani N, Sadeghi R, Momeni-Moghaddam H *et al.* Comparison of cyclopentolate versus tropicamide cycloplegia: A systematic review and meta-analysis. J Optom 2018; 11:135-143.

77. Mountford J. Retention and regression of orthokeratology with time. International Contact Lens Clinic 1998; 25:59-64.

78. Gardiner H, Leong M, Gundel R. Quantifying regression with orthokeratology. C.L. Spectrum 2005; 20:40-43.

79. Soni PS, Nguyen TT, Bonanno JA. Overnight orthokeratology: refractive and corneal recovery after discontinuation of reverse-geometry lenses. Eye Contact Lens 2004; 30:254-262; discussion 263-254.

80. Chen Z, Zhou J, Xue F *et al.* Increased Corneal Toricity after Long-Term Orthokeratology Lens Wear. Journal of ophthalmology 2018; 2018:7106028-7106028.

81. Cheung S-W, Cho P. Validity of Axial Length Measurements for Monitoring Myopic Progression in Orthokeratology. Investigative Ophthalmology & Visual Science 2013; 54:1613-1615.

82. Chan B, Cho P, Mountford J. The validity of the Jessen formula in overnight orthokeratology: a retrospective study. Ophthalmic Physiol Opt 2008; 28:265-268.

83. Wan K, Lau JK, Cheung SW, Cho P. Orthokeratology with increased compression factor (OKIC): study design and preliminary results. BMJ Open Ophthalmol 2020; 5:e000345.

84. Logan NS, Wolffsohn JS. Role of un-correction, under-correction and over-correction of myopia as a strategy for slowing myopic progression. 2020; 103:133-137.

85. Charm J, Cho P. High myopia-partial reduction orthokeratology (HM-PRO): study design. Cont Lens Anterior Eye 2013; 36:164-170.

86. Pérez-Corral J, Cardona G, Piñero DP *et al.* Should Overnight Orthokeratology Patients Wear Their Lenses During Their Afternoon Nap? Eye Contact Lens 2021; 47:91-97.

87. Arizona DMUo. Hereditary OCular Disease. In: 2019.

88. MacDonald IM, Hoang S, Tuupanen S. X-Linked Congenital Stationary Night Blindness. In: GeneReviews(*). Edited by: Adam MP, Ardinger HH, Pagon RA *et al.* Seattle (WA): University of Washington, Seattle Copyright © 1993-2021, University of Washington, Seattle. GeneReviews is a registered trademark of the University of Washington, Seattle. All rights reserved.; 1993.

89. Rodrigues JM, Fernandes HD, Caruthers C *et al.* Cohen Syndrome: Review of

the Literature. Cureus 2018; 10:e3330-e3330.

90. Dusek WA, Pierscionek BK, McClelland JF. Age variations in intraocular pressure in a cohort of healthy Austrian school children. Eye (Lond) 2012; 26:841-845.

91. Avery RA, Shah SS, Licht DJ et al. Reference range for cerebrospinal fluid opening pressure in children. N Engl J Med 2010; 363:891-893.

92. Yan L, Huibin L, Xuemin L. Accommodation-induced intraocular pressure changes in progressing myopes and emmetropes. Eye (Lond) 2014; 28:1334-1340.

93. Ha A, Kim YK, Park YJ et al. Intraocular pressure change during reading or writing on smartphone. PLoS One 2018; 13:e0206061.

94. Koszek M. Scleral Biomechanics and Myopia Progression. In.

95. Silva MTT, Lima MA, Torezani G et al. Isolated intracranial hypertension associated with COVID-19. Cephalalgia 2020; 40:1452-1458.

96. Mountford J, Ruston D, Dave T. Orthokeratology: principles and practice. Butterworth-Heinemann Medical; 2004.

97. O'Donoghue L, Breslin KM, Saunders KJ. The Changing Profile of Astigmatism in Childhood: The NICER Study. Investigative Ophthalmology & Visual Science 2015; 56:2917-2925.

98. Al-Mahrouqi H, Oraba SB, Al-Habsi S et al. Retinoscopy as a Screening Tool for Keratoconus. Cornea 2019; 38:442-445.

99. Cho P, Cheung SW, Mountford J, White P. Good clinical practice in orthokeratology. Cont Lens Anterior Eye 2008; 31:17-28.

100. Vincent SJ, Cho P, Chan KY et al. CLEAR - Orthokeratology. Cont Lens Anterior Eye 2021; 44:240-269.

101. Naroo S, Zeri F, Vizio A et al. Corneal topography in assessing multifocal CL centration. 2017.

102. Lipson M. Contemporary Orthokeratology. Bausch Health; 2020.

103. Lebow K. Learning the Intricacies of Axial and Tangential Maps. C.L. Spectrum 1999.

104. Herzberg C. 10 Tips from an Orthokeratology Expert. Rev Cornea Cont Lens 2017.

105. Roberts C. A Practical Guide to the Interpretation of Corneal Topography. C.L. Spectrum 1998.

106. Gatinel D, Malet J, Hoang-Xuan T, Azar DT. Corneal elevation topography: best fit sphere, elevation distance, asphericity, toricity, and clinical implications. Cornea 2011; 30:508-515.

107. Salmon TO, Horner DG. Comparison of elevation, curvature, and power descriptors for corneal topographic mapping. Optom Vis Sci 1995; 72:800-808.

108. Gidosh N, Morgan BW, Norman C. Elevate your Ortho-K Fitting to the Next Level. CL Spectrum 2017.

109. Swarbrick HA. Orthokeratology review and update. Clin Exp Optom 2006; 89:124-143.

110. Paune J. Personnal communication on power effect of OK lenses based on topographical analysis. In: 2021.

111. Marcotte-Collard R, Simard P, Michaud L. Analysis of Two Orthokeratology Lens Designs and Comparison of Their Optical Effects on the Cornea. Eye Contact Lens 2018; 44:322-329.

112. Liang L, Zhang R, He LY. Corneal hysteresis and glaucoma. Int Ophthalmol 2019; 39:1909-1916.

113. Lam AKC, Hon Y, Leung SYY et al. Association between long-term orthokeratology responses and corneal biomechanics. Sci Rep 2019; 9:12566.

114. Chen D, Lam AK, Cho P. A pilot study on the corneal biomechanical changes in short-term orthokeratology. Ophthalmic Physiol Opt 2009; 29:464-471.

115. Yeh TN, Green HM, Zhou Y et al. Short-term effects of overnight orthokeratology on corneal epithelial permeability and biomechanical properties. Invest Ophthalmol Vis Sci 2013; 54:3902-3911.

116. Gonzalez-Meijome JM, Villa-Collar C, Queiros A et al. Pilot study on the influence of corneal biomechanical properties over the short term in response to corneal refractive therapy for myopia. Cornea 2008; 27:421-426.

117. Yeh T, Green HM, Kitamata-Wong B, Wang S. Effect of dk/t on corneal hysteresis after 30 nights of overnight orthokeratology. In: Scientific Program- American Academy Optometry. 2011.

118. Wan K, Cheung SW, Wolffsohn JS et al. Role of corneal biomechanical properties in predicting of speed of myopic progression in children wearing orthokeratology lenses or single-vision spectacles. BMJ Open Ophthalmol 2018; 3:e000204.

119. Iomdina EN, Tarutta EP, Smirnova TS et al. Biomechanical and Biochemical Connective Tissue Disorders in Children with Progressive Myopia. Investigative Ophthalmology & Visual Science 2012; 53:4451-4451.

120. Song Y, Congdon N, Li L et al. Corneal hysteresis and axial length among Chinese secondary school children: the Xichang Pediatric Refractive Error Study (X-PRES) report no. 4. Am J Ophthalmol 2008; 145:819-826.

121. Salomão MQ, Hofling-Lima AL, Faria-Correia F et al. Dynamic corneal deformation response and integrated corneal tomography. Indian J Ophthalmol 2018; 66:373-382.

122. Rauscher FG, Hiemisch A, Kiess W, Michael R. Feasibility and repeatability of ocular biometry measured with Lenstar LS 900 in a large group of children and adolescents. Ophthalmic Physiol Opt 2021; 41:512-522.

123. Tideman JW, Snabel MC, Tedja MS et al. Association of Axial Length With Risk of Uncorrectable Visual Impairment for Europeans With Myopia. JAMA Ophthalmol 2016; 134:1355-1363.

124. Rubin ML. The induction of refractive errors by retinal detachment surgery. Trans Am Ophthalmol Soc 1975; 73:452-490.

125. Lancaster W. Refraction and Motility. A.M.A. Archives of Ophthalmology 1952; 47:834-835.

126. Kim HS, Yu DS, Cho HG *et al.* Comparison of predicted and measured axial length for ophthalmic lens design. PLoS One 2019; 14:e0210387.

127. Berthezene M, Carimal C, Gaudemaris D, Guilloux C. Method for the determination of a progressive ophthalmic lens. In: US: 2007.

128. Grosvenor T, Scott R. Role of the axial length/corneal radius ratio in determining the refractive state of the eye. Optom Vis Sci 1994; 71:573-579.

129. Morgan P, Chamberlain P. Calculation of ocular axial length from keratometry and refraction data in a myopic paediatric population. Contact Lens and Anterior Eye 2021; 44:4.

130. Shih Y-F, Hsiao CK, Chen C-J *et al.* An intervention trial on efficacy of atropine and multi-focal glasses in controlling myopic progression. 2001; 79:233-236.

131. Edwards MH, Li RW, Lam CS *et al.* The Hong Kong progressive lens myopia control study: study design and main findings. Invest Ophthalmol Vis Sci 2002; 43:2852-2858.

132. Kinoshita N, Konno Y, Hamada N *et al.* Additive effects of orthokeratology and atropine 0.01% ophthalmic solution in slowing axial elongation in children with myopia: first year results. Japanese journal of ophthalmology 2018; 62:544-553.

133. Chamberlain P, Peixoto-de-Matos SC, Logan NS *et al.* A 3-year Randomized Clinical Trial of MiSight Lenses for Myopia Control. Optom Vis Sci 2019; 96:556-567.

134. Tideman JWL, Polling JR, Vingerling JR *et al.* Axial length growth and the risk of developing myopia in European children. Acta ophthalmologica 2018; 96:301-309.

135. Wang X-G, Dong J, Pu Y-L *et al.* Comparison axial length measurements from three biometric instruments in high myopia. International journal of ophthalmology 2016; 9:876-880.

136. Zhu X, McBrien NA, Smith EL, 3rd *et al.* Eyes in various species can shorten to compensate for myopic defocus. Invest Ophthalmol Vis Sci 2013; 54:2634-2644.

137. Delshad S, Collins MJ, Read SA, Vincent SJ. The time course of the onset and recovery of axial length changes in response to imposed defocus. Sci Rep 2020; 10:8322.

138. Ho MC, Hsieh YT, Shen EP *et al.* Short-term refractive and ocular parameter changes after topical atropine. Taiwan J Ophthalmol 2020; 10:111-115.

139. Lau JK, Wan K, Cheung SW *et al.* Weekly Changes in Axial Length and Choroidal Thickness in Children During and Following Orthokeratology Treatment With Different Compression Factors. Translational vision science & technology 2019; 8:9.

140. Li Z, Cui D, Hu Y *et al*. Choroidal thickness and axial length changes in myopic children treated with orthokeratology. Cont Lens Anterior Eye 2017; 40:417-423.
141. Schulle KL, Berntsen DA. Repeatability of on- and off-axis eye length measurements using the lenstar. Optom Vis Sci 2013; 90:16-22.
142. Tan CS, Ouyang Y, Ruiz H, Sadda SR. Diurnal variation of choroidal thickness in normal, healthy subjects measured by spectral domain optical coherence tomography. Invest Ophthalmol Vis Sci 2012; 53:261-266.
143. Read SA, Collins MJ. The short-term influence of exercise on axial length and intraocular pressure. Eye (Lond) 2011; 25:767-774.
144. Dervişoğulları MS, Totan Y, Yüce A, Kulak AE. Acute effects of caffeine on choroidal thickness and ocular pulse amplitude. Cutan Ocul Toxicol 2016; 35:281-286.
145. Ersan I, Tufan HA, Arikan S *et al*. Effect of Reduced Meal Frequency during Ramadan Fasting on Retinal and Choroidal Thickness. Semin Ophthalmol 2017; 32:418-421.
146. Hughes RP, Vincent SJ, Read SA, Collins MJ. Higher order aberrations, refractive error development and myopia control: a review. Clin Exp Optom 2020; 103:68-85.
147. Lau JK, Vincent SJ, Cheung S-W, Cho P. Higher-Order Aberrations and Axial Elongation in Myopic Children Treated With Orthokeratology. Investigative Ophthalmology & Visual Science 2020; 61:22-22.
148. Schulle KL, Berntsen DA, Sinnott LT *et al*. Visual Acuity and Over-refraction in Myopic Children Fitted with Soft Multifocal Contact Lenses. Optom Vis Sci 2018; 95:292-298.
149. Collins MJ, Buehren T, Iskander DR. Retinal image quality, reading and myopia. Vision Res 2006; 46:196-215.
150. Cheng X, Xu J, Chehab K *et al*. Soft Contact Lenses with Positive Spherical Aberration for Myopia Control. Optom Vis Sci 2016; 93:353-366.
151. Cheng X, Xu J, Brennan NA. Evaluation of simulated orthokeratology in a soft contact for myopia control. Investigative Ophthalmology & Visual Science 2018; 59:3927-3927.
152. Marcotte-Collard R. Clinical evaluation of higher add bifocal soft contact lens to control axial length growth in myopic children. Investigative Ophthalmology & Visual Science 2019; 60:6364-6364.
153. Yoo YS, Kim DY, Byun YS *et al*. Impact of peripheral optical properties induced by orthokeratology lens use on myopia progression. Heliyon 2020; 6:e03642.
154. Hiraoka T, Kakita T, Okamoto F, Oshika T. Influence of ocular wavefront aberrations on axial length elongation in myopic children treated with overnight orthokeratology. Ophthalmology 2015; 122:93-100.
155. Fedtke C, Ehrmann K, Thomas V, Bakaraju RC. Association between multifocal

soft contact lens decentration and visual performance. Clinical optometry 2016; 8:57-69.

156. Hiraoka T, Kotsuka J, Kakita T *et al.* Relationship between higher-order wavefront aberrations and natural progression of myopia in schoolchildren. Sci Rep 2017; 7:7876.

157. Papadatou E, Del Águila-Carrasco AJ, Esteve-Taboada JJ *et al.* Objective assessment of the effect of pupil size upon the power distribution of multifocal contact lenses. International journal of ophthalmology 2017; 10:103-108.

158. Nuzzi R, Finazzo C, Francone L. The relationship between pupil diameter and decentration in myopia. Eye (Lond) 1997; 11 (Pt 5):729-732.

159. Read SA, Fuss JA, Vincent SJ *et al.* Choroidal changes in human myopia: insights from optical coherence tomography imaging. 2019; 102:270-285.

160. Santodomingo-Rubido J, Villa-Collar C, Gilmartin B *et al.* The effects of entrance pupil centration and coma aberrations on myopic progression following orthokeratology. Clin Exp Optom 2015; 98:534-540.

161. Chen R, Chen Y, Lipson M *et al.* The Effect of Treatment Zone Decentration on Myopic Progression during Or-thokeratology. Curr Eye Res 2020; 45:645-651.

162. Wang A, Yang C. Influence of Overnight Orthokeratology Lens Treatment Zone Decentration on Myopia Progression. J Ophthalmol 2019; 2019:2596953.

163. Chen Z, Niu L, Xue F *et al.* Impact of pupil diameter on axial growth in orthokeratology. Optom Vis Sci 2012; 89:1636-1640.

164. Jian J, Zou HM, Hu R, Zhou XY. Relation of pupil diameter with control effect of orthokeratology on myopia. International Eye Science 2018; 18:668-670.

165. Kang P, Gifford P, Swarbrick H. Can manipulation of orthokeratology lens parameters modify peripheral refraction? Optom Vis Sci 2013; 90:1237-1248.

166. Kang P, Swarbrick H. The Influence of Different OK Lens Designs on Peripheral Refraction. Optom Vis Sci 2016; 93:1112-1119.

167. Gifford P, Kang P, Masseedupally V *et al.* Can orthokeratology lens design be modified to alter peripheral refraction? Investigative Ophthalmology & Visual Science 2019; 60:6327-6327.

168. Pauné J, Fonts S, Rodríguez L, Queirós A. The Role of Back Optic Zone Diameter in Myopia Control with Orthokeratology Lenses. Journal of clinical medicine 2021; 10.

169. Simard P, Michaud L, Marcotte-Collard R, Ouzzani M. The Montreal experience: A retrospective study part II- ortho-k and soft multifocal lens performances. In: ARVO 2021 meeting: 2021.

170. Fu A, Stapleton F, Wei L *et al.* Effect of low-dose atropine on myopia progression, pupil diameter and accommodative amplitude: low-dose atropine and myopia progression. Br J Ophthalmol 2020; 104:1535-1541.

171. Kinoshita N, Konno Y, Hamada N *et al*. Efficacy of combined orthokeratology and 0.01% atropine solution for slowing axial elongation in children with myopia: a 2-year randomised trial. Sci Rep 2020; 10:12750.

172. Guillon M, Dumbleton K, Theodoratos P *et al*. The Effects of Age, Refractive Status, and Luminance on Pupil Size. Optom Vis Sci 2016; 93:1093-1100.

173. Brown JT, Connelly M, Nickols C, Neville KA. Developmental Changes of Normal Pupil Size and Reactivity in Children. J Pediatr Ophthalmol Strabismus 2015; 52:147-151.

174. Bergmanson JP, Martinez JG. Size does matter: what is the corneo-limbal diameter? Clin Exp Optom 2017; 100:522-528.

175. Michaud L, Fodi C. Accuracy of ocular parameters measurement with the use of 6 devices. Cont Lens Anterior Eye 2018; 41 S48.

176. Simard P, Marcotte-Collard R, Michaud L, Blanchard J. Medical Device and Method for Management of Ocular Axial length Growth in the context of refractive error evolution. In: Edited by: PCT. International: 2018.

第 4 章

诊断与处理方案

1 引言

医生必须能够了解过去发生的，知晓现在，并预测将来。医生在处理疾病中的两个特殊目标：行善、勿行恶。

——希波克拉底（约公元前460年—公元前375年）

希波克拉底的这句话写于2500年前，他可能从没有考虑过将其应用在近视上。近视也几乎不存在于希波克拉底的时代。然而，上面的名言非常适用于眼保健从业者对近视患者的检查和治疗。眼保健从业者询问患者的病史，记录他们的现病史与疾病进展，收集资料进行建档，尽量预测未来眼部疾病导致视力丧失的风险。

眼保健从业者需做正确的事，用我们的最佳知识去治疗患者。

做正确的事，给出正确的建议，进行正确的治疗，并与其他专业人员协同工作。在近视领域，法国眼科医生出版了一本及其卓越的书，该书讲述了近视潜在的问题以及如何延缓和治疗近视[1]。近视的后果是不可否认的。这些专业书籍展示了该领域的详细知识和可行的干预措施。这是属于"行善"的范畴[2]。令人鼓舞的是，视光师和眼科医生（OD-MD）正在联合起来，建立共识，以科学研究为基础，收集整理专家、家长、患者的意见。一些眼科专业组织会定期举行学术年会，以提高公众及医学相关人士对高度近视风险的认识。专业组织制定指南，培训会员的实践能力，甚至考虑为在近视管理方面受过充分培训的专业人员提供特殊认证[3]。在近视的管理中，我们观察到有一些处理方法，必须根据逻辑和个性化的方法应用，在本章中我们会详细介绍。

在近视中，眼保健从业者可能忽略世界卫生组织呼吁的，公共机构和民众应动员起来防止那些原本可被预防的眼盲的发生[4]；忽略世界视光学理事会定义的，近视管理应成为行业标准[5]；忽略管理近视的动机，不采取任何措施来进行近视防控。令人遗憾的是，某些专业机构也许会站在不重视科学的立场，甚至宣扬那些可能损害年轻患者的专业态度[6]。

给近视患者验配单光镜片，或对近视进行欠矫（以往这些措施被认为是对近视患者有好处）[7]；未告知近视儿童的父母有关高度近视的潜在并发症和降低风险的方法，这些均对近视患者有害。在前面的章节中，由国际近视研究所组织的国际专家所撰写的临床指南中指出，避免上述行为的再次发生[8]。随着越来越多的父母意识到近视发展的问题，人们确实可以相对较快地感受到其后果。

在美国，毫不奇怪，法律正在这场辩论中兴起，法律规定眼保健从业者有义务遵守临床指南，否则可能会面临被起诉的风险（所承担的法律风险因各州和地区的不同而存在差异）[9]。

然而，不论法律如何规定，在我们看来，以下几点是优秀的实践操作：

- 作为专业人员，确保眼保健从业者的临床技能应符合基于科学知识的护理标准，行业标准，以及该区域司法机构所管辖的同行制定的章程。
- 向家长和患者提供公正的信息，让患者和家长形成自己的看法，不可施加压力。回答家长或患者可能提出的所有问题。
- 在实施近视管理或处理之前，签署知情同意书。
- 一旦采取处理，确保能严格监测患者的病情。

• 若病情需要，将患者转诊给其他同事/同行（如当眼保健从业者本人不能开展角膜塑形术，应将患者转诊给能够进行角膜塑形术的同事/同行；或在患者需要的情况下，将其转诊给能够开具阿托品处方的医生，诸如此类）。

随着科技与技术的不断进展，法律和道德义务也在不断进步。眼保健从业者必须遵循专业人士和国际组织建立的共识。

2　基于经验的诊断方法

本书的作者们在近视管理、实践方面已耕耘超过15年，并随访跟踪了数百名的患者。作者们对书中提到的近视处理方法进行了验证，由于近视领域研究的发展而对其机制有了更好的理解，并提出了一些处理方法。他们的临床处理被称为蒙特利尔经验（Montreal Experience，ME），基于以下三大支柱[10]。

2.1　第一支柱：环境控制

首先是环境控制。正如IMI的论文中所证实，近视的一部分机制（10%～30%）由基因解释。因此表观遗传学对屈光不正的发生和发展有较大影响[11]。

户外活动存在积极的控制作用已达成共识，每天1h，或每周14h的户外运动[12]有助于近视的控制。流行病学调查结果让人们更加关注阅读距离、屏幕使用时间[13]及环境照明等因素。在新冠疫情期间，屏幕使用时间的延长显著的增加了近视的患病率，特别是在年龄较小（6～8岁）的儿童中[14]。

因此，根据世界卫生组织给出的指导方针，蒙特利尔经验提出了使用电子屏幕的时间建议[15]：

• 2岁前不接触电子屏幕。

• 2～5岁儿童每天观看屏幕的时间限制为1h。5～18岁的人群每天2h（此为除学习工作外的业余时间）。

- 显然，在视近时多次停止近距离工作，并休息眼睛，可以有较好的帮助。理想状态下每小时需休息至少10min[16]。需注意"20-20-20"的用眼法则［每近距离用眼20min休息20s，远眺6m（20英尺）处］不再适用。视觉系统无法在短时间里缓解视近工作带来的用眼压力。

如前所述，双眼视觉的检查是在阅读距离上进行。在阅读距离处进行测量可以发现调节与聚散系统的问题，若使用其他的检查距离，可能会漏掉双眼视觉与调节系统的异常[17]。我们对孩子和家长的建议是，无论使用何种视频终端，其使用距离至少要超过Harmon距离（肘部到指间的距离）。照明环境也起着重要的作用[18]。二极管（LED）灯源其内部照明应限制在2700K（白色暖光）。而有机发光二极管（OLED）或有源矩阵有机发光二极管（AMOLED）屏幕则应减少使用频率，缩短使用时间或戴上滤光片，以降低暴露在有害光线下的危害[19]。

需注意，不要在半暗或全暗的环境下观看屏幕。特别是青少年，睡前1h都不应该再观看手机或屏幕，屏幕的使用会干扰睡眠周期[20]。晚睡与近视增长的速度有正相关性[21]。最后讨论的是营养方面的问题，富含碳水化合物的饮食与高度近视进展相关[22]。同样，不平衡饮食和/或肥胖与胰岛素抵抗相关[23]，后者破坏了晶状体在正视化过程中的适应能力，从而导致近视[24]。

2.2 第二支柱：双眼视觉评估

如前所述，眼保健从业者必须关注近视发生发展中的双眼视觉评估。

临床经验

需注意的近视风险警告如下：

- 正视儿童存在大的调节滞后[25]，尤其是在视近存在内隐斜的儿童中。
- 高 AC/A 儿童[26]。
- 负相对调节（NRA）为 +2.00D，正相对调节（PRA）< -2.00D。
- 大梯度翻转拍（+2/-3）的测量结果 < 13cpm。

　　蒙特利尔经验提出在近视发生前即处理所存在的双眼视觉问题。与此同时，双眼视功能障碍的存在也可能决定该近视者所选用的矫正与防控策略[27]。

2.3 第三支柱：控制模糊像

　　既往研究已对周边离焦这一主要近视增长机制进行了深入的阐述[28]。在此需明确：黄斑周边的敏感区，最大范围延伸至黄斑周边 8° ~ 15° 处[29]，而不是有些文献报道的 20° 或 30°。由视网膜电图所确定的视网膜最敏感的区域位于距黄斑 6° ~ 12° 处[30]。在这一范围之外，光刺激对眼睛来说如同噪声，几乎不会影响到屈光不正的发展。

　　这提示我们，使用矫正眼镜（眼镜和接触镜）来控制眼轴的增长必须使诱导性近视离焦位于靠近中央黄斑的区域。近视离焦来源于凸透镜，凸透镜的度数必须根据入瞳（即瞳孔）进行校准（见第 3 章）[31]。实验结果表明，中央区和近视离焦区平衡地位于瞳孔区域，可获得较好的近视控制效果[32]。

　　近几年的研究也倾向于证实人类具有剂量效应[33]，这已经在动物实验上观察到[34]。离焦量由信号的强度（来自凸透镜），以及受此影响的视网膜区域所决定。再次强调，离焦量的大小需要根据远视力进行调整，不能一味增加离焦量而造成视远的视力下降[35]，否则可能需要屈光度过矫[36]，过矫会导致球差增加，并且影响调节与集合的平衡。

周边视网膜刺激是重要的，并不意味着中心视力对近视的发生和发展没有影响。任何严重的中心视力模糊、辨认困难，会导致近视进展[37]。这就是为什么近视未矫正或欠矫正在近视控制中是无效的，且会使得近视进展更快。这也提示我们在年轻的近视儿童中，需定期监测患者的视力，以确保当前的矫正镜片是最优的[38]。临床常见单眼散光患者在配戴接触镜时，选择使用等效球镜度来矫正近视加散光的屈光度，这样的做法会使得该眼的近视度数增长较快，而在无散光的另一只眼中，近视度数较稳定。在近视的处理中矫正散光是近视处理的关键[39]。

考虑以上因素，蒙特利尔经验提出接触镜的使用提供最大度数正镜，其区域位于瞳孔区域，且不会产生视远模糊。它还意味着完全矫正任何明显的散光（≥0.75D）。绝大多数情况下，这些目标是通过定制角膜塑形镜来完成。在使用多焦软性接触镜（MFSL）时，选择尽可能高的正镜附加，并对散光足矫。散光可定制在镜片上，作为镜片的一部分，或通过眼镜的形式戴在接触镜上。

2.4 正确策略的选择

一方面是采纳上述原则，另一方面是把这些原则付诸实践，即为患者选择正确的处理方法。尤其是眼保健从业者手中有许多能够成功实施的控制方法。记住需对每一个患者进行个性化的处理。

　　下面的流程图（图4.1）描述了基于蒙特利尔经验个性化定制的核心策略。首先需确定初始近视度数，使用睫状肌麻痹验光（初次就诊使用环戊通滴眼液进行睫状肌麻痹，随访时使用托吡卡胺进行睫状肌麻痹）。一旦确诊为近视，下一步评估双眼视功能（非睫状肌麻痹状态下，因此需要在另一天进行双眼视功能的检查）。视检查结果来决定是否需要进行视觉训练。一旦双眼视功能恢复正常，若患者超过6岁，在大多数孩子中，接触镜通常是控制近视/轴性近视增长的最佳选择（需获得监护人的同意，并考虑患者的发育程度

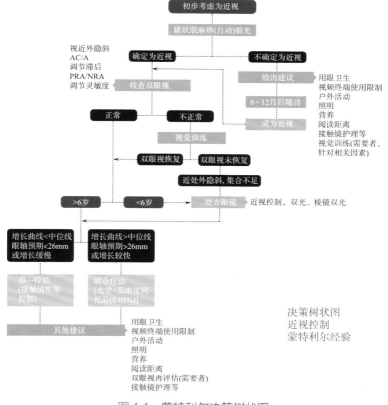

图4.1　蒙特利尔决策树状图

等）。某些控制近视的框架眼镜也是有效的，尤其是目前最新设计的框架眼镜。但使用框架镜需考虑镜片装配与中心定位的问题。从我们的经验来说，镜框的选择是确保镜片在眼睛周围合理分布的重要因素，尤其是在高度屈光不正的患者中[40]。而接触镜的验配是基于患者的角膜形态来定制（见"我们应该选择哪种接触镜？"）。

3　我们能使用的处理方法有哪些？

为了更好地理解使用何种策略，详细描述眼保健从业者可使用的方法极其重要。

3.1　角膜塑形镜案例

在过去的10年里，角膜塑形镜（OK镜）从三个方面发展：技术和设计的进步；不同人群中安全性的验证；新的临床应用，尤其是在近视管理方面[41]。角膜塑形术的发展是与生产加工工艺、数据测量技术（更为准确的眼表分析）的进步同时发展的。因此可以预测在复杂角膜地形图中的镜片的处方；同时，进一步推动角膜塑形镜的临床应用。个性化定制角膜塑形镜以改善验配结果是值得鼓励与推广的。

系统化地使用角膜塑形镜来作为一种普遍的近视矫正与控制的方法，会受到一定的限制。在全球范围内，角膜塑形镜的验配只占矫正镜片总数的2%，其市场份额在不同国家之间存在巨大差异[42]。而在不同国家、地区之间还存在一些独特的限制角膜塑形镜技术的因素。

第一个因素显然是眼保健从业者的培训和基本知识，他们被授权为他们的患者开处方和分发角膜塑形镜片。角膜塑形镜的验配是一门复杂的学科，特别是在近视防控方面，许多眼保健从业者对使用角膜塑形镜进行干预持怀疑态度[43]。角膜塑形镜的验配是在具有丰富的硬镜验配者中的一门艺术。角膜塑形镜验配者必须遵守当地的法律法规的要求。而角膜塑形镜验配者的教育背景在全球范围内是不统一的。许多专业组织和机构可以为那些对角膜塑形镜验配感兴趣的从业者提供优质的教育。镜片制造商也可以提供他们专有设计的基础培训。采用国际指南有助于改善这些培训模式[43]。

第二个因素无疑是验配设备的不足（例如角膜地形图仪、光学相干断层扫描等）。不是所有的验配诊所都能配备这些检查设备，尤其是由于缺少经济资源。首先，对角膜形态的详解才能配适镜片，更重要的是测量镜片对角膜的影响[44]。更准确地说，在近视的处理中，深入了解角膜塑形镜对角膜的影响可以更好地帮助我们对效果进行校准，从而提高临床矫正效果[45]。

重要的是研究者与角膜塑形镜验配者交流，分享他们所掌握的客观数据，使用角膜地形图的切向图、轴向图的结果来进行验配与调片。

因此，有关角膜塑形镜的相关研究在发表时应提供详细的镜片参数以及角膜塑形镜对角膜的影响。

第三个因素必须考虑的是角膜塑形镜涉及过夜配戴这一问题。尽管许多研究结果证实了角膜塑形镜的安全性[46-48]，即使是遵守角膜塑形镜的护理程序，仍然存在相当一部分的医生、患者、家长，难以接受过夜配戴可能导致的风险[49, 50]。

第四个因素需考虑的是经济因素、镜片及其护理成本，对于相当一部分患者，这些为使用的阻碍因素，尤其在经济较差的地区。而眼保健从业者也提出过经济问题是推广角膜塑形镜的一个主要障碍[50]。

第五个因素是常规角膜塑形镜能够矫正的度数范围存在一定的限制。因此，如果没有对镜片的参数进行修改或定制，在低度数近视、低角膜离心率、中至重度角膜散光患者（需使用环曲设计）中，很难获得好的矫正与控制效果[51, 52]。对高度近视患者，使用角膜塑形镜只能矫正部分屈光度，还需额外配戴其他矫正措施，这也是眼保健从业者更倾向于使用其他矫正方法的原因之一[53]。角膜塑形镜的个性化设计需要专业的知识与软件，较长的学习曲线，这一过程可能会让眼保健从业者感到气馁，更多去选择验配框架眼镜而不是角膜塑形镜。

在屈光不正的矫正与管理中，为增加角膜塑形镜的临床应用，必须一一解决这五个障碍，解决现实问题，提高眼保健从业者的验配信心，从而使得这项技术能够更广泛地开展。

> **建议**
>
> 1.在进行角膜塑形镜的验配、定制、配发之前，从业者必须经过专业机构的培训和认证。
>
> 2.验配角膜塑形镜片的从业人员必须能够使用适当的仪器采集并分析角膜地形图结果，并观察眼前节。
>
> 3.从业者必须了解角膜塑形镜的技术和临床发展，并在任何需要的时候应用。
>
> 4.当需要时，必须考虑定制角膜塑形镜，见3.2。

3.2 定制与常规角膜塑形镜

以近视矫正和近视管理为目的的角膜塑形，在验配和复诊管理上存在差异。区别在于：第一，前者角膜塑形的目的是重塑角膜的同时，尽量减少像差、光晕、眩光的发生。特别是需要较大的中央区，而正陡峭环必须位于瞳孔区外。而在近视管理中，角膜塑形镜必须使用不同的设计。角膜塑形的目标是为了在瞳孔区形成最大化的正球差，以产生最佳的近视离焦[54]。第二，通常常规角膜塑形镜会在泪液储存区下产生一个与近视度数同等大小（1∶1）的远视度数[55]。在低度近视中，这是一个比较低的正度数（如果需矫正 –1.00D 的近视，则在泪液储存区产生 +1.00D，结果是形成了 +2.00D 的正附加效果），近视控制的效果较差[56]。改变这一比例的方法是增加弧段，限定泪液储存区容量（12μm = 1D[57]）。例如，72μm 的泪液透镜能够产生 6.00D 的屈光力。对于一个屈光度为 –2.00D 的近视者，若泪液储存区能够产生 +6.00D 的屈光力，这表明正附加的值等同于 +8.00D（与初始值 2.00D 相比，效果更明显）。在后表面曲率上引入非球面设计也有助于增加泪液量。单独修改 Jessen 因子的近视控制效果较差，因为它低估了角膜塑形镜产生的矫正效果[58]。

近视管理中使用的角膜塑形镜直径较大，为了很好地贴合角膜表面形态，对其周边弧区域是一个挑战。因此，常见的是通过多弧设计来达到这个目的。为了增加虹吸效应，产生正镜度数而周边弧会更紧，这使得泪液交换下降。由于角膜表面高度的不同，周围弧通常是环曲设计。角膜中央的散光也必须考虑在内。对于任何超过 2.00D 散光的角膜，必须考虑使用环曲面来矫正角膜散光[59]。球形设计的角膜塑形镜也能在具有角膜散光的患者中产生塑形的作用，但这通常是在 2mm 的直径范围内实现，超过 2mm 的效果就变差[60]。如果仅用球面设计，4mm 直径之外的角膜散光将阻止周边的泪液封闭。

表 4.1 比较了近视管理与近视矫正中角膜塑形镜的差异[57, 61-63]。

表 4.1　镜片设计的差异

	近视管理	近视矫正
Jessen 因子	较高（位于 1~3）	较低（<1）；一般为 0.75
弧段数	≥5	一般为 4~5 段

续表

	近视管理	近视矫正
直径	较大直径,需覆盖90%~95%的可见角膜(HVID)	80%~90%的可见角膜
中央区直径	较小(一般为5~6mm) 与瞳孔成比例 目的提高周边离焦与正球差[64]	较大(一般为6mm) 目的为消除光晕
后表面正非球面	较高(>1.0)可产生较深的反转弧,Jessen因子必须相应的进行调整(调高)	较少使用
反转弧区	个性化定制增加角膜塑形效果,特别是在低度近视中(1:1)	相对于近视度固定(1:1近视降幅:所产生的正镜)
着陆区	使用环曲设计/象限特别设计来帮助定位 比角膜曲率更陡	环曲设计以达到中央定位 使用角膜曲率或比角膜曲率平坦的值
周边弧	较陡以达到泪液封闭效果	较平以促进泪液交换
总体镜片矢高	较高	较低
镜片移动度（裂隙灯）	减少,泪液交换下降	常规-荧光素交换正常,如同硬式接触镜

3.3 个性化设计角膜塑形镜

在近视防控与眼轴控制中,定制角膜塑形镜是一个重要的步骤。下面列举了一些在个性化设计时需要参考的重要依据。

- 低度近视患者（低于-2.50D）
  - 修改反转弧区深度。
    - 比基弧区更陡,超过3.00D。
    - 宽度：0.4~1mm。
  - 为保持镜片的稳定与中心定位,需要增加弧段。
  - 目标：矫正度数与泪液透镜超过1:1的关系。
- 中央角膜散光（≥2.00D）
  - 需使用基弧环曲设计。

- 在 7 ~ 8mm 弦长处，角膜高度差 > 20μm
  - 为达到较好的泪液封闭，在周边弧使用环曲设计。
  - 若没有形成泪液封闭，泪液可能在更陡的屈光力子午线形成泪液逃逸，造成反转弧区的负压力减少，影响角膜塑形镜的效果。
- 个性化中央治疗区（相对于瞳孔区）
  - 正附加镜所产生的近视离焦需位于瞳孔区。
  - 需平衡远视力与角膜塑形镜所带来的视觉质量改变（光晕、眩光）。
  - 需注意儿童的瞳孔动态与成人的不一致性[65]。
- 个性化弧段的数量
  - 大多数角膜塑形镜的弧段设计为四弧或五弧设计。
  - 有可能需要更多的弧段设计，以保持反转弧区的效力，同时平衡镜片，着陆区良好的配适，更符合角膜的表面形态。
- 定制角膜塑形镜的直径
  - 塑形镜必须覆盖 95% 以上的可见角膜区域。
- 定制矢高
  - 根据需求来增加矢高（相对于近视）。

　　以下为一些能够帮助眼保健从业者去定制角膜塑形镜设计的软件（仅显示部分，随国家的不同有所差异）：

Ortho-Tool	Eye Space
RGP Designer	Menicon Easy Fit
Wave	Precilens Clik n'Fit
GOV	Forge
PTS optics	Arise

在使用这些软件之前，需掌握角膜塑形术的基础知识并接受软件使用的培训。需熟练掌握验配与调片的思路。专业的教育机构、角膜塑形镜学会、协会、厂家均可提供相关的培训。

采用经验进行验配在大多数镜片中也是可行的。厂家顾问可帮助眼保健从业者对镜片进行个性化的修改。但大多数已上市的镜片可定制的范围是有限的。

3.4 角膜塑形镜的最佳配戴者

通过软件进行设计的角膜塑形镜可使用的人群范围比常规设计的角膜塑形镜更广，在其他条件相等的情况下，影响配适的因素为以下几个方面：

- 角膜形态：越陡的角膜对角膜塑形镜的反应越好。若角膜的子午线曲率半径小于或等于42.00D（或8.00mm），在使用角膜塑形镜后，即使是定制的角膜塑形镜，不能产生足够的球差和近视离焦。能够进行近视防控的作用较低，在这种情况下，最好考虑使用软镜进行近视控制。

  角膜形态接近球形（$Q = 0$）的近视矫正极限为–2.00D。随着角膜塑形术后角膜形态变得越扁平，可矫正的近视幅度越增大（例如：当$Q = –0.02$时，矫正量可达到–4.00D）。

- 角膜离心率：离心率越高的角膜，矫正效果越佳，尤其是在角膜曲率较陡的情况下。因此，若角膜曲率半径为7.40mm（45.62D），离心率为0.3，在角膜中心可产生的最大屈光度改变为1.05D；若离心率为0.8时，其产生的最大矫正量可达5.76D。在同一离心率（e值为0.8）的情况下，较平坦的角膜（8.4mm/40.25D）产生的最大矫正量为4.02D。

  需注意，需至少产生+3.00D的正附加球镜度，才能在近视控制中具有有效性[66]，它需要离心率≥0.6，角膜中央曲率为7.90mm

（42.75D）或更陡[57]。并且，角膜的形态必须是扁长形而不是扁平形。若为扁平形的角膜形态，戴角膜塑形镜后不能产生明显的塑形效果。

- 角膜直径：Noack 模型[67]预测，相对于较小的角膜，较大的角膜直径屈光矫正度较大（平均 0.75D）。这一理论在某种程度上是符合实际情况的，因为大角膜通常与平坦的曲线和低离心率相关[68]，这两种情况都削弱了角膜塑形镜片的作用。

- 屈光不正：如前所述，除非使用个性化的设计，否则角膜塑形镜在低度近视中的控制效果有限。美国食品药品监督管理局（Food and Drug Administration，FDA）批准角膜塑形镜片能够最大应用在 -6.00D 的近视患者中，无论是否存在散光（最大为1.50D）。既往有研究报道角膜塑形镜在更高度数中的应用，但这种高度数中的角膜塑形镜其设计差别较大[69]。需指出，随着预期矫正度数的增加，中央治疗区的直径显著下降。这会影响视觉质量，以及由镜片产生中周部角膜增厚所维持视力的效果。大多数人不能耐受看远视物重影，因而在矫正之前需告知配戴者存在视觉质量上潜在的负面影响。

  因此，更为谨慎的做法是将角膜塑形镜的应用限制在 -4.00D 以内，并使用单光眼镜或其他近视控制框架眼镜来矫正残留的屈光不正[53]，否则在超过 -4.00D 的近视患者中使用角膜塑形镜会使得不良事件的风险大大增加[70]。

- 瞳孔直径：根据笔者的经验，若某一患者在亮光下的瞳孔直径为 4.5mm 或更小，会造成视力的波动，不能获得最佳的矫正效果（镜片不稳定，近视和眼轴的控制效果下降）。因此，在这种瞳孔范围值内，角膜塑形镜的中央治疗区的面积也应该缩小（≤ 5.4mm），这存在一定问题。因此，我们建议在瞳孔直径≤ 4.5mm 的患者中使用多焦软镜来进行近视控制。

3.5 使用巩膜镜进行角膜塑形术

既往有学者建议使用角–巩膜镜[69]或巩膜镜来达到角膜塑形的效果[71]。即使巩膜镜可以用来进行角膜塑形，但没有相关的临床研究证实其有效。因其中央治疗区较常规角膜塑形镜大，在某些角膜围绕中央区的反转区更为平坦，因而产生负球差，导致近视的加深。与较小的角膜镜相反，在巩膜镜中几乎不可能通过改变反转弧区的负压吸力来进行角膜塑形。因此，角膜塑形的效果是由对角膜的机械压力所产生。这种更大、更厚的镜片，可以预测会导致角膜皱褶的出现。此外，在年轻被试中使用角–巩膜镜或巩膜镜也难以实施。对镜片的使用也会成为一个重大问题，会影响配戴者的配合程度。因此我们不认为使用巩膜镜能够进行有效的近视控制。角–巩膜镜（直径 12 ~ 14mm）可以考虑用于近视矫正，但正确的参数与设计需要更多的数据才能确定。

3.6 多焦软镜

动物实验研究证明了远视离焦与近视离焦在视网膜水平上的神经机制是两条不同的通路[72]。基于这双通路研究，多焦软镜与双光软镜才可能存在近视控制的效果。一些作者认为双焦软镜可以减少调节滞后，可能有助于控制眼轴[73]。

不同设计的软镜已经被用于近视、眼轴的控制。这些软镜在设计之初是为矫正老视而研发的，对近视患者的使用为超说明书使用。另一些软镜的研发目的为近视控制，在欧洲和美国为符合镜片适应证的使用。两种镜片都有同样的控制效果，并形成了标准的操作流程。因而在某些近视患者中，就像用于治疗眼部疾病的药物一样，眼保健从业者不应受说明书适应证的局限来选择近视控制的镜片[74]。另外，适应证外的使用存在伦理问题。在使用时应充分告知家长和患者该镜片的使用范围并获得完整的知情同意[75]。

3.6.1 镜片设计

根据国际标准化组织（International Organization for Standardi-zation，ISO）制定的标准[76]，双焦软镜设计为两个光学区，分别用于视远与视近的屈光矫正，而多焦软镜其光学区超过两个，通常用于远、中、近屈光矫正。最后，渐变多焦软镜包含以上设计，可对不止一个工作距离进行屈光矫正，并且镜片的外观上没有一个明显的不同光学区的分界线。

这些不同类型的镜片可被划分成几种设计[77]。双光镜包含不同的设计，镜片的顶部是用于视远的屈光度，下半部为视近的屈光度。然而，这种设计的镜片并没有进行过近视防控的研究。双光镜（两区）也可以使用同心环的设计（同步视觉），瞳孔区内有两个不同的屈光度。中心部分可以是凹透镜设计（视远中心），围绕中央区的为相对较凸的屈光力，反之亦然（视近中心）。在近视管理中所使用的为视远中心型的镜片。

多焦镜（有两个以上的度数区域）的设计也是基于同步视觉的原理，在神经适应的过程中，大脑会抑制焦点外模糊的图像，而选择接受清晰的图像。大多数镜片是通过非球面的弧产生屈光度数。弧面的斜率决定了产生度数的高低（低、中或高附加）。同样的，透镜可以是中央视远设计或中央视近设计。市面上大多数的设计为中央视近设计，特别是在老视的矫正中。然而，研究表明中央视远的设计在度数进展中的作用较大，因此该设计是近视防控的首选[78]。

多焦镜也可以采用同心环的设计。该设计为正－负镜交替设计，为近几年用于近视防控的接触镜之一。是在美国唯一获得FDA认证，为说明书范围内使用的镜片类型。

表4.2报告了不同品牌软镜在近视防控中的临床研究结果。

表4.2 用于近视规控制的多焦软镜品牌

品牌		是否在说明书使用范围内	设计	最大附加/D	研究周期	研究参数	试验组优于对照组的有效率
库博视觉	Misight	是	同心环	+1.75	20个月 3年	眼轴长度/等效 球镜度	30%[79] 52%[80]
库博视觉	Proclear D/ Biofinity D	否	双光(中心视远)	+1.50~+2.50	12个月 3年	眼轴长度/等效 球镜度	29%[81] 36%(高附加)[33]
强生	Oasys双光	否	同心环	+2.00	1年	等效球镜度	80%[82]
Visioneering技术有限公司(VTI)	NaturalVue	否(美国); 是(欧洲)	焦深延长	+2.75	临床研究显示有效[83, 84]，但存在偏心问题，具体见3.6.1.1		
中国香港理工大学(PolyU)	蝶适	否	同心环	+2.50	2年	眼轴长度/等效 球镜度	25%[85]
Precilens	Amyopic	是(欧洲)	非球面/屈光度递变	+2.00	2年	眼轴长度/等效 球镜度	27%[86]

3.6.1.1　光学与焦深

光会被反射、吸收或传播。光通过传播构成波面，即相位传播点的面。当波面到达光阑的边缘时，如瞳孔，就会产生衍射。衍射引起干涉。波面会在一定程度上受光学表面完整性的影响。理想波前面与实际波前面之间的差异就是光学像差[87]。

像差可分为低阶与高阶。最常见的低阶像差为屈光不正，对应了进入眼内的90%的光。高阶像差影响视觉质量，对应进入眼内那剩余10%的光[88]。最常见的高阶像差为彗差、二阶散光、三叶草像差、球差，而它们最影响视觉质量。球差与彗差已被研究发现是影响近视进展的因素，特别是在角膜塑形镜中[89]。根据瞳孔大小的不同，随瞳孔直径增大，球差与彗差以16倍率增大（例如：若瞳孔直径增大10%，球差增加160%）[90]。

由于角膜表面为非球面，因此角膜天然地就会表现出一定程度的正球差。晶状体存在一定程度的负球差。视远时，人眼呈现轻微的正球差，因此周围光线聚焦在视网膜前。另外，在使用调节时，晶状体的像差占主导地位，这将增加焦深。焦深在视觉系统存在缺陷（如调节滞后）时可体现其优势。调节滞后可以保持一定的光学质量，前提是正球差的水平在一定阈值之内[91]。球差是旋转对称的，因此使用接触镜易于调整球差的大小。

利用自适应光学技术和傅里叶光学模拟系统，研究者开发了一种新型的光学像差仪，基于屈光系统的屈光力，可生成包括球差、Zernike离焦等低、高阶像差的系统。该操作系统被称为扩展焦深系统（extended depth of focus，EDOF）[87]。"焦深"这一术语是指图像能被清晰感知的距离范围。虽然在市场上有许多产品的名称是与焦深有关，但每种产品的设计是各自不同的。

第一个使用EDOF设计的产品被称为"pure"[92]。距其光学中心0.5μm处开始，屈光度快速、连续不间断地进行递增，在中央光学区边界时达到 +11.00D 的最大值。离焦产生于晶状体皮层平面，产生小孔效应，增加焦深。事实上，在光学区的范围内（6mm），配戴者能够感受到屈光度从 +2.50D 到 +3.00D，而后急剧下降的变化[93]。此光学形态设计是 NaturalVue 镜片的一个特点。

　　布莱恩·霍尔顿视觉研究所（Brien Holden Vision Institute，BHVI）已经研发了几种基于 EDOF 的参数来进行老视矫正的镜片，其设计也可用于近视的控制。再次强调，尽管 EDOF 适用于老视矫正与近视控制，但其镜片在这两种中是不同的。BHVI 屈光系统是通过数学算法，在一个较大的距离范围内通过改变高阶像差以达到优质的视网膜成像。通过复杂的数学运算，引入不同量、不同方向的光学像差。在光学系统中，该屈光度的分布能够延伸焦平面（焦深），因此允许视觉系统能够不借助于调节即可进行视近任务。值得注意的是，该系统的结果不取决于瞳孔的大小，因此不受镜片居中情况的影响。其屈光力的变化在镜片表面是以非周期性的模式进行变化（无分界线区域）。欧洲的经销商推出了用于老视的 EDOF 镜片；第二款基于该系统的镜片为 Mylo，但与前者存在光学形态差异，其目的为近视控制。在近视防控中，正度数围绕镜片中心；而在老视眼中，较高度数的正镜靠近镜片光学中心的边缘。基于两种不同的设计，可以证明不能使

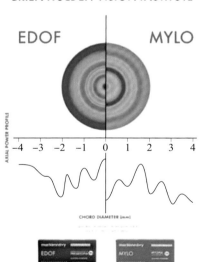

图4.2　比较老视矫正与近视控制镜片屈光力的分布差异

用同等设计的镜片来矫正老视与近视控制。这两种屈光状态不同的度数与形态，更为重要的是青少年中的近视控制和中老年人的老视光学存在巨大差异。

3.6.1.2 EDOF 镜片的疗效

EDOF 镜片曾进行一项针对 500 多名儿童（8~13 岁，度数区间为 -0.75D 到 -3.50D）的近视研究[94]。部分被试者分配至对照组，配戴单光接触镜；其他被试者被分至实验组，配戴两种 EDOF 镜片中的一种（正镜附加为 +1.75D、+2.50D）。但结果却似乎令人失望，研究者解释产生阴性结果的原因为缺乏依从性（每周戴镜片的时间不得少于 6 天）。该研究结果显示，2 年内 EDOF 组的眼轴增长为 0.41mm，对照组为 0.58mm。依从性最佳组的眼轴增长为 0.30mm，更符合实验前的预期。这强调需向患者及其父母/监护人确保配戴镜片的依从性。与其他研究一样，在配戴的过程中，第二年的控制效果下降（第一年眼轴增长 0.12mm，第二年眼轴增长 0.19mm）。

另一项研究是针对 16 名年龄 11.5~17 岁的青少年进行，被试者均为中度近视（平均为 -2.50D）[95]。其研究目的为比较两种 EDOF 镜片对双眼视觉与视觉质量的影响，两种镜片的附加值分别为 +1.75D 与 +2.50D，该镜片是专为矫正老视而设计。研究结果显示两种镜片对被试者双眼视觉的影响很小，但与单光镜相比，存在视觉质量下降的影响（高对比度下差异为 3 个字母，低对比度下差异为 9 个字母）。另一研究也发现 EDOF 镜片对低对比度视力的影响，研究者发现儿童在使用 EDOF 后阅读速度有所下降[96]。

另一项使用 EDOF 设计的回顾性研究显示[83]，在近视中的控制效果可超过 90%。然而，该研究的缺点为被试人数较少，分析的数据缺少统计学效力，尤其数据来自 10 个不同的研究，没有遵循标准协议，因此很难置信。此外，在使用 EDOF 之前，存在被试者曾使用其他近视控制方法（如在入组前使用角膜塑形镜、多焦软镜等）的干扰。因此，该项研究的偏倚较多，结果的可信度较低。

3.7　其他设计

在全球范围内还有其他设计的软镜作为近视处理的方法。

3.7.1　Relax™ 镜片（瑞士镜片）

Relax 镜片的设计可修改性强，从业者可使用厂家提供的软件进行较大的修改。显而易见，在当前的近视控制中，眼保健从业者有必要根据患者的需求调整镜片参数，得到所需的结果。在研究过程中，眼保健从业者通过修改相应的数据，能够达到帮助厂家改善镜片设计，实现双赢。

Relax 镜片的研发者与我们的看法相似，建议治疗区应在瞳孔区之内。研发者建议若瞳孔直径为 5mm，则中央治疗区的直径为4mm；若瞳孔直径为 5.5～6.0mm，则中央治疗区的直径为 4.5mm；若瞳孔直径大于 6.5mm，则采用 5.0mm 的中央治疗区直径。

中央区视远设计的多焦镜片其近附加值需等于调节滞后量，默认值为 +1.50D。即使有可能影响视远的视力，但视近时其近附加值最大可达 +9.00D。虽然在超过 +4.00D 时远视力会受到影响。镜片的其他参数（基弧、直径、材质）均可进行定制，但它们不是日抛型镜片。

以上结果使得修改镜片参数变得有趣，特别是这些修改思路也应用于角膜塑形镜中。一项研究比较了两个治疗区（3.0mm 和4.5mm）以及两个近附加值（+2D 和 +4D）的结果[97]。与预期一致，当镜片直径最大，且附加值最小时，被试者的视远视力越好。中央治疗区面积的下降，以及附加值的增加会造成远视力的损失，与单光镜相比，视力差一行（0.1指数单位）。镜片也会造成周边对比敏感度的损失。小中央区与高附加值的组合会干扰配戴者的身体平衡性，在大瞳孔的配戴者中发生率更高[98]。

3.7.2 Amyopic镜片

Amyopic镜片的设计者为豪梅·波内，是著名DRL镜片的设计者。Amyopic镜片的设计特点为其向周边正附加光度的递变[99]。镜片的中心为非球面，距离镜片中心3.8mm处为+2.00D正附加区域，在光学区8mm边缘处达+9.50D（在光学上应该没有作用）。这种屈光度的变化产生近视离焦，有利于眼轴的控制。

该产品也能够进行定制，在提供正附加光度递变的同时矫正散光和近视。正附加导致的远视力模糊会逐渐被适应。其梯度随着患者年龄的不同而改变。在年龄小于17岁的患者中其正镜递变的幅度最明显，而在年龄为18～25岁的患者中其远视力清晰更重要。研究结果显示该镜能够控制27%的眼轴增长[99]。

同样地，该镜片也面临着要在远视力与离焦需求之间进行平衡这一问题。众所周知，若中央治疗区的范围更大，其远视力更好（球差与离焦等像差下降），但近视控制效果较差[100]。

3.8 是否有更优的镜片？

这是眼保健从业者就儿童近视矫正与控制，提出最常见的问题之一。这是因为他们中的大多数人都没有验配过角膜塑形镜，并期望使用一种简单有效，对患者与医生都友好的方法来完成所有的近视防控。

如前所述，在近视防控中，没有一个万能的处理方法。每个孩子都是不同的，也必须接受个性化的近视防控措施。即使患者的年龄、性别、种族，甚至是临床检查结果相同，但他们之间的生理基础、行为模式存在差异，长期的近视风险程度也不一样。

正是从这个角度出发，我们分析了三种已上市的近视控制镜片（一些镜片的为超说明书使用）。比较这些镜片的矫正与控制效果是否相同？是否有一款镜片优于其他镜片？在哪种情况下，镜片可能有着更优的控制效果？有两种可能的方法可以用来回答这些问题。

一种方法，也是最经典的一种，用随机分组的方法，让试验组患者戴其中一种镜片，对照组为框架眼镜，并在2年的时间里比较试验组与对照组的结果差异。该方法科学严谨，但经济成本昂贵，时间投入巨大。无法在短期内获得结果，如果结果不确定，则有必要在更长的时间内用其他产品重复实验。这在时间成本上是一种挑战。

另一种更为实际的方法是在短期内先确定哪些因素是与近视控制相关的，并按照相关性的大小来确定随后的纵向研究方向。这种研究方法可以节省大量的时间和金钱并同时测试多个假设，无需花费数十年的时间。该研究方法灵感来源于脉络膜对光刺激反应的不同结果。

事实上，近年来的研究表明，短期内脉络膜的反应可被用在近视控制中，评价该光学设备是否有效的一个可信指标[101]。虽然在技术参数上还没有达成共识，但研究者们均赞同使用OCT来获得清晰可靠的脉络膜图像。而脉络膜厚度是通过手动或软件进行测量与分析[102]。使用人工智能可以帮助研究者完成数据的分析[103]。一般来说，当视觉刺激导致脉络膜增厚，大家一致认为这种结果是正向的结果，可以更好地控制眼轴。相反，当视觉刺激导致脉络膜变薄，大家一致认为这会导致近视与眼轴长度的进展。

3.8.1 方法与镜片测试

一项由蒙特利尔大学的研究者所进行的对照试验[104]纳入了24名年轻白人作为被试者，该研究包含12名女性与12名男性，其近视分布为中等近视 -2.58D（+1.48D）。所有被试者的单眼最佳矫正视力大于 1.0，无眼部器质性病变。在试验进行前 3 天，被试者需停戴接触镜，且需在生活行为上进行一定的控制（包括减少刺激性食物、咖啡因、烟草的摄入）。

该研究选择了三种不同设计的多焦软镜：Senofilcon A（老视 OASYS，强生）、Omafilcon A 镜片（MiSight，库博）和 Etafilcon A（NaturalVue，VTI）。每位被试者的镜片是随机分配的。镜片配戴时间 30min，洗脱期 20min。在整个实验过程中，被试者必须阅读一本没有图片的书或者观看一部（无聊的）电影，被试者在整个试验过程中不会产生表情、动作的变化。

被试者脉络膜的厚度使用共聚焦扫描激光检眼镜（confocal scanning laser ophthalmoscope，cSLO，Heidelberg SPECTRALIS）进行检查，该设备具有主动眼球跟踪功能，与自动重复扫描功能。这确保了测量时采集的结果是来自同一视网膜位置，与之前的测量相比更为精准。图片的后期处理是通过 MATLAB 专有软件进行处理，能够评估脉络膜组织的厚度和体积（更为重要，临床相关性更高）。在近视中的脉络膜边缘检测方法是基于在早期糖尿病性视网膜病变研究（early treatment diabetic retinopathy study，ETDRS）中使用人工智能软件的象限研究方法（图 4.3，图 4.4）。

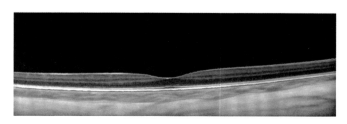

图 4.3　图片处理后的图像采样及显示的脉络膜边缘

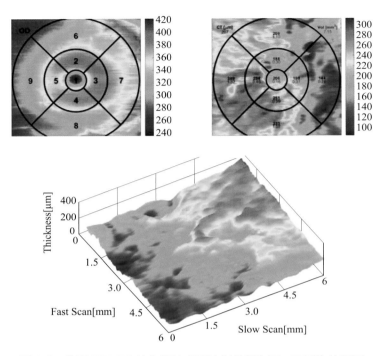

图4.4 依照ETDRS的象限处理所绘制的颜色图，下图为体积图

3.8.2 结果

总体来说，Senofilcon A镜片是唯一导致脉络膜增厚（+0.086±0.239）的镜片。Omafilcon A（−0.055±0.294）与Etafilcon A（−0.150±0.321）导致脉络膜变薄（图4.5）。仅在Senofilcon A镜片和Etafilcon A镜片之间发现有统计学差异（95% 置信区间为0.037～0.433；P = 0.015）。Omafilcon A和Senofilcon A两组之间差异没有统计学差异（P = 0.253）。

正如预期的那样，受试者之间存在着很多差异，观察细节，我们会发现一些有趣的地方。表4.3显示了受试者配戴这三种镜片后，脉络膜变薄和增厚的人数。

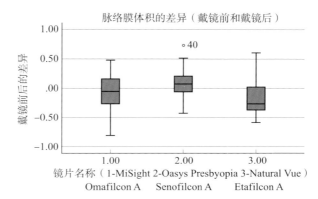

图 4.5 配戴每种镜片后脉络膜体积的变化

表 4.3 每种镜片的表现

	脉络膜增厚	脉络膜变薄
Senofilcon A	16	8
Omafilcon A	10	14
Etafilcon A	8	16

如果我们再往深入一点的话，我们可以报告 Senofilcon A 镜片是这 24 名受试者中 14 名受试者的最佳选择，而 Etafilcon A 镜片对 6 名受试者来说是最好的选择，Omafilcon A 镜片对 4 名受试者是最好的选择。由于各组瞳孔直径和屈光不正没有显著差异，不能用这些因素解释该设计为什么会胜出。

各个象限的结果也有所不同。黄斑区周围的 3、4、5 区的反应比中央或者更周边象限的反应要大。这与周边屈光（黄斑周围 15°区域）比中心视觉刺激更有影响的理论是一致的。更为有趣的是，上方与颞侧象限产生的反应与鼻侧和下方象限的反应是不同的，这表明视网膜的反应比我们以前认为的更复杂。

3.8.3 我们从这里学到什么?

由于不同的镜片导致不同象限的脉络膜反应不同，该研究表明了镜片设计在近视管理的重要性。同样的设计并不是对每个人有效，所以需要仔细解释这些结果。Senofilcon A镜片对大多数人来说是最好的选择，但仍有10名受试者更适应其他设计的镜片。实际上，有两名受试者配戴所有类型的镜片，脉络膜变薄。这表明从长远来看，这三种镜片都无法有效控制这两个受试者近视和眼轴长度的进展。

值得注意的是，这里我们讨论的是短期暴露于通过研究所用镜片带来的视觉刺激后脉络膜体积的增加和减少百分比。这可以预测长期结果，但需要更多的工作来推断它们在未来的影响。这也并不意味着配戴接触镜时屈光度或者眼轴的改变。该结果具有预测性和不确定性。

我们可以根据Tepelus和Schaeffel提出的阈值假设来理解这些结果[105]。事实上，基于这项工作，视觉刺激产生的反应阈值水平因人而异。这也许可以解释为什么一些受试者对某一设计的反应比其他人更强烈：这种特定的设计有助于达到个人的阈值，近视离焦克服远视离焦，导致脉络膜增厚。

设计的影响是由中心和周边的屈光力产生，存在剂量效应。很难预测哪种设计对某个特定的患者最有效，这需要进一步研究。

另一个需要考虑的因素是，该结果只适用于与该研究人群相似的人群，也就是年轻的中度近视成年白人。未来的研究将包括不同种族和年龄的人群，或屈光不正较高的人群。

临床经验

尽管如此，这项研究强调了一个事实，即近视管理策略必须根据患者个性化定制，因为不同的策略可能导致不同的结果。一些对某一患者有效的策略可能会导致具有相同屈光不正的患者近视或者眼轴的增长。

脉络膜体积分析是一种很有前景的评价双眼对视觉刺激反应的新方法。这可能是一种方便的方法，可以在短期内测试个体的反应，并确定特定患者的最佳策略。

3.9 治疗区的重要性

蒙特利尔经验表明，接触镜的设计必须考虑患者的生理参数，包括测量瞳孔面积（见第 3 章）。事实上，先前在双焦镜片原型上进行的工作已经证明，提供近视离焦的中心区域和瞳孔区域之间存在最佳关系[106]。这不仅仅是瞳孔直径的问题，而是瞳孔面积的问题。

因此，如果矫正屈光不正的中心区域相对于瞳孔区域太小，患者视远会有模糊。另外，如果中心区域过大，就没有足够的正镜/凸透镜的区域产生足够的正球差/彗差，以有效管理眼轴的增长。

Marcotte-Collard 进行了另一项研究（尚未发表），比较了 18 名 18~23 岁的近视年轻人配戴 3 种类型的双焦接触镜。所有的镜片都含有矫正受试者屈光不正（−1.00D 到 −6.00D 之间）的中心区域，其直径分别是 2.3mm、4.0mm 或者 7.0mm。后者镜片对于大多数瞳孔来说，相当于是单焦镜片。每种镜片设计，中心区域都被附加的 +10.00D 凸透镜所围绕。受试者被要求以随机顺序配戴所有三种设计的镜片。每次试验之间有 30min 的洗脱期。按照前面描述的方法，根据 ETDRS 的象限集中评估脉络膜体积。仅分析右眼的检查结果。

结果表明，当配戴中央区域为 2.3mm 的镜片时，脉络膜的反应是不同的（$P = 0.023$）。事实上，当使用这种镜片时，它会导致中央凹下区域的脉络膜变薄，但会导致黄斑处 1mm 至 3mm 之间的中周边区域脉络膜显著增厚。但对于 4.0mm 和 7.0mm 的镜片设计，这种关系是相反的（图 4.6）。当使用 7.0mm 中心区域镜片时，外周变薄在统计上更为明显。当比较2.3mm镜片和7.0mm镜片时，上方象限和颞侧象限显示出统计学上的显著差异，证实了每个象限对影响视网膜的视觉刺激的区域反应。

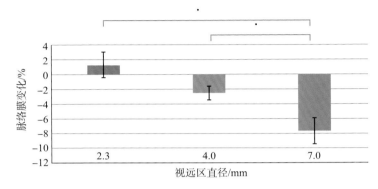

图4.6　脉络膜体积的变化与高正附加多焦软性接触镜治疗区域的关系

　　该研究的结果被转化为临床术语。如果使用一个太大的光学区（7.0mm），很显然，其正附加区域/正镜在瞳孔外。它不会对脉络膜的水平产生任何影响，因此该镜片对近视和眼轴的管理是无效的。减小的中心区域（2.3mm）能产生最大的影响，而中间大小的区域（4.0mm）尽管有+10.00D的正附加，仍然太宽了，不能产生足够的近视离焦，以产生正的脉络膜反应（增厚）。这显然取决于受试者的瞳孔面积。视远的视觉质量在本研究中并未涉及，需要进一步的工作来确定视远区域/正附加区域的比例。这些结果应根据所研究的人群及其生理特征来解释。

3.9.1 瞳孔测量

　　虽然控制镜片的面积是容易的，但对于动态运动的瞳孔来说，情况并非如此。此外，众所周知，儿童的瞳孔动态和成人是不一样的[65]。这就是为什么认为为矫正老视而设计和生产的镜片对年轻患者的近视管理完全有效是有些不切实际的。目前，大多数处方的产品属于这一类，但考虑到儿童和青少年近视进展的具体特点，有必要发展新的镜片设计。

多数的专业人员使用尺子测量瞳孔，或者依靠地形图仪或生物测量仪的数据。由于光照和集合的条件会低估瞳孔的直径[107]，角膜地形图仪可能是测量瞳孔的最不准确的方法。很少有专业人员使用红外瞳孔仪。毫无疑问，在不同的光照条件下，这种设备提供了最客观、最可靠的患者视远时的瞳孔测量。

有其他研究者使用这项技术测量了白人和非洲裔美国人的瞳孔[108]。他们的研究结果表明，最小与最大瞳孔的大小与年龄之间存在弱的相关性（r分别为0.19和0.29）。平均瞳孔直径（最小/最大）从1~2岁的3.44mm（+0.71mm）/4.83mm（+1.13mm）增加到16~17岁的3.92mm（+0.66mm）/6.01mm（+1.12mm）。16~17岁是瞳孔大小开始变小的年龄。作者指出，这也有种族差异，白人的瞳孔比非洲裔美国人大（分别为5.56mm和4.97mm）。不同性别的瞳孔大小无差异。收缩和扩张的速度随年龄变化不大。

有趣的是，研究者在瞳孔大小和眼轴长度之间发现了很强的相关性（r最大值为0.79，最小值为0.89）。因此，眼轴最长的眼睛，即近视度数最高的眼睛，比其他眼睛有更大的瞳孔。然而，这与另一项研究相矛盾。该研究表明，瞳孔变化仅由环境照明引起，与个人的屈光状态无关[109]。

因此，一般来说，儿童在白天受到不同程度的光照，阅读或近距离用眼几小时后，瞳孔直径可能会有3.5~6mm的变化。

镜片设计的个性化具有充分的意义：如果儿童的阅读活动或近距离工作时间很少，我们必须考虑到他有更大的瞳孔。如果他每天视近的时间较多，受到照明和调节的影响，瞳孔会收缩得更多，需要将最小瞳孔作为参考值。因此，可以想象，儿童应该根据他的活动来适应多种类型的设计。只依赖一种类型的镜片是有限的选择，尤其是儿童近视进展迅速。

3.9.2 剂量效应的重要性

有两种方法可以增加视网膜近视离焦的量，影响视网膜的反应。首先，视觉刺激的影响区域是可以增加的[110]。因此，大面积的近视离焦至少会在动物模型上引起近视进展的减缓[34]。也可以通过增加正镜的屈光力或正附加来增加信号强度。这样的话，也增加了进入眼内的正球差（这显然取决于瞳孔直径）[111]。正球差与近视/眼轴增长的积极影响有关。效果因人而异，也取决于视觉任务。例如，通过调节，眼睛产生了更多的负像差，这显然必须由更高水平的球差来补偿。这就是为什么+3.00D的正附加似乎是最小的有效值，特别是如果一个人花了大量的时间阅读或使用电脑工作[66]。

最近一项比较三种多焦软性接触镜的正附加光度的研究已经证实了剂量效应的存在。因此，最高正附加的镜片被证明是管理眼轴长度和屈光度3年最有效的镜片[33]。

Marcotte-Collard对此很感兴趣，并进行了另一项研究，以评估这种剂量效应是否在某个时间点下降。他假设超过某个阈值，记录的反应将达到一个平台期。使用本章已经描述过的脉络膜成像技术，他比较了不同正附加的相同的镜片设计。第一组镜片的正附加为+5.00D，第二组镜片的正附加为+10.00D，最后一组镜片的正附加为+15.00D。三组镜片的中央区域是相同的（2.3mm）。

结果表明，在使用三种镜片后，与基线时的体积相比，脉络膜体积迅速增加，这种差异是显著的。镜片A（正附加+5.00D）产生$0.258mm^3$（+$0.503mm^3$）的脉络膜体积增加，镜片B（正附加+10.00D）产生$0.674mm^3$（+$0.679mm^3$）的脉络膜体积增加，镜片C产生+$0.777mm^3$（+$0.661mm^3$）的脉络膜体积增加（图4.7）。从百分比来看，脉络膜体积增加分别为3.7%、9.8%和11.3%。差异在上方象限和颞侧象限更为明显。这种象限反应现象并不新鲜，但镜片偏心可能是造成这种现象的部分原因。事实上，研究使用的所有镜片具有同一基弧和直径。对于一个特定的患者来说，镜片配适是不会改变的。在高附加的案例中，鼻下象限的镜片偏心并不少见。因此正附加的区域更多地在颞上区域。

根据这些数据，我们可以设想，该系统存在一定的饱和度。在 5～10D 的正附加之间 5D 的增量（0.416mm³），较 10～15D 之间 5D 的增量（0.103mm³）会产生更大的差异。考虑到脉络膜组织的性质，这种饱和是可以理解的。

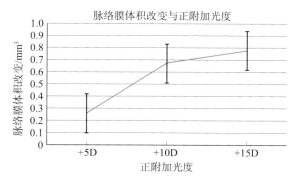

图 4.7 脉络膜体积随正附加光度的改变

标准差显示个体之间有很大的差异。这个结果是预料之中的，因为人们认识到，对所有个体来说，没有绝对的反应阈值。但这个阈值是因人而异的，每个人对相同的视觉刺激都有自己的反应方式。"个性化"一词是必不可少的。近视/眼轴长度管理新产品的发展必须考虑到这一点。

从临床角度来说，这意味着正附加的最佳值应该是在 +5D 和 +10D 之间。超过 +10D，收益不再增大，而维持镜片中心定位以使患者有清晰的远视力成为有挑战的问题。

目前，只有一家制造商能够同时兼顾非常高的正附加光度和良好的远距离视力。随着技术的快速发展，在未来几年能看到更多这样的产品。

3.9.3 配戴方式

在许多地方，眼保健从业者倾向于推荐日抛型软性接触镜（一次性使用镜片），用于近视/眼轴长度的管理。因为与可重复使用的抛弃式或非抛弃式镜片相比，这种配戴方式与较低水平的不良反应相关[112]。因为镜片是推荐给年幼的儿童使用的，并且他们会配戴很多年，有理由认为日抛式的镜片是合理的。在一项为期3年的研究中，治疗组和对照组都采用这种配戴方式，其不良事件是罕见的[80]，尽管受试者配戴的镜片不是由硅水凝胶制作，在日常配戴时，透氧率有限[113]。

然而，最近的另一项研究表明，使用月抛型接触镜也被认为是安全的[33]。这项研究有292名受试者，随访了3年。除了一些轻微的不良事件（巨乳头性结膜炎、无菌性浸润性角膜炎或者过敏反应）外，没有重大不良事件的报告。病情得到控制之后，这些事件都没有阻止儿童继续参加研究。虽然是超说明书使用，月抛型接触镜代表了近视/眼轴管理领域的最佳性价比。

4 混合型接触镜

很少的研究讨论混合型接触镜在近视管理中的应用[114]。目前还没有随机研究使用这种镜片用于近视管理。另外，从混合型多焦接触镜（SynergEyes，CA）的参数来看，它具有所有的属性，可能是一个有意义的选择，特别是在临床上存在明显的角膜散光的情况下。

如同标准的球性硬镜，混合型接触镜的硬性部分可以矫正高达2D的角膜散光。多焦镜片有以视远为中心的，或者以视近为

中心的镜片。前者是近视/眼轴管理的首选。正附加的部分可以
达 +5D。考虑到剂量效应的存在，根据期望治疗的强度，调整正
附加光度是有意义的。最后，也是一个重要的元素，视远屈光不
正矫正的中心区域可以设计直径为 1.8 ~ 4.0mm。这两个元素（个
性化的正附加光度和视远光学区直径）结合在一起，定义了可以
处方的剂量，允许非常高级的个性化治疗定制。很明显，这是一
个超说明书的使用，应该是未来临床工作的主题。

5　我们应该选择哪种接触镜？

　　表4.4描述了当选择接触镜管理近视时，蒙特利尔经验优先
选择的方法。这遵循了前文所描述的原则，基于患者的个人参数
进行选择。

表4.4　**蒙特利尔经验镜片选择**

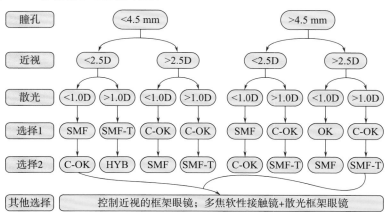

SMF：多焦软性接触镜，中心视远，高附加
SMF-T：多焦散光软性接触镜，中心视远，高附加
C-OK：定制的角膜塑形镜（或者小光学区的角膜塑形镜）
OK：常规设计的角膜塑形镜（4 ~ 5弧/标准的光学区）
HYB：混合型-Duette渐进型中心视远，个性化的区域+正附加光度（>+3D）。在
欧洲，可选择定制多焦软性接触镜（区域和正附加光度可定制）

我们的临床经验表明，低度近视（不超过2.50D）和瞳孔较小（4.5mm）的患者使用多焦软性接触镜比角膜塑形镜的效果更好，除非角膜塑形镜是完全个性化设计的[115]。不过，观察也是有限度的。如前所述，角膜塑形的中央区/治疗区不能小于5.0mm。根据我们的算法，这对应于4.5mm的瞳孔。这意味着在明亮环境下，任何瞳孔小于4.5mm的人都可能无法成功配戴定制的角膜塑形镜。这就是为什么最新一代的控制近视眼镜或多焦软性接触镜更适合这些患者。

角膜塑形镜更适合较高度近视和临床上有明显中央角膜散光（＞0.75D）的近视儿童。

6 框架眼镜矫正

从光学方面来说，眼保健从业者的目标是矫正患者的屈光不正。对于年幼的近视人群来说，眼保健从业者需要将视力矫正与近视管理联系起来。框架眼镜可以很好地适合这种情况，特别是当使用其他选择可能有困难或存在问题的时候。

这种方法和我们平时想的不一样，因为在近视管理中，框架眼镜的效果通常被认为不如接触镜[116]，至少对常用于老视矫正的渐进镜或者双光镜来说是如此[117]。渐进镜被认为只对某些双眼视觉异常的患者（视近内隐斜和调节滞后＞1D）有用。可以通过渐进镜受益的内隐斜儿童相对较少[118]。双光棱镜用于视近外隐性和调节滞后正常（＜1D）的患者中是比较好的选择[119]。使用棱镜是为了阻止近正附加诱发的外隐斜漂移[120]。外隐斜漂移会促进近视进展。双光棱镜的目的是在上方视网膜产生近视离焦，同时减少调节[121]。处方的正附加的值因人而异，个性化这个词在这里也体现了其全部意义。

验配这类镜片的一些建议：

- 完全矫正屈光不正（不欠矫）。
- 决定最佳光度水平。
  - 滞后值 –0.50D。
    - 视近内隐斜的患者，近正附加大于或者等于滞后量。
  - 如果调节灵活度测试中+2D不通过，则近正附加不能超过+2.00D。
  - 根据平常的工作距离，进行调整。
    - 很少超过+1.50D。

渐进镜

- 选择一个短通道的渐进片。
  - 能尽快接触到正附加的最大值。
    - COMET研究：渐进的位置比给老视患者的渐进镜高4.0mm（针对长通道镜片，若使用短通道镜片则不需要）。第一年进展差异0.20D，另外2年后与单光镜相比无差异[27]。
  - 比起双光镜，附加值可以更大。
  - 定位在瞳孔。
  - 高度屈光不正患者，需要调整镜眼距。

双光镜

  - 将子片定位于瞳孔下缘的水平。
  - D形子片或者弧形子片都是可选的。
- 框架的选择至关重要。
  - 眼睛需居中。
  - 一定不能在鼻子上滑动或定位低。
  - 矫正的稳定性是很重要的。
  - 必须根据儿童阅读位置优化前倾角。

随着最近专门为近视管理而设计的框架眼镜在市场上发布，框架眼镜甚至可能成为一线手段（见6.1）。关于控制近视的框架眼镜最初的一些研究结果证实，现代控制近视的框架眼镜和角膜塑形镜、多焦软性接触镜一样有效。

毫无疑问，使用框架眼镜作为一种非常有效的管理方法是一个转折。事实上，框架眼镜无疑是一种提供极好的性价比的方法，也是一种很友好的矫正年轻近视患者的方式。在全世界，处方和提供框架眼镜是相对容易的，但是使用特殊接触镜可能会有更多的问题，尤其是使用角膜塑形镜。

6.1 控制近视的框架眼镜

有多种控制近视的框架眼镜。表4.5介绍了它们的主要特点。

鉴于这些数据，新型的框架眼镜设计是有前景的。它可以与目前被认为是近视控制最佳选择的接触镜相比。除了在特定双眼视觉异常的患者中，新设计的框架眼镜使眼保健从业者不再选择渐进多焦框架眼镜和双光镜。实际上，新设计的研究没有考虑这些因素，一些研究把这类双眼视觉异常作为排除标准。

考虑到父母对儿童在较小年龄配戴接触镜存在抵触，框架眼镜可作为儿童的光学治疗手段。

6.2 蒙特利尔经验和控制近视的框架眼镜

作为蒙特利尔经验的一部分，我们使用不同类型控制近视的框架眼镜。蔡司成长乐和成长悦镜片的临床效果欠佳。这与相关研究的结论相符。依视路的好学生红宝贝镜片获得了巨大的成功，儿童的屈光不正和眼轴都得到了稳定。唯一的缺点是美观因素。家长们通常不愿意孩子配戴一副能见到子片的镜片。依视路另一款镜片好学生绿宝贝的使用则较少。和其他渐进镜一样，该款镜片很难确保儿童在近距离阅读或集中注意力时是通过正确的位置观看。我们最终验配了许多豪雅的新乐学镜片。在临床数据的证实下，新乐学镜片在加拿大推出。实地经验没那么有说服力。

表 4.5 控制近视的框架眼镜主要类型

品牌		设计	目标人群	有效性
蔡司	成长乐	由 Vision CRC 和蔡司公司联合设计，不对称 基于周边离焦理论 清晰中心区域在水平和下方 10mm，减少水平方向的散光 在 25mm 处，正附加达 1.90D • OD 和 OS 空白区不同	无隐斜视 轻度外隐斜 不愿意配戴接触镜	1 年的研究 6～12 岁中国儿童 屈光度：和单光眼镜组相比，0.25D 的差别 眼轴长度：无差异[122] 在日本幼儿近视儿童中的研究显示无临床效果[123]
蔡司	成长悦	• 由 Vision CRC 和蔡司公司联合设计 • 基于调节滞后管理原理 • 渐变式设计，以优化近视力的定位，通道的长度和儿童的工作距离 • 视网膜周边可以调控调节反应[124] • 在正附加区逐渐增加非球性和水平方向的负屈光度[125] 附加可从 +1.00D 到 +2.50D（标准值 +1.50D）	有较高调节滞后和近视进展快者	没有关于其效果的临床研究发表
依视路	好学生 Plus&Lite	考虑到儿童的阅读习惯：较成人更近的距离、歪头阅读[126] 渐进镜 建议附加 +2.00D，高位置，短通道	Lite：近视进展较快的内隐斜患者 Plus：内隐斜 - 个性化验配 - 控制外侧区域	COMET：近视进展较快的内隐斜患者控制效果更好[27]

续表

品牌		设计	目标人群	有效性
依视路	好学生红宝贝	• 双光棱镜 • 分离型 • 周边离焦理论和调节滞后 • 附加 +2.00D（对应于儿童的平均工作距离） • 3PD 棱镜底朝内（目的是平衡调节与集合） • 定位在瞳孔下缘，以便尽快进入双焦区域	外隐斜和近视进展 0.50D 及以上的患者 可能对其他患者也有效	效果同接触镜 近视进展在隐斜组之间是相似的，对照组外隐斜患者近视进展更快，因此具有更高的有效性。在 1 年后有效性没有停止。[119] 3 年累计眼轴长度增加 0.57mm，减少了进展。和没有棱镜的双光镜相比，没有差异
依视路	星趣控	• 非球微透镜（高非球微透镜–HAL） • 理论：目的是在视网膜前方形成近视离焦光束带（VoMD），非聚焦的光束带（vs. 双光镜中竞争性刺激） • 1.1mm 连续的微透镜分布在 11 圈同心环上	每个近视患者 每天配戴时间 ≥12h	1 年的研究，8 ~ 13 岁的亚洲儿童，近视 –0.75D 至 –4.75D 相较于对照组，眼轴增长少 0.23mm[127] 配戴这类镜片的眼轴增长和不近视的儿童眼轴增长相似 对照组 2 年近视进展比试验组多 1.00D

续表

品牌	设计	目标人群	有效性
豪雅 多区正向光学离焦镜片（DIMS）/新乐学	由香港理工大学研发 • 近视离焦理论 • 中央9mm光学区 • 多点多焦区域（约400个微透镜），环绕，直径33mm • 每个微透镜+3.50D的近视离焦，1.03mm的直径	所有近视患者 没有在斜视或明显缺陷的近视觉有明显缺陷的近视患者中研究过	3年的研究，和历史对照组比较 亚洲受试者，8～13岁，低度近视（−3.00D） 眼轴长度差异第一年更大，为0.21mm，第二年为0.12mm，第三年每年眼轴增长0.11mm 50%的儿童每年眼轴增长小于0.1mm[128]
SightGlass Vision 点扩散技术设计（DOT）的框架眼镜	• 基于高度近视的基因突变[129] • 假设：高对比度容易发生近视 • 阅读活动—和高对比相关—近视化降低对比度会减缓近视进展[130] • 研发了点扩散技术设计的框架眼镜（阅读目标），对比度的降低的降低不会被散聚散影响	所有近视患者	正在进行为期3年多中心的CYPRESS研究[131] 256名儿童，6～10岁，近视−0.75D到−4.50D 平均值：年龄8.1岁，等效镜区−1.94D，眼轴长度为24.02mm 2个类型的研究镜片与单光镜片比较 相较于单光镜片，2个研究镜片1年近视进展的减少量从0.32D到0.40D，眼轴进展的减少量从0.10mm到0.15mm

续表

品牌	设计	目标人群	有效性
明达 阿波罗渐进镜	• 近视离焦 • 渐进镜 • 不对称设计 • 上侧子片+2.50D附加，鼻侧+2.00D，颞侧+1.50D	所有近视患者	和DIMS比较的研究正在进行[132]，结果尚未知

尽管大多数年幼患者近视得到了控制，仍有相当一部分的配戴者近视进展较快，如同配戴了单光框架眼镜一样。由于新型冠状病毒感染疫情导致定期检查延迟，我们是有可能观察到一部分配戴者 1 年出现 1.0D 及以上近视增长的。和其他方法一样，我们难以预测哪些患者的近视会进展，哪些患者的近视会得到稳定。镜架的选择（北美的时尚和风格与亚洲不同），年轻患者对镜片的定位、配戴和使用方式，无疑是必须考虑的关键因素。在某种程度上解释了为什么会得到不同的临床结果。

这再次证实，没有一个放之四海而皆准的策略可以适用于每个人的近视控制。每个儿童是不同的，因此方案必须是个性化的。该结果也证实了定期监测患者的重要性。如果发现患者近视或者眼轴增长较快，我们不必害怕质疑所提出的策略，可以转而采用其他控制近视的方法。

6.3 雏形

Kubota Vision 正在研发一个以控制眼轴增长为目的的智能眼镜[133]。其理论方法基于必须在周边视网膜产生的近视离焦。现有的框架眼镜和接触镜通过多焦来产生这种类型的光学变化，导致感知图像的屈光度变化。Kubota Vision 的技术基于增强型虚拟现实。这款眼镜可以视觉刺激的几个方面，比如大小、在视网膜的定位、亮度、色泽、刺激的持续时间和离焦的范围。

作为一种标准，该眼镜使用发射白光的微型电池，在配戴者的视野中叠加失焦的图像。这些白光的能量来源是以可充电电池的形式。像的离焦由 +3.50D 的微透镜产生。围绕着中心 15°（可变化）的区域，图像通过棱镜投射到周边视网膜，使远视力不受影响。离焦区域可以被调整投射到周边一个或两个象限，或整个周边区域。周边的亮度必须大于中心的亮度，达到 20 倍的强度，重现户外日光暴露的积极影响。

每天配戴这类眼镜 1～3h 能导致黄斑下脉络膜增厚。考虑到脉络膜的昼夜变化，使用 Kubota Vision 的镜片可以设置。目前正在进行临床研究，以验证未来这个选择是否经济可行。

7 阿托品

长期以来，阿托品被发现可以延缓近视进展，尽管它的使用是超说明书的。它作用于眼轴增长的机制尚存在争议，因为尚不清楚近视发生和发展的机制。

阿托品可作用于眼球多个成分。它可以同时以不同程度起各种作用，其中包括对眼球增长产生真实的影响。

抗胆碱能药物阻断受副交感神经支配平滑肌的乙酰胆碱受体[134]。乙酰胆碱在视网膜的发育[135]和眼轴的增长[136]中起重要作用。这类药物中，只有乙酸阿托品[137-140]和哌仑西平[141]在严格的科学研究过程中被证明对眼轴增长呈有效的临床作用。阿托品是一种非特异性的乙酰胆碱激动剂，作用于眼睛的几个结构。哌仑西平是一种选择性的 M1R 受体拮抗剂，因此具有更强的针对性。哌仑西平的效果较弱，需要每天使用两次，而阿托品只需要每天使用一次。因此，限制了哌仑西平的使用，并且由于经济或者监管的限制，已经停止对它的研究[142]。

阿托品滴眼液的控制效果呈现浓度依赖效应。使用最高浓度（0.5%～1%）的药物，效果是最好的。ATOM2 研究显示，使用 0.5%、0.1% 和 0.01% 的阿托品，近视控制（屈光度）的效果分别为 75%、70% 和 60%[136]。使用 0.5% 和 0.1% 的阿托品滴眼液，眼轴增长减缓 29% 和 26%。另外，在使用 0.01% 阿托品滴眼液的患者中，没有观察到对眼轴增长的影响。LAMP 研究已经证实了这一结论。LAMP 研究的作者报告，使用 0.05%、0.025% 和 0.01% 的浓度，眼轴增长分别减缓51%、29%和12%[143]。近来一些作者进一步证实这些低浓度的滴眼液对8岁以下的患者是无效的（使用0.05%的浓度，眼轴增长0.03mm/a，使用更低浓度，眼轴增长更快）。需要使用更高浓度来有效控制10岁以下儿童的近视[144]。

临床经验

　　这意味着，如果我们只看屈光度，0.01%阿托品可以被认为是有效减缓近视进展的，而当我们考虑最重要的标准，即眼轴长度时，它是完全无效的。

　　这意味着必须给10岁以下的儿童使用更高浓度的阿托品。

　　阿托品的不良反应呈现浓度依赖性。不良反应有瞳孔散大引起的畏光和光晕，潜在的局部过敏，调节下降导致在没有光学辅助情况下引起的近视力下降，更不用说潜在的全身影响（心脏和肺部）[145]。

　　浓度越高，反弹效应也会更频繁。使用0.1%的浓度，如果突然停药，10个患者有6个患者出现近视的快速增长[136]。因此，建议随着时间的推移逐渐减少剂量，以减少这种反弹效应（见7.1）。

　　尽管对阿托品进行了大量的研究，但目前还没有就以下问题达成共识[146]：

• 治疗应该什么时候开始？
• 在较早年龄使用阿托品能否延迟近视的发生？
• 最佳剂量是每天1滴还是2滴？
• 使用频率和时间（每天或者每2~3天；早上或者晚上使用）。
• 什么时候停止治疗？
• 如何减少浓度以减少反弹效应？
• 对亚洲人的研究结果是否可以推断到其他族裔群体？

7.1 从荷兰学习的经验

上述问题的一些答案可能从在荷兰发展的一种算法中找到[147]。根据Tideman生长图[148]，作者建议给在75%及以上的近视儿童使用0.5%的阿托品。由于与这种浓度有关的不良反应，患者需要变色眼镜和+3.00D正附加的渐进镜。根据一段时间的眼部反应，阿托品的浓度会增加（如果眼轴长度变化很大）或减少。治疗会持续到15岁。如果眼轴长度是稳定的（1年以上少于0.1mm的增长），可以逐渐减少阿托品的浓度。如果1年的眼轴增长不超过0.05mm，可以停止治疗。如果患者的初始测量值低于第75百分位数，建议使用更低浓度的阿托品（0.05%）。

这是治疗个性化的另一种临床表达方式。浓度、治疗的持续时间、减少和停止治疗的方式是高度个性化的。必须根据每个近视患者的情况进行调整。

> **临床经验**
>
> 6岁以下的儿童禁止使用高浓度的阿托品滴眼液。如果存在先天性综合征、心脏病、哮喘，或患者正在服用其他可能具有抗胆碱能或抗心律失常作用的药物，则建议谨慎使用[149]。

7.2 阿托品与蒙特利尔经验

与荷兰的经验不同，在蒙特利尔经验中，阿托品很少作为一种独立的治疗方法使用，多数情况下联合其他光学手段使用，尤其是在以下情况中：

• 尽管优化了接触镜或者使用了近视控制的框架眼镜后，一年眼轴增长超过0.2mm。

- 如果第一次就诊时眼轴长度接近 26mm，在近视稳定前可能超过 26mm。
- 所有 1 年近视增长 1D 及以上的患者，尤其是年龄低于 10 岁的儿童。

　　根据 ATOM2 的研究，像其他眼保健从业者一样，最初，我们给患者使用的是 0.01% 的阿托品。后来我们和其他人一样意识到，这个浓度不能显著减低眼轴的增长。目前 0.05% 的阿托品是我们使用的标准浓度。如果患者不能耐受不良反应（畏光和调节），可将浓度调至 0.025%。

　　这些浓度的阿托品在加拿大没有市售，需要采用复方制剂，尽管很少见，但复方制剂偶尔会出现浓度错误的情况。曾经有患者在复诊时抱怨由于浓度错误而导致的不良反应（0.1% 而不是 0.01%，或 0.5% 而不是 0.05%）。在大多数情况下，一旦使用了正确的浓度，这些问题就会得到解决。

7.2.1 联合应用

　　为数不多的研究探究了阿托品与角膜塑形镜的联合应用。最新的一个荟萃分析确定了关于这个主题的 5 个研究，结果表明联合应用比单一使用任何一种方法更有效[150]。由于所有的研究都是在短期内进行的，因此有必要等待纵向研究的结果在这个问题上作出明确的结论。

　　另一项为期 2 周的研究使用 0.01% 阿托品联合远矫正和正附加 +2.50D 的多焦软性接触镜[151]。然而这个研究并没有涉及联合策略对近视进展的影响。研究发现，联合使用药物和接触镜对受试者的双眼视觉没有显著影响，并且联合策略在所有距离上都对视力没有显著影响，耐受性良好。

　　一篇论文报告中的 3 个案例说明了联合应用同心环设计和正附加 +2.50D 的多焦软性接触镜与 0.01% 阿托品的成功[152]。每年的近视进展从联合应用前的1D增长降低为0.25D增长。这份报告是个案，未来需要更多受试者参与，并且来自不同种族的研究。

话虽如此，低浓度阿托品联合角膜接触镜可能是有益的。低浓度阿托品将瞳孔直径从1mm增加至1.5mm[153]。瞳孔直径的增大无疑增加了近视离焦，从而影响周边视网膜。由于浓度增加，控制近视的反应就更强烈。还应该注意的是，与接触镜联合使用的阿托品的浓度为0.01%，这使得该浓度找到其合适的应用情况。

8 建议

近视管理必须考虑到以下几点：

• 环境
  ◦ 建议特别是近视发生前，每天至少1h暴露在户外，近视发生后也如此。
  ◦ 讨论营养和睡眠时间的影响。
  ◦ 避免恶劣的照明条件（冷LED灯、在黑暗中工作）。
  ◦ 在屏幕上阅读和工作时，监控工作距离（Harmon距离）。
  ◦ 观察休息频率（每小时10min）。
• 双眼视觉
  ◦ 在采取任何近视管理策略之前，先治疗任何明显的双眼视觉异常。
  ◦ 评估近视警报信号并进行相应的管理。
  ◦ 根据双眼视觉的状态，选择策略。
• 模糊的控制（中心和周边）
  ◦ 不对患者欠矫。
  ◦ 定期随访。当变化达到0.50D，更换镜片。
  ◦ 戴镜最佳视力0.5或者更差，与近视进展相关[37]。

○ 避免处方和/或提供单焦近视眼镜，除非没有其他替代方案或策略可用。配戴单焦眼镜可能比不戴眼镜好。如果是配戴的单焦眼镜这种情况，尽快采取近视管理。

○ 在黄斑周围15°产生近视离焦。

○ 产生与屈光不正成正比的近视离焦，更高的近视需要更高的正附加值（剂量效应）。

- 个性化的光学策略

○ 选择最新一代的控制近视眼镜。

· 如果接触镜是禁忌的，或者孩子/父母不是足够愿意去配戴接触镜。

· 渐进镜：视近存在明显的内隐斜，并且近视进展快。

· 双光棱镜：集合不足或者视近较大外隐斜，不能成为通过视觉训练补偿的患者的首选。

· 最新的镜片设计可以被认为是接触镜的有效替代品，因为它们被认为与多焦软性接触镜和角膜塑形镜具有同等效果。

- 角膜塑形镜

○ 一般情况下，近视超过 2.50D 和/或瞳孔直径为 4.5mm 或者更小。

○ 高度近视患者，角膜塑形镜部分矫正是推荐的。

○ 必须调整镜片设计（近视管理与矫正）。

○ 在以下大多数情况下，定制设计是首选。

· 角膜散光超过 2.00D。

· 周边角膜（7mm 环）高度差超过 20μm。

· 校准中心治疗区直径与明视瞳孔。

· 通过改变泪液储存区（产生更大的正镜）增加近视离焦。

- 多焦软性接触镜

○ 近视不超过 2.50D 和/或瞳孔直径为 4.5mm 或者更小。

- 总是倾向于最高的正附加。
- 对于一个特定的患者，总是选择最不影响远视力的设计。
- 很少有多焦软性接触镜是用于近视管理的。许多设计是有效并且超说明书范围使用的。这些信息必须完全告知家长/患者。
- 月抛型硅水凝胶多焦镜片的性价比最高。
- 混合镜
  - 可以考虑在严重角膜散光患者中使用，尽管其有效性尚未通过同行评审的出版物证明。
  - 优势为完全可以定制中心区和正附加值。
- 阿托品
  - 个性化治疗（浓度、时间等）。
    - 初始浓度。
      - 单一策略：如果患者的近视在第75百分位数以上（Tideman生长图），使用0.5%的浓度。
        ◆ 提供变色渐进镜。
      - 如果在第75百分位数以下，使用0.05%的浓度。
      - 根据情况降低浓度，以预防反弹效应。
  - 提供治疗至少至15岁。
  - 15岁时，如果进展显著，继续使用低浓度阿托品。
  - 可以作为单一的疗法或者联合光学手段。
    - 如果和光学手段联合应用，降低阿托品的浓度仍然是有效的。
  - 优化角膜塑形镜的效果。

（唐昂藏 颜月 译，段昌敏 审校）

参考文献

1. Leveziel N and Gaucher D. Les Myopies. Paris: Elsevier-Masson, 2019, p.240.

2. Gatinel D. Myopie: Causes, Facteurs de risque, https://www.gatinel.com/recherche-formation/myopie-definition-mecanismes-epidemiologie-facteurs-de-risques/facteurs-de-risque-de-la-myopie/ (2021, accessed June 26 2021).

3. Carter H. Child myopia standard of care on the way, https://www.optometry.org.au/patient_care_management/child-myopia-standard-of-care-on-the-way/ (2019, accessed June 25 2021).

4. Organization WH. World report on Vision. 2019.

5. Optometry Wc. Resolution: The Standard of Care For Myopia Management by Optometrists, https://worldcouncilofoptometry.info/resolution-the-standard-of-care-for-myopia-management-by-optometrists/ (2021).

6. (UK) CoO. Guidance for Optometrists, https://www.college-optometrists.org/uploads/assets/25f80829-6cf1-44aa-a6b56fe20d215f48/Myopia-management-guidance-for-optometrists.pdf (2019, accessed June 25 2021).

7. Wolffsohn J, Calossi A, Cho P, et al. Global trends in myopia management attitudes and strategies in clinical practice – 2019 Update. Contact Lens and Anterior Eye 2019; 43. DOI: 10.1016/j.clae.2019.11.002.

8. Gifford KL, Richdale K, Kang P, et al. IMI - Clinical Management Guidelines Report. Invest Ophthalmol Vis Sci 2019; 60: M184-m203. 2019/03/01. DOI: 10.1167/iovs.18-25977.

9. Gilbert-Spear K. The Legalities of Myopia Management. Optometric Management 2020; 55: 32.

10. Michaud L, Simard P and Marcotte-Collard R. The three pillars of myopia control in practice, https://www.pointsdevue.com/article/three-pillars-myopia-control-practice. (2020, accessed May 10 2021).

11. Tedja MS, Haarman AEG, Meester-Smoor MA, et al. IMI - Myopia Genetics Report. Invest Ophthalmol Vis Sci 2019; 60: M89-m105. 2019/03/01. DOI: 10.1167/iovs.18-25965.

12. Xiong S, Sankaridurg P, Naduvilath T, et al. Time spent in outdoor activities in relation to myopia prevention and control: a meta-analysis and systematic review. Acta Ophthalmol 2017; 95: 551–566. 2017/03/03. DOI: 10.1111/aos.13403.

13. Zhao Y, Guo Y, Xiao Y, et al. The Effects of Online Homeschooling on Children, Parents, and Teachers of Grades 1–9 During the COVID-19 Pandemic. Med Sci Monit 2020; 26: e925591. 2020/09/13. DOI: 10.12659/msm.925591.

14. Wang J, Li Y, Musch DC, et al. Progression of Myopia in School-Aged Children After COVID-19 Home Confinement. JAMA Ophthalmol 2021; 139: 293–300. 2021/01/15. DOI: 10.1001/jamaophthalmol.2020.6239.

15. WHO. GUIDELINES ON PHYSICAL ACTIVITY, SEDENTARY BEHAVIOUR AND SLEEP. World Health Organization, 2019, p.36.

16. Kozeis N. Impact of computer use on children's vision. Hippokratia 2009; 13: 230–231. 2009/12/17.

17. Rosenfield M. Refractive error. Still the heart of optometry. Ophthalmic Physiol Opt 2021; 41: 211–212. 2021/02/21. DOI: 10.1111/opo.12790.

18. Jiang X, Kurihara T, Torii H, et al. Progress and Control of Myopia by Light Environments. 2018; 44: 273-278. DOI: 10.1097/icl.0000000000000548.

19. Renard G and Leid J. [The dangers of blue light: True story!]. J Fr Ophtalmol 2016; 39: 483-488. 2016/04/05. DOI: 10.1016/j.jfo.2016.02.003.

20. Hale L and Guan S. Screen time and sleep among school-aged children and adolescents: a systematic literature review. Sleep Med Rev 2015; 21: 50-58. 2014/09/07. DOI: 10.1016/j.smrv.2014.07.007.

21. Liu XN, Naduvilath TJ, Wang J, et al. Sleeping late is a risk factor for myopia development amongst school-aged children in China. Sci Rep 2020; 10: 17194. 2020/10/16. DOI: 10.1038/s41598-020-74348-7.

22. Berticat C, Mamouni S, Ciais A, et al. Probability of myopia in children with high refined carbohydrates consumption in France. BMC Ophthalmol 2020; 20: 337. 2020/08/20. DOI: 10.1186/s12886-020-01602-x.

23. Barazzoni R, Gortan Cappellari G, Ragni M, et al. Insulin resistance in obesity: an overview of fundamental alterations. Eat Weight Disord 2018; 23: 149-157. 2018/02/06. DOI: 10.1007/s40519-018-0481-6.

24. Mahto H. Natural Ways of Myopia Control: A Public Health Approach for the Prevention of Myopia Pacific, 2016.

25. Mutti DO, Mitchell GL, Hayes JR, et al. Accommodative Lag before and after the Onset of Myopia. Investigative Ophthalmology & Visual Science 2006; 47: 837-846. DOI: 10.1167/iovs.05-0888 %J Investigative Ophthalmology & Visual Science.

26. Mutti DO, Jones LA, Moeschberger ML, et al. AC/A ratio, age, and refractive error in children. Invest Ophthalmol Vis Sci 2000; 41: 2469-2478. 2000/08/11.

27. Gwiazda J, Hyman L, Hussein M, et al. A randomized clinical trial of progressive addition lenses versus single vision lenses on the progression of myopia in children. Invest Ophthalmol Vis Sci 2003; 44: 1492-1500. 2003/03/27. DOI: 10.1167/iovs.02-0816.

28. Smith EL, 3rd, Hung LF, Huang J, et al. Effects of local myopic defocus on refractive development in monkeys. Optom Vis Sci 2013; 90: 1176-1186. 2013/09/26. DOI: 10.1097/opx.0000000000000038.

29. Smith EL, 3rd, Hung LF, Huang J, et al. Effects of optical defocus on refractive development in monkeys: evidence for local, regionally selective mechanisms.

Invest Ophthalmol Vis Sci 2010; 51: 3864-3873. 2010/03/12. DOI: 10.1167/iovs.09-4969.

30. Ho WC, Wong OY, Chan YC, et al. Sign-dependent changes in retinal electrical activity with positive and negative defocus in the human eye. Vision Res 2012; 52: 47-53. 2011/11/22. DOI: 10.1016/j.visres.2011.10.017.

31. Bradley A, Nam J, Xu R, et al. Impact of contact lens zone geometry and ocular optics on bifocal retinal image quality. Ophthalmic Physiol Opt 2014; 34: 331-345. 2014/03/05. DOI: 10.1111/opo.12110.

32. Pauné J, Fonts S, Rodríguez L, et al. The Role of Back Optic Zone Diameter in Myopia Control with Orthokeratology Lenses. Journal of clinical medicine 2021; 10 2021/01/23. DOI: 10.3390/jcm10020336.

33. Walline JJ, Walker MK, Mutti DO, et al. Effect of High Add Power, Medium Add Power, or Single-Vision Contact Lenses on Myopia Progression in Children: The BLINK Randomized Clinical Trial. JAMA 2020; 324: 571-580. DOI: 10.1001/jama.2020.10834 %J JAMA.

34. Tse DY and To CH. Graded competing regional myopic and hyperopic defocus produce summated emmetropization set points in chick. Invest Ophthalmol Vis Sci 2011; 52: 8056-8062. 2011/09/14. DOI: 10.1167/iovs.10-5207.

35. Kang P, McAlinden C and Wildsoet CF. Effects of multifocal soft contact lenses used to slow myopia progression on quality of vision in young adults. Acta Ophthalmol 2017; 95: e43-e53. 2016/08/09. DOI: 10.1111/aos.13173.

36. Schulle KL, Berntsen DA, Sinnott LT, et al. Visual Acuity and Over-refraction in Myopic Children Fitted with Soft Multifocal Contact Lenses. Optom Vis Sci 2018; 95: 292-298. 2018/03/22. DOI: 10.1097/opx.0000000000001207.

37. Chung K, Mohidin N and O'Leary DJ. Undercorrection of myopia enhances rather than inhibits myopia progression. Vision Res 2002; 42: 2555-2559. 2002/11/26. DOI: 10.1016/s0042-6989(02)00258-4.

38. Logan NS and Wolffsohn JS. Role of un-correction, under-correction and over-correction of myopia as a strategy for slowing myopic progression. 2020; 103: 133-137. DOI: https://doi.org/10.1111/cxo.12978.

39. Fan DSP, Rao SK, Cheung EYY, et al. Astigmatism in Chinese preschool children: prevalence, change, and effect on refractive development. 2004; 88: 938-941. DOI: 10.1136/bjo.2003.030338 %J British Journal of Ophthalmology.

40. C. F, A. L and D. M. High Myopia: the specificities of refraction and optical equipmen. Point de vue Int Rev Opht Optics 2016; 73.

41. Herzberg C and Carracedo G. A look at Progress in Orthokeratology. Point de vue Int Rev Opht Optics 2016; 73: 6-11.

42. Morgan P, Woods C, Tranoudis I, et al. International Contact Lens Prescribing in 2018. CL Spectrum 2019; 34: 26-32.

43. Vincent SJ, Cho P, Chan KY, et al. CLEAR - Orthokeratology. Cont Lens Anterior Eye 2021; 44: 240-269. 2021/03/30. DOI: 10.1016/j.clae.2021.02.003.

44. Marcotte-Collard R, Simard P and Michaud L. Analysis of Two Orthokeratology Lens Designs and Comparison of Their Optical Effects on the Cornea. Eye Contact Lens 2018; 44: 322-329. 2018/03/01. DOI: 10.1097/icl.0000000000000495.

45. Chen Z, Xue F, Zhou J, et al. Prediction of Orthokeratology Lens Decentration with Corneal Elevation. Optom Vis Sci 2017; 94: 903-907. 2017/07/26. DOI: 10.1097/opx.0000000000001109.

46. Bullimore MA and Johnson LA. Overnight orthokeratology. Cont Lens Anterior Eye 2020; 43: 322-332. 2020/04/26. DOI: 10.1016/j.clae.2020.03.018.

47. Liu YM and Xie P. The Safety of Orthokeratology--A Systematic Review. Eye Contact Lens 2016; 42: 35-42. 2015/12/26. DOI: 10.1097/icl.0000000000000219.

48. Hiraoka T, Sekine Y, Okamoto F, et al. Safety and efficacy following 10-years of overnight orthokeratology for myopia control. Ophthalmic Physiol Opt 2018; 38: 281-289. 2018/04/25. DOI: 10.1111/opo.12460.

49. Cheung SW, Lam C and Cho P. Parents' knowledge and perspective of optical methods for myopia control in children. Optom Vis Sci 2014; 91: 634-641. 2014/05/09. DOI: 10.1097/opx.0000000000000259.

50. Bennett ES, Barnett M and Pal S. Clinical controversies: myopia management. CL Spectrum 2019; 34: 33-38.

51. He M, Du Y, Liu Q, et al. Effects of orthokeratology on the progression of low to moderate myopia in Chinese children. BMC Ophthalmol 2016; 16: 126. 2016/07/29. DOI: 10.1186/s12886-016-0302-5.

52. Chen C, Cheung SW and Cho P. Myopia control using toric orthokeratology (TO-SEE study). Invest Ophthalmol Vis Sci 2013; 54: 6510-6517. 2013/09/05. DOI: 10.1167/iovs.13-12527.

53. Charm J and Cho P. High myopia-partial reduction orthokeratology (HM-PRO): study design. Cont Lens Anterior Eye 2013; 36: 164-170. 2013/03/23. DOI: 10.1016/j.clae.2013.02.012.

54. Guo B, Cheung SW, Kojima R, et al. One-year results of the Variation of Orthokeratology Lens Treatment Zone (VOLTZ) Study: a prospective randomised clinical trial. Ophthalmic Physiol Opt 2021; 41: 702-714. 2021/05/16. DOI: 10.1111/opo.12834.

55. Benavente-Perez A, Nour A and Troilo D. Axial eye growth and refractive error development can be modified by exposing the peripheral retina to relative myopic or hyperopic defocus. Invest Ophthalmol Vis Sci 2014; 55: 6765-6773. 2014/09/06. DOI: 10.1167/iovs.14-14524.

56. Li SM, Kang MT, Wu SS, et al. Efficacy, Safety and Acceptability of Orthokeratology on Slowing Axial Elongation in Myopic Children by Meta-Analysis. Curr Eye Res 2016; 41: 600-608. 2015/08/04. DOI: 10.3109/02713683.2015.1050743.

57. Mountford J, Ruston D and Dave T. Orthokeratology: principles and practice. Butterworth-Heinemann Medical, 2004.

58. Chan B, Cho P and Mountford J. The validity of the Jessen formula in overnight orthokeratology: A retrospective study. Ophthalmic & physiological optics : the journal of the British College of Ophthalmic Opticians (Optometrists) 2008; 28: 265-268. DOI: 10.1111/j.1475-1313.2008.00545.x.

59. Chen CC, Cheung SW and Cho P. Toric orthokeratology for highly astigmatic children. Optom Vis Sci 2012; 89: 849-855. 2012/05/09. DOI: 10.1097/OPX.0b013e318257c20f.

60. Patterson TC. Orthokeratology: changes to the corneal curvature and the effect on refractive power due to the sagittal length change. Journal of the American Optometric Association 1975; 46: 719-729. 1975/07/01.

61. Michaud L and Simard P. Myopia control with Ortho-K. CL Spectrum 2017; 32: 20-26.

62. Frogozo M. Troubleshooting orthokeratology for myopia management. CL Spectrum 2020; 35: 31-35.

63. Rosencrans L and Caroline P. Modern Aspheric Orthokeratology Lens Designs of Varying Optical Zone Diameter. Am Acad Optom. 2017.

64. Carracedo G, Espinosa-Vidal TM, Martinez-Alberquilla I, et al. The Topographical Effect of Optical Zone Diameter in Orthokeratology Contact Lenses in High Myopes. J Ophthalmol 2019; 2019: 1082472. 2019/02/06. DOI: 10.1155/2019/1082472.

65. Wildsoet CF, Chia A, Cho P, et al. IMI - Interventions Myopia Institute: Interventions for Controlling Myopia Onset and Progression Report. Invest Ophthalmol Vis Sci 2019; 60: M106-m131. 2019/03/01. DOI: 10.1167/iovs.18-25958.

66. Lopes-Ferreiraa D, Ribeiroa C, Maiaa R, et al. Peripheral myopization using a dominant design multifocal contact lens. J Optom 2011; 4: 14-21.

67. Mountford J and Noack D. A mathematical model for corneal shape changes associated with Ortho-K. CL Spectrum 1998; 13: 21-25.

68. Mandell R. Contact Lens Practice. 4th ed. Chicago, Illinois: Charles C. Thomas, 1978.

69. Herzberg C. An Update on Orthokeratology. CL Spectrum 2010.

70. Hu P, Zhao Y, Chen D, et al. The safety of orthokeratology in myopic children and analysis of related factors. Cont Lens Anterior Eye 2021; 44: 89-93. 2020/09/12. DOI: 10.1016/j.clae.2020.08.011.

71. Fadel D. Ortho-K: The future fitting of scleral lenses ? Golbal Specialty Lens Symposium. Las Vegas 2017.

72. Tkatchenko TV, Troilo D, Benavente-Perez A, et al. Gene expression in response to optical defocus of opposite signs reveals bidirectional mechanism of visually

guided eye growth. PLOS Biology 2018; 16: e2006021. DOI: 10.1371/journal.
pbio.2006021.

73. Tarrant J, Severson H and Wildsoet CF. Accommodation in emmetropic and
myopic young adults wearing bifocal soft contact lenses. Ophthalmic Physiol
Opt 2008; 28: 62-72. 2008/01/19. DOI: 10.1111/j.1475-1313.2007.00529.x.

74. Walline JJ. Myopia control in 2019. CL Spectrum 2019; 34: 18-21, 23-25.

75. Jones L, Drobe B, González-Méijome JM, et al. IMI - Industry Guidelines and
Ethical Considerations for Myopia Control Report. Invest Ophthalmol Vis Sci
2019; 60: M161-m183. 2019/03/01. DOI: 10.1167/iovs.18-25963.

76. Part 1: Vocabulary, Classification System and Recommendations for Labelling
Specifications.

77. Remón L, Pérez-Merino P, Macedo-de-Araújo RJ, et al. Bifocal and Multifocal
Contact Lenses for Presbyopia and Myopia Control. J Ophthalmol 2020; 2020:
8067657. 2020/04/23. DOI: 10.1155/2020/8067657.

78. Liu Y and Wildsoet C. The effect of two-zone concentric bifocal spectacle
lenses on refractive error development and eye growth in young chicks. Invest
Ophthalmol Vis Sci 2011; 52: 1078-1086. 2010/09/24. DOI: 10.1167/iovs.10-5716.

79. Anstice NS and Phillips JR. Effect of dual-focus soft contact lens wear on
axial myopia progression in children. Ophthalmology 2011; 118: 1152-1161.
2011/02/01. DOI: 10.1016/j.ophtha.2010.10.035.

80. Chamberlain P, Peixoto-de-Matos SC, Logan NS, et al. A 3-year Randomized
Clinical Trial of MiSight Lenses for Myopia Control. Optom Vis Sci 2019; 96:
556-567. 2019/07/26. DOI: 10.1097/opx.0000000000001410.

81. Walline JJ, Greiner KL, McVey ME, et al. Multifocal contact lens myopia
control. Optom Vis Sci 2013; 90: 1207-1214. 2013/09/26. DOI: 10.1097/
opx.0000000000000036.

82. Aller TA, Liu M and Wildsoet CF. Myopia Control with Bifocal Contact Lenses:
A Randomized Clinical Trial. Optom Vis Sci 2016; 93: 344-352. 2016/01/20.
DOI: 10.1097/opx.0000000000000808.

83. Cooper J, O'Connor B, Watanabe R, et al. Case Series Analysis of Myopic
Progression Control With a Unique Extended Depth of Focus Multifocal Contact
Lens. Eye Contact Lens 2017 2017/10/21. DOI: 10.1097/icl.0000000000000440.

84. Aller TA. Myopia progression before and after fitting with the NaturalVue
multifocal contact lens – a case series analysis. Investigative Ophthalmology &
Visual Science 2018; 59: 4770-4770.

85. Lam CS, Tang WC, Tse DY, et al. Defocus Incorporated Soft Contact (DISC)
lens slows myopia progression in Hong Kong Chinese schoolchildren: a 2-year
randomised clinical trial. Br J Ophthalmol 2014; 98: 40-45. 2013/10/31. DOI:
10.1136/bjophthalmol-2013-303914.

86. Pauné J, Morales H, Armengol J, et al. Myopia Control with a Novel Peripheral Gradient Soft Lens and Orthokeratology: A 2-Year Clinical Trial. BioMed research international 2015; 2015: 507572. 2015/11/26. DOI: 10.1155/2015/507572.

87. Fuller D. Extended Depth-of-Focus Optics: A Guide for Optometrists. Rev Optom 2019.

88. Bruce AS and Catania LJ. Clinical applications of wavefront refraction. Optom Vis Sci 2014; 91: 1278-1286. 2014/09/13. DOI: 10.1097/opx.0000000000000377.

89. Lau JK, Vincent SJ, Cheung S-W, et al. Higher-Order Aberrations and Axial Elongation in Myopic Children Treated With Orthokeratology. Investigative Ophthalmology & Visual Science 2020; 61: 22-22. DOI: 10.1167/iovs.61.2.22 %J Investigative Ophthalmology & Visual Science.

90. Lombardo M and Lombardo G. Wave aberration of human eyes and new descriptors of image optical quality and visual performance. J Cataract Refract Surg 2010; 36: 313-331. 2010/02/16. DOI: 10.1016/j.jcrs.2009.09.026.

91. Buehren T and Collins MJ. Accommodation stimulus-response function and retinal image quality. Vision Res 2006; 46: 1633-1645. 2005/07/26. DOI: 10.1016/j.visres.2005.06.009.

92. Dash N. Extended Depth of Focus: Far Reaching Potential for Change, https://www.mieducation.com/pages/extended-depth-of-focus-far-reaching-potential-for-change (2019, accessed July 6 2021).

93. Jaisankar D, Liu Y, Kollbaum P, et al. Nasal-temporal asymmetry in peripheral refraction with an aspheric myopia control contact lens. Biomed Opt Express 2020; 11: 7376-7394. 2021/01/08. DOI: 10.1364/boe.406101.

94. Sankaridurg P, Bakaraju RC, Naduvilath T, et al. Myopia control with novel central and peripheral plus contact lenses and extended depth of focus contact lenses: 2 year results from a randomised clinical trial. Ophthalmic Physiol Opt 2019 2019/06/11. DOI: 10.1111/opo.12621.

95. Tilia D, Sha J, Thomas V, et al. Vision Performance and Accommodative/Binocular Function in Children Wearing Prototype Extended Depth-of-Focus Contact Lenses. Eye Contact Lens 2019; 45: 260-270. 2019/01/03. DOI: 10.1097/icl.0000000000000570.

96. Gregory HR, Nti AN, Wolffsohn JS, et al. Visual Performance of Center-distance Multifocal Contact Lenses Fit Using a Myopia Control Paradigm. Optom Vis Sci 2021; 98: 272-279. 2021/03/28. DOI: 10.1097/opx.0000000000001665.

97. Przekoracka K, Michalak K, Olszewski J, et al. Contrast sensitivity and visual acuity in subjects wearing multifocal contact lenses with high additions designed for myopia progression control. Cont Lens Anterior Eye 2020; 43: 33-39. 2019/12/18. DOI: 10.1016/j.clae.2019.12.002.

98. Przekoracka K, Michalak KP, Olszewski J, et al. Computerised dynamic posturography for postural control assessment in subjects wearing multifocal

contact lenses dedicated for myopia control. Ophthalmic Physiol Opt 2021; 41: 486-495. 2021/05/02. DOI: 10.1111/opo.12818.

99. Paune J, Queiros A, Quevedo L, et al. Peripheral myopization and visual performance with experimental rigid gas permeable and soft contact lens design. Cont Lens Anterior Eye 2014; 37: 455-460. 2014/09/15. DOI: 10.1016/j.clae.2014.08.001.

100. Martins C, Amorim-De-Sousa A, Faria-Ribeiro M, et al. Visual Performance and High-Order Aberrations with Different Contact Lens Prototypes with Potential for Myopia Control. Curr Eye Res 2020; 45: 24-30. 2019/07/18. DOI: 10.1080/02713683.2019.1645182.

101. Li Z, Hu Y, Cui D, et al. Change in subfoveal choroidal thickness secondary to orthokeratology and its cessation: a predictor for the change in axial length. Acta Ophthalmol 2019; 97: e454-e459. 2018/10/06. DOI: 10.1111/aos.13866.

102. Chiang ST, Chen TL and Phillips JR. Effect of Optical Defocus on Choroidal Thickness in Healthy Adults With Presbyopia. Invest Ophthalmol Vis Sci 2018; 59: 5188-5193. 2018/10/30. DOI: 10.1167/iovs.18-24815.

103. Tang T, Yu Z, Xu Q, et al. A machine learning-based algorithm used to estimate the physiological elongation of ocular axial length in myopic children. Eye Vis (Lond) 2020; 7: 50. 2020/10/27. DOI: 10.1186/s40662-020-00214-2.

104. Marcotte-Collard R and Michaud L. A clinical study sheds new light on the efficacy of soft multifocal contact lenses used for the management of myopia. Soft special edition 2021.

105. Tepelus TC and Schaeffel F. Individual set-point and gain of emmetropization in chickens. Vision Res 2010; 50: 57-64. 2009/10/13. DOI: 10.1016/j.visres.2009.10.006.

106. Simard P, Marcotte-Collard R, Michaud L, et al. Medical Device and Method for Management of Ocular Axial length Growth in the context of refractive error evolution. International, 2018.

107. Michaud L and Fodi C. Accuracy of ocular parameters measurement with the use of 6 devices. Cont Lens Anterior Eye 2018; 41 S48. DOI: https://doi.org/10.1016/j.clae.2018.03.016.

108. Brown J, Connelly M, Nickols C, et al. Developmental Changes of Normal Pupil Size and Reactivity in Children. Journal of Pediatric Ophthalmology & Strabismus 2015; 52: 147-151. DOI: 10.3928/01913913-20150317-11.

109. Orr JB, Seidel D, Day M, et al. Is Pupil Diameter Influenced by Refractive Error? Optom Vis Sci 2015; 92: 834-840. 2015/05/24. DOI: 10.1097/opx.0000000000000627.

110. Smith EL. Optical treatment strategies to slow myopia progression: effects of the visual extent of the optical treatment zone. Experimental eye research 2013; 114: 77-88.

111. Bakaraju RC, Ehrmann K, Ho A, et al. Inherent ocular spherical aberration and multifocal contact lens optical performance. Optom Vis Sci 2010; 87: 1009-1022. 2010/11/03. DOI: 10.1097/OPX.0b013e3181fbad60.

112. Chalmers RL, Hickson-Curran SB, Keay L, et al. Rates of adverse events with hydrogel and silicone hydrogel daily disposable lenses in a large postmarket surveillance registry: the TEMPO Registry. Invest Ophthalmol Vis Sci 2015; 56: 654-663. 2015/01/13. DOI: 10.1167/iovs.14-15582.

113. Harvitt DM and Bonanno JA. Re-evaluation of the oxygen diffusion model for predicting minimum contact lens Dk/t values needed to avoid corneal anoxia. Optom Vis Sci 1999; 76: 712-719. 1999/10/19.

114. Ramdass S. CAN MULTIFOCAL HYBRIDS SLOW MYOPIA PROGRESSION? CL Spectrum 2020; 35: 18.

115. Michaud L, Simard P and Marcotte-Collard R. Defining a Strategy for Myopia Control. A systematic approach can help practitioners more effectively implement myopia control into practice. CL Spectrum 2016; 31: 36-42.

116. Huang J, Wen D, Wang Q, et al. Efficacy Comparison of 16 Interventions for Myopia Control in Children: A Network Meta-analysis. Ophthalmology 2016; 123: 697-708. 2016/02/02. DOI: 10.1016/j.ophtha.2015.11.010.

117. Ang M, Flanagan JL, Wong CW, et al. Review: Myopia control strategies recommendations from the 2018 WHO/IAPB/BHVI Meeting on Myopia. Br J Ophthalmol 2020; 104: 1482-1487. 2020/02/28. DOI: 10.1136/bjophthalmol-2019-315575.

118. Walline JJ, Mutti DO, Zadnik K, et al. Development of phoria in children. Optom Vis Sci 1998;75:605-610.1998/09/12.DOI:10.1097/00006324-199808000-00026.

119. Cheng D, Woo GC, Drobe B, et al. Effect of bifocal and prismatic bifocal spectacles on myopia progression in children: three-year results of a randomized clinical trial. JAMA Ophthalmol 2014; 132: 258-264. 2014/01/18. DOI: 10.1001/jamaophthalmol.2013.7623.

120. Ekdawi NS, Nusz KJ, Diehl NN, et al. The development of myopia among children with intermittent exotropia. Am J Ophthalmol 2010; 149: 503-507. 2010/02/23. DOI: 10.1016/j.ajo.2009.10.009.

121. Berntsen DA, Barr CD, Mutti DO, et al. Peripheral defocus and myopia progression in myopic children randomly assigned to wear single vision and progressive addition lenses. Invest Ophthalmol Vis Sci 2013; 54: 5761-5770. 2013/07/11. DOI: 10.1167/iovs.13-11904.

122. Sankaridurg P, Donovan L, Varnas S, et al. Spectacle lenses designed to reduce progression of myopia: 12-month results. Optom Vis Sci 2010; 87: 631-641. 2010/07/14. DOI: 10.1097/OPX.0b013e3181ea19c7.

123. Kanda H, Oshika T, Hiraoka T, et al. Effect of spectacle lenses designed to reduce relative peripheral hyperopia on myopia progression in Japanese children: a 2-year

multicenter randomized controlled trial. Japanese journal of ophthalmology 2018; 62: 537-543. 2018/08/08. DOI: 10.1007/s10384-018-0616-3.

124. Charman WN and Radhakrishnan H. Peripheral refraction and the development of refractive error: a review. Ophthalmic Physiol Opt 2010; 30: 321-338. 2010/07/16. DOI: 10.1111/j.1475-1313.2010.00746.x.

125. Theagarayan B, Radhakrishnan H, Allen PM, et al. The effect of altering spherical aberration on the static accommodative response. Ophthalmic Physiol Opt 2009; 29: 65-71. 2009/01/22. DOI: 10.1111/j.1475-1313.2008.00610.x.

126. Yeao A. PD, Drobe B., Koh P. Myopia and Effective Management Solutions. Point de vue Int Rev Opht Optics 2016.

127. Bao J, Yang A, Huang Y, et al. One-year myopia control efficacy of spectacle lenses with aspherical lenslets. 2021: bjophthalmol-2020-318367. DOI: 10.1136/bjophthalmol-2020-318367 %J British Journal of Ophthalmology.

128. Lam CSY, Tang WC, Lee PH, et al. Myopia control effect of defocus incorporated multiple segments (DIMS) spectacle lens in Chinese children: results of a 3-year follow-up study. British Journal of Ophthalmology 2021: bjophthalmol-2020-317664. DOI: 10.1136/bjophthalmol-2020-317664.

129. Greenwald SH, Kuchenbecker JA, Rowlan JS, et al. Role of a Dual Splicing and Amino Acid Code in Myopia, Cone Dysfunction and Cone Dystrophy Associated with L/M Opsin Interchange Mutations. Translational vision science & technology 2017; 6: 2. 2017/05/19. DOI: 10.1167/tvst.6.3.2.

130. Rappon J, Neitz J and Neitz M. Novel DOT lenses from Sight Glass Vision show great promise to fight myopia. Rev Myopia Management 2020.

131. Neitz J, Neitz M, Young G, et al. CYPRESS 12-month Results: Safety and Efficacy from a Pivotal Study of Novel Spectacle Lenses Designed to Reduce Myopia Progression American Academt of Optometry. 2020.

132. Li Y, Fu Y, Wang K, et al. Evaluating the myopia progression control efficacy of defocus incorporated multiple segments (DIMS) lenses and Apollo progressive addition spectacle lenses (PALs) in 6- to 12-year-old children: study protocol for a prospective, multicenter, randomized controlled trial. Trials 2020; 21: 279. DOI: 10.1186/s13063-020-4095-8.

133. Baitch L, Selenow A, Joshi N, et al. Can Augmented reality slow myopia ? Rev Myopia Management 2021.

134. Upadhyay A and Beuerman RW. Biological Mechanisms of Atropine Control of Myopia. 2020; 46: 129-135. DOI: 10.1097/icl.0000000000000677.

135. Ford KJ and Feller MB. Assembly and disassembly of a retinal cholinergic network. Vis Neurosci 2012; 29: 61-71. 2011/07/27. DOI: 10.1017/s0952523811000216.

136. Chia A, Chua WH, Wen L, et al. Atropine for the treatment of childhood myopia: changes after stopping atropine 0.01%, 0.1% and 0.5%. Am J Ophthalmol 2014; 157: 451-457 e451. 2013/12/10. DOI: 10.1016/j.ajo.2013.09.020.

137. Chia A, Lu QS and Tan D. Five-Year Clinical Trial on Atropine for the Treatment of Myopia 2: Myopia Control with Atropine 0.01% Eyedrops. Ophthalmology 2016; 123: 391-399. 2015/08/15. DOI: 10.1016/j.ophtha.2015.07.004.

138. Clark TY and Clark RA. Atropine 0.01% Eyedrops Significantly Reduce the Progression of Childhood Myopia. J Ocul Pharmacol Ther 2015; 31: 541-545. 2015/07/29. DOI: 10.1089/jop.2015.0043.

139. Galvis V, Tello A, Parra MM, et al. Topical Atropine in the Control of Myopia. Med Hypothesis Discov Innov Ophthalmol 2016; 5: 78-88. 2017/03/16.

140. Gong Q, Janowski M, Luo M, et al. Efficacy and Adverse Effects of Atropine in Childhood Myopia: A Meta-analysis. JAMA Ophthalmol 2017; 135: 624-630. 2017/05/12. DOI: 10.1001/jamaophthalmol.2017.1091.

141. Tan DT, Lam DS, Chua WH, et al. One-year multicenter, double-masked, placebo-controlled, parallel safety and efficacy study of 2% pirenzepine ophthalmic gel in children with myopia. Ophthalmology 2005; 112: 84-91. 2005/01/05. DOI: 10.1016/j.ophtha.2004.06.038.

142. Leo SW and Young TL. An evidence-based update on myopia and interventions to retard its progression. J aapos 2011; 15: 181-189. 2011/05/21. DOI: 10.1016/j.jaapos.2010.09.020.

143. Yam JC, Jiang Y, Tang SM, et al. Low-Concentration Atropine for Myopia Progression (LAMP) Study: A Randomized, Double-Blinded, Placebo-Controlled Trial of 0.05%, 0.025%, and 0.01% Atropine Eye Drops in Myopia Control. Ophthalmology 2019; 126: 113-124. 2018/12/06. DOI: 10.1016/j.ophtha.2018.05.029.

144. Li FF, Zhang Y, Zhang X, et al. Age Effect on Treatment Responses to 0.05%, 0.025%, and 0.01% Atropine: Low-Concentration Atropine for Myopia Progression Study. Ophthalmology 2021; 128: 1180-1187. 2021/01/11. DOI: 10.1016/j.ophtha.2020.12.036.

145. Tran HDM, Tran YH, Tran TD, et al. A Review of Myopia Control with Atropine. J Ocul Pharmacol Ther 2018; 34: 374-379. 2018/05/02. DOI: 10.1089/jop.2017.0144.

146. Jonas JB, Ang M, Cho P, et al. IMI Prevention of Myopia and Its Progression. Invest Ophthalmol Vis Sci 2021; 62: 6. 2021/04/29. DOI: 10.1167/iovs.62.5.6.

147. CW Klaver C, Polling JR and Group EMR. Myopia management in the Netherlands. 2020; 40: 230-240. DOI: https://doi.org/10.1111/opo.12676.

148. Tideman JWL, Polling JR, Vingerling JR, et al. Axial length growth and the risk of developing myopia in European children. Acta ophthalmologica 2018; 96: 301-309. 2017/12/19. DOI: 10.1111/aos.13603.

149. North RV and Kelly ME. A review of the uses and adverse effects of topical administration of atropine. Ophthalmic Physiol Opt 1987; 7: 109-114. 1987/01/01. DOI: 10.1111/j.1475-1313.1987.tb01004.x.

150. Gao C, Wan S, Zhang Y, et al. The Efficacy of Atropine Combined With Orthokeratology in Slowing Axial Elongation of Myopia Children: A Meta-Analysis. Eye Contact Lens 2021; 47: 98-103. 2020/10/17. DOI: 10.1097/icl.0000000000000746.

151. Huang J, Mutti DO, Jones-Jordan LA, et al. Bifocal & Atropine in Myopia Study: Baseline Data and Methods. Optometry and vision science : official publication of the American Academy of Optometry 2019; 96: 335-344. DOI: 10.1097/OPX.0000000000001378.

152. Erdinest N, London N, Levinger N, et al. Myopia Control with Combination Low-Dose Atropine and Peripheral Defocus Soft Contact Lenses: A Case Series. Case Reports in Ophthalmology 2021; 12: 548-554. DOI: 10.1159/000515568.

153. Kaymak H, Fricke A, Mauritz Y, et al. Short-term effects of low-concentration atropine eye drops on pupil size and accommodation in young adult subjects. Graefe's archive for clinical and experimental ophthalmology = Albrecht von Graefes Archiv fur klinische und experimentelle Ophthalmologie 2018; 256: 2211-2217. 2018/08/25. DOI: 10.1007/s00417-018-4112-8.

第 5 章

理论到实践

Langis Michaud，Remy Marcotte-Collard，
Patrick Simard，Mhamed Ouzzani

1 引言

成功不是终点，失败并非末日。重要的是继续前进的勇气。

——温斯顿·丘吉尔

丘吉尔的这句话非常适用于近视管理。每个病例都是独一无二的，在患者有近视进展风险的情况下，时常要冒些风险采取相应的措施。近视的进展从来都不是线性增加的，正如病情的稳定状态从来都不是完全终止的。

在患者的整个近视变化过程中，需要有持续进行近视管理的决心。它要求有质疑自己的能力，考虑不同的干预选择，并不断修改近视管理策略以获得成功。因此，近视管理的过程也是非常有趣的。每一个病例都教会了我们一些新的东西，并且这种经验也让我们变得更好，能为遇到的每个患者都进行近视管理策略和方法的个性化定制。

在前面几章中，我们概述了国际专家组发布的指南的理论和共识方法，并阐述了其临床意义。我们也解释了蒙特利尔大学提倡的近视和眼轴长度的管理方法。在不同的情况下采取相关近视干预措施的理论基础也很明确。

这些理论概念能很好地转化为实践吗？所建议的方法是成功还是失败的？以下内容报告了根据蒙特利尔经验治疗的患者和特定临床病例的回顾性研究数据，阐述了近视管理和眼轴长度的各种可能性。

2 一项回顾性研究

为了验证蒙特利尔经验中采用的策略，我们对一个队列在大学视光学诊所随访了2年的患者进行了回顾性研究，其结果发表在同行评审期刊上[1]。简单来说，该结果根据研究目的采用复杂统计模型来进行分析。在逐步选择过程结束时，依次删除了不具有统计学意义的模型项，剩余9个模型项：月份、方法、月份与方法的交互作用、屈光度（等效球镜度）、等效球镜度与方法的交互作用、性别、年龄、年龄与月份以及年龄与方法的交互作用。保留了298份文件进行统计分析。受试者年龄范围为9.7~12.5岁。基线眼轴长度范围为24.9~25.3mm，等效球镜度平均值为−3.70D±1.7D。该项研究的受试者为中度至重度近视和近视快速进展者。在这个年龄段，他们的屈光度分布位于Tideman眼轴生长曲线图的第95百分位点上，这意味着未来发展成高度近视的风险很高。该研究人群包括白人（34%）、亚洲裔（44%）和其他族裔（22%）。总体而言，该研究结果表明根据方法和月份不同而使得结果有所差异。年龄、性别和等效球镜度没有统计学差异。所采用的所有方法都能有效减缓眼轴的自然生长（图5.1）。当使用较小光学区的OK镜时，眼轴长度增量最低（0.249mm），而单独使用低浓度（0.01%或0.25%）阿托品时，眼轴长度增量最高（0.376mm）（见表5.1）。在近视控制干预的第1年和第2年，与其他方法相比，OK镜的控制效果更佳，差异具有统计学意义。

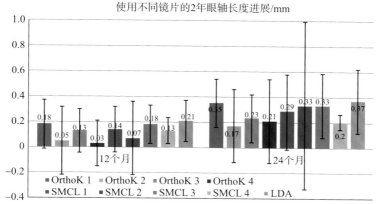

注：OrthoK，OK 镜；OrthoK 1，paragon CRT；OrthoK 2，个性化 OK 镜（U de M template-RGP 设计器）；OrthoK 3，DRL OK 镜（Precilens）；OrthoK 4，梦幻镜片（博士伦）；SMCL，多焦软性接触镜；SMCL 1，SenofilconA（Oasys for Presbyopia，强生）；SMCL 2，Comfilcon A（Biofinity MF-D design，库博光学）；SMCL 3，Omafilcon A（Proclear Toric MF-D Design，库博光学）；SMCL 4，Etafilcon A（Mysight，库博光学）；LDA = 低浓度（0.01% 或 0.025%）阿托品。

图5.1 不同近视控制方法的2年眼轴增长变化比较[2]

表5.1 2年的眼轴长度增量详细数据[1]

控制方法	时间点	眼别	
		右眼/mm	左眼/mm
OrthoK 1	基线	24.97 ± 0.71（N = 49）	24.94 ± 0.75（N = 51）
	6个月	25.10 ± 0.76（N = 17）	25.10 ± 0.82（N = 17）
	12个月	25.15 ± 0.72（N = 40）	25.11 ± 0.76（N = 41）
	24个月	25.26 ± 0.75（N = 36）	25.20 ± 0.79（N = 37）
OrthoK 2	基线	24.98 ± 0.77（N = 49）	25.02 ± 0.81（N = 46）
	6个月	25.05 ± 0.75（N = 40）	25.02 ± 0.78（N = 40）
	12个月	25.00 ± 0.80（N = 44）	25.07 ± 0.81（N = 42）
	24个月	25.20 ± 0.98（N = 19）	25.42 ± 0.90（N = 17）
OrthoK 3	基线	25.13 ± 0.94（N = 17）	25.20 ± 1.04（N = 18）
	6个月	25.26 ± 0.82（N = 7）	25.29 ± 0.86（N = 7）
	12个月	25.27 ± 0.90（N = 16）	25.34 ± 1.04（N = 16）
	24个月	25.21 ± 0.88（N = 11）	25.27 ± 1.05（N = 11）

续表

控制方法	时间点	眼别	
		右眼/mm	左眼/mm
OrthoK 4	基线	25.38 ± 0.69（N = 21）	25.35 ± 0.66（N = 22）
	6个月	25.44 ± 0.74（N = 4）	25.39 ± 0.59（N = 5）
	12个月	25.72 ± 0.79（N = 13）	25.73 ± 0.76（N = 13）
	24个月	25.52 ± 0.74（N = 15）	25.61 ± 0.72（N = 15）
SMCL 1	基线	25.18 ± 1.03（N = 50）	25.19 ± 1.04（N = 50）
	6个月	25.03 ± 1.13（N = 31）	25.07 ± 1.14（N = 30）
	12个月	25.27 ± 1.10（N = 43）	25.28 ± 1.12（N = 42）
	24个月	25.64 ± 1.08（N = 22）	25.64 ± 1.08（N = 24）
SMCL 2	基线	25.18 ± 0.90（N = 25）	25.22 ± 0.88（N = 25）
	6个月	25.21 ± 1.08（N = 13）	25.38 ± 1.02（N = 13）
	12个月	25.09 ± 0.93（N = 16）	25.13 ± 0.89（N = 16）
	24个月	25.54 ± 0.97（N = 10）	25.74 ± 0.93（N = 10）
SMCL 3	基线	25.32 ± 1.03（N = 22）	25.38 ± 1.23（N = 22）
	6个月	25.49 ± 1.30（N = 8）	25.59 ± 1.68（N = 8）
	12个月	25.46 ± 1.06（N = 18）	25.48 ± 1.16（N = 18）
	24个月	26.04 ± 1.39（N = 9）	26.23 ± 1.59（N = 9）
SMCL 4	基线	25.05 ± 1.13（N = 15）	24.89 ± 1.13（N = 16）
	6个月	25.00 ± 0.94（N = 9）	24.92 ± 0.99（N = 9）
	12个月	25.30 ± 1.41（N = 8）	25.06 ± 1.39（N = 9）
	24个月	25.30 ± 1.76（N = 5）	25.34 ± 1.75（N = 5）
低浓度阿托品	基线	24.90 ± 1.11（N = 42）	24.88 ± 1.15（N = 42）
	6个月	25.14 ± 1.06（N = 32）	25.17 ± 1.12（N = 32）
	12个月	25.09 ± 1.07（N = 34）	25.04 ± 1.12（N = 33）
	24个月	25.31 ± 1.12（N = 19）	25.39 ± 1.08（N = 19）

注：缩写见图5.1的图注。

所有的结果如图5.2所示[1]。

该研究结果证实，第1年的治疗效果随着时间的推移而下降。第2年的眼轴增长似乎比早期治疗阶段的增长更为明显。

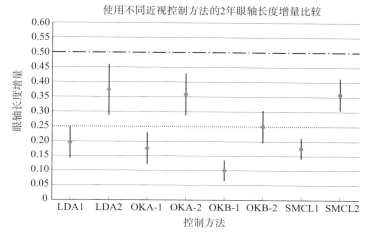

图5.2　采用近视管理策略与历史对照组的眼轴长度增量比较

这一趋势与其他研究和用于近视管理和眼轴研究的设备结果是相似的。

　　有趣的是，大部分受试者都能保持眼轴长度的增量低于自然进展量（历史对照组），尤其是使用小光学区OK镜。无论患者的近视屈光度是多少，由于个性化设计的小光学区OK镜产生的近视离焦量最小有75μm的范围，可提供更高的近视离焦量。由于是小光学区，近视离焦区域被校准在瞳孔区域，所以近视离焦量又增加了。因此可以得出结论，正如在动物研究[3]、人眼配戴多焦镜片[4]，或通过视网膜电图技术[5]中已经提到并证实的那样，近视控制效果存在剂量效应。

小结

　　所有的近视控制方法都能在 2 年内很好地控制中度到重度近视者、近视进展迅速者和高度近视高风险（第 95 百分位点）人群的眼轴增长。

　　小光学区的个性化 OK 镜控制眼轴增长比其他近视控制方法更有效。

　　所有用于控制近视进展的软性接触镜都有良好的管理效果，与其他近视控制方法相比，眼轴长度增量没有统计学差异。

　　与历史对照组相比 2 年的眼轴长度增量：

- 低浓度阿托品治疗的眼轴长度增量减少了 0.124mm。
- 配戴 OK 镜 1（大光学区 OK 镜）的眼轴长度增量减少了 0.141mm。
- 配戴个性化 OK 镜（U de M template）的眼轴长度增量减少了 0.251mm。
- 配戴任何一种多焦软性接触镜（各种不同设计）的眼轴长度增量减少了 0.142mm。

　　现在，让我们借助几个病例报告来看看这种近视控制方法的临床应用，它们不是最简单的病例。需要注意的是，蒙特利尔大学诊所是一个转诊中心，大多数接受咨询的患者都处于近视进展失控状态，或者在基线时近视度数已较高，这增加了对他们进行恰当管理的挑战性。

　　这里介绍的部分病例管理可能并不是完全成功的。选择这些病例是为了证实这些年我们研究近视控制的付出和经历。最后，管理和及时调整我们的策略以适用于不同的患者是至关重要的，尽管从书面上看，这可能不是最佳选择。因此，近视管理策略应该是针对每一个近视患儿进行个性化定制的。

> **注**
>
> 　　对于接下来的内容，将使用色码来评估高度近视的可能性，定义为近视预警（myopia alert，MA）。
>
>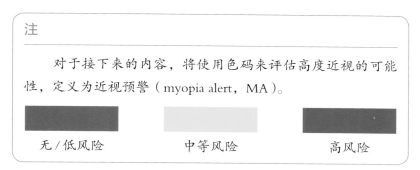
>
> 　　无 / 低风险　　　　　中等风险　　　　　高风险

病例报告1　任何时候都不算晚

❏ 概述

　　该病例报告描述了一名 17 岁的白人男性，其在过去的几年里近视进展呈中等速度。他的父母在他很小的时候就拒绝近视管理，因此，该患者失访。由于该患者现在已是高度近视，他的父母很担心。本病例强调了告知父母和解释近视管理的重要性，也说明了定期随访的重要性，并表明"挽救"1D 的屈光度和降低未来视力受损的风险永远不会太晚。

❏ 病历

项目	回答	近视预警	注释
种族、性别	白人、男性		女性和亚洲人近视进展速度更快的风险更高
年龄	17 岁		10~12 岁以下近视进展速度更快，15 岁之后近视进展趋于稳定
初始近视年龄	4 岁		<10 岁代表更高的风险
家族近视史	无		父母一方近视，风险增加 父母双方近视/父母一方患有高度近视=高风险

续表

项目	回答	近视预警	注释
光学矫正	6岁后配戴常规单光框架眼镜 9岁时建议配戴OK镜。随后患者失访		单光框架眼镜促进近视进展随着时间的推移，患者近视管理的任何延迟都会增加病理性近视的风险
户外活动	无		户外活动对于近视的发生具有保护作用（每小时的户外活动减少2%的近视发生率）[6]。这可能有助于近视/眼轴管理
电子产品使用时间	>8h/d，睡前使用智能手机（睡眠时间更少）		使用电脑和睡眠时间的减少可能会促进近视的进展
上一次检查	2年前		缺乏定期随访意味着更高的风险
学校作业	难以集中注意力处方：盐酸哌甲酯		疑似有双眼视功能的问题视野可能受损；视力模糊
综合评估			

❑ 双眼视功能（2020年）

检查项目	结果	近视预警	注释
视近隐斜	3△外隐斜		正常（1△±2△外隐斜）
视远隐斜	6△外隐斜		略高于正常值（5△外隐斜）=集合不足
AA	+7.50D 双眼		略低于正常值（<双眼10D）
NRA	+2.25D		超过正常值（+1.75D）
PRA	-3.00D		超过正常值（-2.00D）
AC/A	3/1		正常（4/1±1）
调节反应	+0.75D		正常
综合评估			

AA：调节幅度；NRA：负相对调节；PRA：正相对调节；AC：调节性集合；A：调节。

❑ 屈光检查（睫状肌麻痹，从基线到最后一次就诊，图5.3）

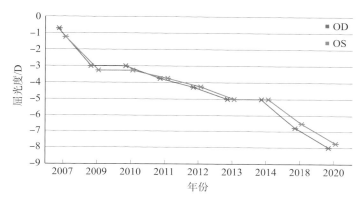

图5.3　屈光度进展变化情况

	右眼/D	左眼/D
累计增量（13年）	−8.00	−7.75
平均每年增量	−0.62	−0.59

❑ 眼部参数（2020年）

检查项目	右眼	左眼	注释
模拟角膜镜读数/D	43.25 × 45.50@103	43.25 × 45.25@83	
角膜水平直径（白到白）/mm	12.2	12.4	大角膜
眼轴长度/mm	26.83	26.71	根据Tideman[7]的研究显示，60岁以内视力受损的风险增加2倍，60岁以上视力受损的风险增加3倍
红外瞳孔测量法（明视）/mm	6.8	7.1	瞳孔越大，往往与更高的近视度数有关

❑ 眼部健康

- 裂隙灯：双眼正常。
- 眼底：双眼有非压迫白区域。

❑ 评估

- 成年近视患者。
- 大致正常的双眼视功能。
- 与历史对照组相比，近视呈低度到中度水平的进展变化。
  - 但自2014年以来，近视进展更为明显。
  - 屈光度数似乎没有稳定下来。
- 眼轴生长曲线图：第98百分位点（白人/Tideman）。
  - 高度近视的风险为31%。

❑ 干预计划

- 近视管理。
- 治疗方案选项。
  - OK镜。
    - 光晕和眩光——夜晚的活动比如驾驶时不太舒适。
    - 由于患者屈光度超过4D或5D而导致OK镜只能矫正部分屈光度，需要配戴框架眼镜矫正残余屈光不正。
  - 多焦软性接触镜。
    - 角膜散光较高：环曲面多焦软性接触镜（考虑远矫正光度位于光学中心的设计，高正附加光度作为计划A）。
      - 选项：多焦软性接触镜联合框架眼镜，Hybrid多焦接触镜。
  - 低浓度阿托品。
    - 需要考虑联合运用，眼轴长度已经超过26mm，没有趋于稳定的迹象。
    - 考虑并处方0.05%阿托品（以降低随着时间的推移视力受损的风险）。

◦ 其他建议。

§ 电子设备的使用：增加阅读距离、合适的照明和频繁暂停
阅读。

§ 户外活动（主要是为了减少电子产品使用时间）。

小结

* 年轻人近视仍然可以继续进展。
* 需要对患者的病情作出详细的解释。强调近视 / 眼轴管理的
重要性。可能有助于家长 / 孩子更快地遵守近视管理。
* 必须强调定期随访的重要性。
* 开启近视管理的治疗永远不会太迟。每减缓 1D 的近视度数
增长就减少了未来发生病理性近视的风险，即使已经发生
了病理性近视，近视管理仍有效。
* 眼轴生长曲线图显示了近视管理的强度。

病例报告 2　近视进展快者的联合治疗方案

❑ 概述

本病例报告是蒙特利尔经验的完美实践案例。首先处理双眼
视觉问题，然后再进行近视管理，设计个性化的 OK 镜，以提供
更高的近视离焦量 / 正球差 / 彗差，产生更好的近视控制效果。阿
托品可以作为辅助治疗，以优化近视控制效果并降低未来发生高
度近视的风险。

❑ 病历

项目	回答	近视预警	注释
种族、性别	拉丁裔、男性		女性和亚洲人近视进展速度更快的风险更高

续表

项目	回答	近视预警	注释
年龄	6岁		10~12岁以下近视进展速度更快
初始近视年龄	5岁		<10岁代表更高的风险
家族近视史	父母一方低度近视		父母一方近视，风险增加 父母双方近视/父母一方患有高度近视=高风险
光学矫正	5岁时配戴近视控制型框架眼镜（蔡司成长乐）讨论了OK镜/多焦软性接触镜		理论上效果比其他光学矫正方法效果差，但也是近视控制型镜片的设计 父母对近视控制的建议持开放态度。计划与进展
户外活动	无		户外活动对于近视的发生具有保护作用。这可能有助于近视/眼轴管理
电子产品使用时间	>10h/d		过度使用电脑可能会导致近视
上一次检查	5个月前		缺乏定期随访意味着更高的风险
综合评估			

□ 双眼视功能

检查项目	结果	近视预警	注释
视远隐斜	$1^{\triangle}$外隐斜		正常（$1^{\triangle}$ ± $2^{\triangle}$外隐斜）
视近隐斜	$9^{\triangle}$外隐斜		高于正常值（$5^{\triangle}$外隐斜）=集合不足
AA	+8.50D 双眼		低于正常值（Hofstetter：18–1/3 年龄）= 16D
NRA	+1.75D		正常（+1.75D）
PRA	−2.00D		正常（−2.00D）
AC/A	3/1		正常（4/1+1）
调节反应	+1.25D 双眼		超过正常值（+0.75D）
综合评估			

❏ 屈光检查（基线为睫状肌麻痹验光结果）

检查项目	右眼/D	左眼/D
屈光度（2018年）	−1.25	−1.25
屈光度（2019年）	−2.00/−0.50 × 25	−2.50
增量（累计和平均）	−1.00	−1.25

❏ 眼部参数

检查项目	右眼	左眼	注释
角膜地形图	边到边顺规散光	边到边顺规散光	
模拟角膜镜读数/D	44.20 × 46.04@116	44.22 × 45.18@106	
离心率	0.65 × 0.45	0.65 × 0.45	适合OK镜矫正[8]（e/0.2）+1 = 4.25D
角膜水平直径（白到白）/mm	12	12	OK镜直径为10.8 ~ 11.4mm（90% ~ 95%可见角膜）
眼轴长度/mm	24.20（+0.34）	24.26（+0.39）	2年前：23.47/23.53 上一年：23.86/23.87（+0.39/+0.34）超过正常值（0.2mm/a）
红外瞳孔测量法（明视）/mm	5.9	6.0	

❏ 眼部健康

- 裂隙灯：双眼正常。
- 眼底：双眼有非压迫白区域。

❏ 评估

- 年龄非常小，已经近视的患者。
- 与高度近视相关的高危因素。
- 建议对双眼视功能进行视觉训练（集合不足，调节幅度下降）。
  ◦ 集合不足在训练1个月后治愈，调节有改善，但仍低于预期值（调节滞后）。

- 可以考虑双焦框架眼镜——视情况而定。
- 眼轴增长较快（0.4mm/a）。
- 眼轴增量在眼轴生长曲线图的第95百分位点（白人/Tideman）。
  - 发生高度近视的风险为16%。

☐ **干预计划**

- 近视/眼轴管理。
- 治疗方案选项。
  - 近视控制型框架眼镜。
    - 已尝试，无效。
    - 考虑最新的镜片设计。
  - OK镜。
    - 当我们需要更密集的近视管理时，可以作为首选方案（由于近视度数较低，须进行个性化设计，图5.4）。
    - 角膜参数高度匹配（陡峭的角膜和高e值）。
    - 父母的首要选择是在家里继续配戴近视控制型框架眼镜，而不是在学校配戴软性接触镜。
    - 考虑年龄较小与镜片操作护理的问题。
    - 处方。
      - 个性化设计。
        - Jessen因子：1.25。
        - 周边弧环曲面设计（切向图7mm弦长处高度差＞30μm）。
        - 中央泪液透镜厚度：12μm。
        - 七弧设计。
        - 泪液池：70～99μm。
        - 直径：10.8mm。
        - 颜色：两种不同的颜色，以避免左右眼混淆。
      - 护理方案。

- ◆ 过氧化氢护理系统。
- ◆ 在戴镜前和取镜前滴人工泪液（在眼睛和镜片中各一滴）。
- ○ 多焦软性接触镜。
  - 可作为有效的替代方案（尤其是低度近视，可以等同于OK镜）。
  - 需要最低 +2.50D 正附加光度（由于剂量效应与患者近视进展较快）。
- ○ 低浓度阿托品。
  - 可作为辅助疗法的一种选择。
  - 可以先观察OK镜配戴后的控制效果再做决定。
  - 浓度为0.05%的阿托品作为辅助治疗或更高浓度的阿托品作为单独治疗。

Right Lens

			Width		Diameter		Radius (flat meridian)		Radius (steep meridian)	
Lens Power (flat meridian)	1.25 D									
Diameter	10.80 mm		2.80 mm	Ø0	5.60	r0	8.29	r0	8.29	
BOZ Eccentricity (flat meridian)	--		0.30 mm	Ø1	6.20	r1	9.10	r1	8.70	
FOZ Eccentricity	--		0.30 mm	Ø2	6.80	r2	6.08	r2	5.35	
Lens Power (steep meridian)	1.25 D		0.70 mm	Ø3	8.20	r3	7.73	r3	7.29	
BOZ Eccentricity (steep meridian)	--		0.50 mm	Ø4	9.20	r4	8.07	r4	7.54	
Material	Boston XO		0.50 mm	Ø5	10.20	r5	8.40	r5	7.72	
Color	Blue		0.30 mm	ØT	10.80	r6	11.32	r6	10.13	

Notes

Left Lens

			Width		Diameter		Radius (flat meridian)		Radius (steep meridian)	
Lens Power (flat meridian)	1.25 D									
Diameter	10.80 mm		2.80 mm	Ø0	5.60	r0	8.34	r0	8.34	
BOZ Eccentricity (flat meridian)	--		0.30 mm	Ø1	6.20	r1	9.33	r1	8.77	
FOZ Eccentricity	--		0.30 mm	Ø2	6.80	r2	5.95	r2	5.56	
Lens Power (steep meridian)	1.25 D		0.70 mm	Ø3	8.20	r3	7.72	r3	7.41	
BOZ Eccentricity (steep meridian)	--		0.50 mm	Ø4	9.20	r4	8.07	r4	7.67	
Material	Boston XO		0.50 mm	Ø5	10.20	r5	8.40	r5	7.90	
Color	Violet		0.30 mm	ØT	10.80	r6	11.31	r6	10.17	

图5.4　个性化OK镜镜片参数（RGP设计器软件）

◦ 其他建议。

▪ 电子设备的使用：控制使用时间、增加阅读距离、合适的照明和频繁暂停阅读。

▪ 户外活动（主要是为了减少电子产品使用时间）。

❑ 随访

• 镜片耐受良好；患者依从性好。

• 裸眼视力，右眼和左眼均为6/6。

• 眼部健康：双眼正常，无角膜染色。

• 角膜地形图分析。

◦ 离焦环中心定位良好，全部位于瞳孔区范围内。

◦ 产生的离焦量：+6.00D。

▪ 戴镜1年后离焦量下降了1D，变为+5.00D。

▫ 角膜地形图有轻微改变。

▫ 泪液池中有沉淀物。

◆ 吸力效应下降。

• 眼轴长度随时间的增量。

◦ 基线：24.20mm/24.26mm，既往增量为0.4mm/a。

◦ 戴镜18个月：24.56mm /24.66mm。

▪ 0.24mm/a。

▪ 眼轴长度增量仍然超出预期值。

▫ 眼轴进展的速度较快，需要更长的时间来稳定[9]。

▪ 在方案中增加0.05%阿托品以改善眼轴管理。

▫ 1年后：24.66mm/24.78mm（增量为+0.10mm和+0.12mm）。

▪ 符合预期目标。

▪ 治疗继续。

小结

- 近视进展快者的管理可能意味着需要一种联合方案（光学＋低浓度阿托品＋视觉训练）。
  - 这种联合方案使预期的眼轴稳定时间延长。
- 个性化的OK镜设计使得低度近视患者戴镜后获得高离焦量。
- 眼轴长度（非屈光度）是评估／管理近视进展的关键指标。
- 每年（或更频繁）更换一次OK镜镜片以避免泪液池中沉淀物降低近视控制效果。
  - 通过角膜地形图差异监测镜片有效性，并进行各时间点的比较。

病例报告3　残余散光在近视进展中的重要性

☐ 概述

本病例报告强调了矫正残余散光以获得更好近视控制效果的重要性。

☐ 病历

项目	回答	近视预警	注释
种族、性别	南欧人、女性		女性和亚洲人近视进展速度更快的风险更高
年龄	13岁		10～12岁以下近视进展速度更快
初始近视年龄	9岁		<10岁代表更高的风险
家族近视史	父母一方低度近视 2个姨妈近视度数超过10D，祖母近视度数超过16D，法定盲		父母一方近视，风险增加 父母双方近视／父母一方患有高度近视＝高风险 祖父母和父母近视＝高风险
光学矫正	初患近视时配戴多焦软性接触镜		同心圆设计，高正附加光度

续表

项目	回答	近视预警	注释
户外活动	周末：2h/d（足球） 周内：较少		户外活动对近视的发生具有保护作用。这可能有助于近视/眼轴管理
电子产品使用时间	＞10h/d		过度使用电脑可能会导致近视
上一次检查	定期随访		缺乏定期随访意味着更高的风险
综合评估			近视发病年龄较早、家族近视史、有限的户外活动和电子产品使用时间较长

❑ 双眼视功能

检查项目	结果	近视预警	注释
视远隐斜	2△外隐斜		正常（1△±2△外隐斜）
视近隐斜	5△外隐斜		正常（5△外隐斜）
AA	+7.50D 双眼		低于正常值（Hofstetter：18−1/3 年龄）= 15D
NRA	+1.25D		低于正常值（+1.75D），可能提示调节过度
PRA	−2.50D		超过正常值（−2.00D），可能提示调节过度
AC/A	4/1		正常（4/1+1）
调节反应	+0.75D 双眼		正常（+0.75D）
综合评估			没有明显的双眼视功能问题。可能有疑似调节过度

❑ 屈光检查（基线为睫状肌麻痹验光结果，图5.5）

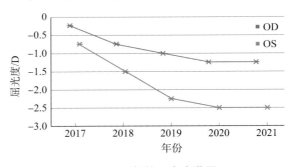

图5.5 5年的屈光度进展

	右眼/D	左眼/D
累计增量	−1.00	−1.75
平均每年增量	−0.25	−0.50

❑ 眼部参数

检查项目	右眼	左眼	注释
角膜地形图	低度顺规散光	球形角膜	
模拟角膜镜读数/D	45.50 × 46.62@70	46.00 × 46.25@90	右眼散光比左眼更大
离心率	0.55 × 0.45	0.55 × 0.35	适合 OK 镜矫正[8]（e/0.2）+1=3.50D
角膜水平直径（白到白）/mm	11.7	11.8	角膜直径处于均值水平
眼轴长度/mm（2020年）	23.22	22.82	2020 年之前无相关数据 >第 50 百分位点（Tideman），但无高度近视风险
红外瞳孔测量法（明视）/mm	5.9	5.6	均值瞳孔大小，镜片设计不依赖于瞳孔大小

❑ 眼部健康

- 裂隙灯：双眼正常。
- 眼底：双眼正常。

❑ 评估

- 低度近视患者。
- 与高度近视相关的重要危险因素（尤其是遗传因素）。
- 缓慢但非对称的近视进展。
- 眼轴生长曲线图：第 50 百分位点（白人/Tideman）。
  ○ 发生高度近视的风险为 0%（截至 2020 年）。

❑ 干预计划

- 近视管理。

- 父母高度关注高度近视的家族史以及相关的法定盲和青光眼（祖母或姨妈）。他们要求并坚持在基线时进行近视管理。
- 治疗方案选项。
  - 近视度数比较低，适合高正附加光度的多焦软性接触镜（根据蒙特利尔经验决策树）。
    - 硅水凝胶镜片，材料为Senofilcon A（强生）：同心圆设计，高正附加光度。
    - 处方度数根据双眼等效球镜度。
  - 2017年不太容易买到近视防控型框架眼镜。
    - 现在的镜片设计（豪雅、依视路）在当时应该是一个有效的选择。
  - OK镜：不考虑，即使是个性化的设计。

□ **随访**

- 第1年，屈光度增量为右眼–0.50D和左眼–0.75D。这略高于正常值，但屈光度仍然很低，因此不建议对治疗方案进行任何修改。加强了有关生活方式和阅读习惯的适当教育。
- 第2年，屈光度增量为右眼–0.25D和左眼–0.75D。此时，我们意识到，左眼戴原镜视力为6/9，可通过片上验光处方+0.25/–0.75×95提高至6/6。
- 假设：单眼模糊会促进近视进展，而戴镜视力清晰的那只眼睛保持屈光度稳定。这在逆规散光（against-the-rule，ATR）的情况下尤其如此，由于高阶像差的存在，这种散光更令人不安[10]。
- 解决此问题的方案：
  - 环曲面多焦软性接触镜：首先试戴水凝胶材质（Omafilcon A）镜片，但与球面硅水凝胶镜片（Senofilcon A）相比，戴镜视力最差。有更新的选择是环曲面硅水凝胶材质（Comfilcon A）的多焦软性接触镜提供了更稳定的配适，并提供了更好的戴镜视力。现在可能是一种很好的选择。

◦ Hybrid 多焦接触镜：可能是一种选择方案，但只配戴一侧较难适应。

◦ 球面多焦软性接触镜联合框架眼镜：选择了此方案。患者和父母并不愿意联合配戴框架眼镜和接触镜。

  ▪ 临床经验：在这种情况下，平衡接触镜和框架眼镜之间的屈光度以提高依从性至关重要。必须确定好接触镜的度数，以便在看远时存在明显的模糊（如果可能的话），这样孩子们就真的需要戴上框架眼镜才能看清楚。
  总的处方为 –3.00/–1.25 × 90。

  ▪ 接触镜处方为 –2.00D，高正附加光度。

  ▪ 单焦框架眼镜处方为 –1.00/–1.25 × 90。

◦ 如果接触镜具有全部的球面屈光度，框架眼镜将只需要矫正散光。视物模糊可能不足以证明全天配戴框架眼镜是正确的，特别是像这种屈光不正只影响一只眼睛的情况。

◦ 在这个病例中：

  ▫ 2019 年的屈光度：
    ◆ 右眼：–1.00/–0.25 × 70。
    ◆ 左眼：–2.25/–1.00 × 95。

  ▫ 多焦软性接触镜处方：
    ◆ 右眼：–0.25D，高正附加光度。
    ◆ 左眼：–1.00D，高正附加光度。

  ▫ 2019 年的框架眼镜处方：
    ◆ 右眼：–0.75/–0.25 × 70；6/6。
    ◆ 左眼：–1.25/–1.00 × 95；6/6。

  ▫ 此后屈光度保持稳定。
    ◆ 患者依从性好。除运动外，一直配戴框架眼镜。

❑ 屈光度进展情况：2019—2021年

- 2019—2021年的累计增量：
  - 右眼：–0.25D。
  - 左眼：–0.25D。
  - 平均增量：双眼 0.12D/a。
  - 2年来，接触镜处方度数修改为 –0.50D 和 –1.25D，框架眼镜度数保持不变。
  - 针对近视管理的目标。
    - 最近更新：在最后一次随访（2021年）中，尝试了"pure"新型EDOF设计的接触镜，旨在尝试只采用单一光学矫正方案。
      - 日抛型软性接触镜，材料为 Etafilcon A（父母未采取其他接触镜矫正方案，例如：月抛型环曲面多焦软性接触镜）。
      - 针孔效应可能"掩盖"散光的影响。
      - 初始试戴遵循接触镜生产商建议的屈光度换算量。
      - 神经适应后（3天）：
        - ◆ 戴镜视力：右眼为6/7.5+2；左眼为6/12+1。
          - 通过片上验光后双眼视力均提高到了6/6。
          - 放弃该方案，因为戴镜视力不佳，仍需要负镜片矫正。

小结

- 少量未矫正的散光，尤其是逆规散光，可能会影响近视/眼轴增长。
- 因此，采取球柱镜联合矫正非常重要。
- 单眼模糊可能会促进单侧眼的眼轴生长。
- 当接触镜与框架眼镜联合运用时，重要的是平衡这些矫正模式之间的屈光度，以提高配戴框架眼镜的依从性。

病例报告 4　模仿 OK 镜光学设计的非球面设计多焦硬性接触镜

❏ 概述

　　有时有必要打破常规进行思考。本病例报告讲述一名高度近视患者，其近视管理的可用选择方案有限。这说明我们可以选择一种简便的方案来管理这些患者，同时完全控制其屈光不正和眼轴的进展。

❏ 病历

项目	回答	近视预警	注释
种族、性别	亚洲人、男性		女性和亚洲人近视进展速度更快的风险更高
年龄	15 岁		10～12 岁以下近视进展速度更快
初始近视年龄	7 岁		<10 岁代表更高的风险
家族近视史	父母一方低度近视父母一方高度近视（-7.00D）		父母一方近视，风险增加 父母双方近视/父母一方患有高度近视=高风险 祖父母和父母近视=更高风险
光学矫正	配戴常规的环曲面多焦软性接触镜		日抛型软性接触镜，材料为 Etafilcon A。12 岁时处方戴镜
户外活动	较少		户外活动对于近视的发生具有保护作用。这可能有助于近视/眼轴管理
电子产品使用时间	>10h/d		过度使用电脑可能会导致近视
上一次检查	定期随访上一次检查：4 个月前		在同一家视光诊所（商业连锁）随访：每次就诊时更换常规环曲面镜片。最后，于 2020 年转诊到大学诊所进行近视管理
综合评估			近视发病年龄较早、家族近视史、有限的户外活动和电子产品使用时间较长

❏ 双眼视功能（2020年，U de M诊所）

检查项目	结果	近视预警	注释
视远隐斜	正位		正常（$1^{\triangle} \pm 2^{\triangle}$外隐斜）
视近隐斜	$3^{\triangle}$外隐斜		正常（$5^{\triangle}$外隐斜）
AA	+14.00D 双眼		正常（Hofstetter：18–1/3 年龄）= 13D
NRA	+1.25D		低于正常值（+1.75D），可能提示调节过度
PRA	−2.50D		超过正常值（−2.00D），可能提示调节过度
AC/A	5/1		正常（4/1+1）
调节反应	+0.75D 双眼		正常（+0.75D）
综合评估			没有明显的双眼视功能问题，可能有调节过度的迹象

❏ 屈光检查（基线为睫状肌麻痹验光结果）

2020年转诊前无相关数据。眼保健从业者只是提及"近年来近视进展迅速"。拒绝发送检查资料文件。

	2019年配戴框架眼镜	2020年检查（睫状肌麻痹）	2021年随访
右眼	−8.00/−2.75 × 175	−8.75/−2.75 × 175	−8.50/−3.00 × 175
左眼	−8.25/−2.25 × 175	−8.75/−2.50 × 170	−8.75/−2.50 × 170

在近视管理之前，屈光度仍然在进展，从2019—2020年，屈光度增量分别为−0.75D（右眼）和−0.62D（左眼）。最近的屈光检查结果显示屈光度较稳定（2020—2021年）。

❏ 眼部参数

检查项目	右眼	左眼	注释
角膜地形图	高度顺规散光	高度顺规散光	常规角膜形态，无圆锥角膜
模拟角膜镜读数 /D	42.75 × 45.75@82	43.25 × 45.50@80	角膜散光与总散光匹配
离心率	0.63 × 0.43	0.67 × 0.46	适合OK镜矫正[8]（e/0.2）+ 1 = 4D
角膜水平直径（白到白）/mm	11.5	11.4	小角膜

续表

检查项目	右眼	左眼	注释
眼轴长度/mm 2020 年 2021 年眼轴无增长	26.72 26.74	26.75 26.78	眼轴长度已经超过26mm，因此在年龄稍大时眼部发生病理性改变和视力损害的风险都很高
红外瞳孔测量法（明视）/mm	4.5	4.5	小瞳孔与屈光不正

❒ 眼部健康

- 裂隙灯：双眼正常。
- 眼底：双眼正常。

❒ 评估

- 高度近视合并高度散光。
- 假设既往进展很快，在 U de M 诊所基线访问中已确认。
- 眼部发生病理性改变和视力损害（眼轴较长）的风险较高。
- 正常的双眼视功能。
- 眼轴生长曲线图（Diez，亚洲人群）：
  - 在第 90 ~ 95 百分位点之间。
  - 指示密切的近视管理。

❒ 干预计划

- 治疗方案选项。
  - OK 镜。
    - 潜在可矫正度数：只能矫正 4D 的屈光不正。
    - 残余屈光度必须用框架眼镜矫正（部分 OK 镜矫正）。
      - 患者对此方案不感兴趣。
      - 习惯配戴接触镜，不想全天配戴框架眼镜。
    - 瞳孔直径较小与 OK 镜的矫正量不足，以及产生的近视离焦量与屈光不正的关系。

- 多焦软性接触镜。
  - 可选择环曲面多焦软性接触镜，高正附加光度，材料为Com-filcon A。
    - 患者的视觉质量可能是一个问题。
    - 这是一个可以考虑和尝试的方案。
    - 然而，接触镜的离焦量（+2.50D正附加光度）有限，近视度数又较高（由于离焦量的剂量效应，高度近视需要更高的离焦量）。
- 近视防控型框架眼镜。
  - 由于屈光不正度数较高，镜片参数有限。
  - 豪雅最近决定将镜片的球镜度数限制在–7.50D以内。
    - 证实了我们的临床经验——该镜片对高度近视和大龄近视患者的总体控制效果较差。
  - 不作为有效选项。
- 药物。
  - 低浓度阿托品可能是辅助/联合治疗方案的一种选择，以达到更好的控制效果。
  - 目的是尽可能延缓眼轴的增长（目前已超过26mm）。
- 打破常规的考虑。
  - 多焦硬性接触镜设计。
    - 由欧洲角膜塑形镜学会主席视光学教授Marino Fromenti向我们介绍。
    - 类似于Blanchard实验室的Reclaim镜片设计。
  - 镜片前表面采用特殊非球面设计，实现近视离焦。
    - 可模拟OK镜的光学效果。
    - 完全个性化设计。
  - 它可能包括也可能不包括小的OK镜效果（0.50～0.75D）。

- U de M 设计。
  - 目标人群：高度近视，尤其是高度近视合并角膜散光/总散光较高者，对于他们来说，其他选择方案都不是很方便。
  - 镜片的配适形态类似于后表面环曲面多焦硬性接触镜。
  - Jessen 因子为 0 或非常低。
  - 七弧设计。
  - 两个子午线的球面屈光力必须相当。
  - 与 OK 镜相比，镜片直径较小，像常规多焦硬性接触镜。
    - ◆ 目的是获得一个中心定位良好或略偏下方的镜片配适。
- 在这个病例中（以右眼为例）。
  - K 值读数：42.75 × 45.75。
  - Remba 法则：更陡的子午线变平 0.75D（= 45.00）。
  - 对另一条位于垂直位的子午线，应用 2/3 的散光度数。
    - 屈光度：−8.75/−2.75 × 175。
    - 后顶点屈光度（后顶点距离为 13.25mm）：−7.82/−2.12 × 175。
      - 总散光量：−2.12D 的 2/3 = −1.41D。
      - 更陡的子午线变平：45.00D − 1.41D = 43.59D = 43.50D。
    - 基弧：43.50 × 45.00（7.76 × 7.50）。
    - 球镜屈光度：−7.82D。
  - 确定前表面光学区直径（获得清晰的远视力）。
    - 与瞳孔大小相一致。
    - 前表面光学区直径为 3.5mm。
  - 确定后表面光学区直径（获得清晰的远视力）。
    - 与瞳孔大小相一致。
    - 后表面光学区直径为 5.5mm。
  - 确定前表面非球面。
    - 对比需要产生的目标近视离焦量和瞳孔直径。

- 前表面非球面：负非球面（Q值为 –1.50），理论上产生 +7.00D
  离焦量（RGP设计器软件）。
  - 确定镜片直径。
    - 镜片需覆盖85% ~ 90%的角膜（对比常规OK镜覆盖90% ~
      95%的角膜）。
    - 根据试戴的位置、片上验光等再进行参数调整。
    - 镜片直径：10.4mm（=11.5mm × 90%）。
  - 材料：较高的透氧率（DK/t），>120（考虑边缘效应）。

□ 随访（戴镜1年）

- 镜片耐受性良好。
- 屈光度稳定（无变化）。
- 眼轴稳定（右眼增量为 +0.02mm；左眼增量为 +0.03mm）。
  - 无需阿托品作为辅助治疗。
  - 如果眼轴继续增长，可以考虑此选项。
- 角膜地形图（图5.6）：镜片略偏下方（高度近视配戴多焦硬性
  接触镜）。

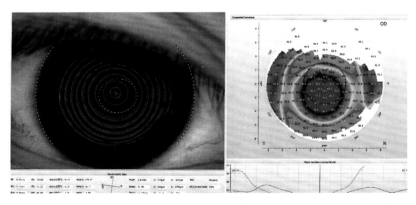

图5.6　配戴OK镜后的角膜地形图（右眼），略微偏心以增加进入眼内的
像差

○ 使得高阶像差进入瞳孔区。

○ 这对于近视管理更有效[11]。

□ 讨论

使用前表面负非球面可以轻松验配多焦硬性接触镜，有助于产生与OK镜相似的光学效果。图5.7和图5.8说明了类似的情况。该患者是一名13岁的亚洲女孩。她转诊来进行近视管理，但当时已经是高度近视合并高度散光的屈光状态（右眼：−7.75/−1.50×170；左眼：−8.25/−0.75×20）。在她去大学诊所之前，根据眼保健从业者处方的环曲面多焦软性接触镜（+1.50正附加光度）进行视力矫正。由于更高的正附加光度导致患者视远模糊，因此没有处方更高的正附加光度。她的配戴依从性很好，但随着时间的推移，她的近视进展很快。她从7岁时右眼−3.00/−0.50×60和左眼−3.50D开始增长，她的屈光度累计增量为双眼−4.75D，平均为−0.62D/a。在U de M门诊基线检查时，她的眼轴长度为26.21mm和26.86mm，已经超过了眼轴长度安全值的极限26mm。

该患者白天不想戴框架眼镜。OK镜部分矫正或球面软性接触镜联合框架眼镜不是一个很好的选择。考虑到接触镜的配戴史，增加环曲面多焦软性接触镜的正附加度数也不是一个很好的选择。更为重要的是，根据我们的经验（剂量效应），我们坚信控制高度近视进展所需的离焦量应超过+2.50D。

我们设计了非球面多焦硬性接触镜，其光学效果见图5.7和图5.8。

如图5.8所示，镜片的光学设计很容易理解。周边屈光力（橙色部分）比中央屈光力高+7D到+8D。该离焦区覆盖了整个瞳孔适宜的范围，在视网膜周边产生高度近视离焦，与OK镜的光学效果非常相似。由于患者刚配戴这类镜片，下次就诊时将确认该方案是否按计划进行。

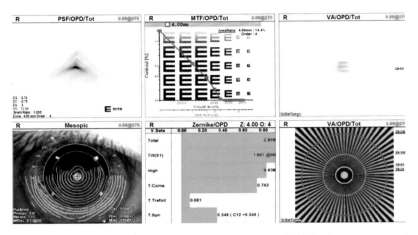

图5.7　右眼戴镜后像差测量。预估视力接近6/6，彗差达到0.743μm，球差为0.348，与裸眼相比大幅增加（超过300倍）

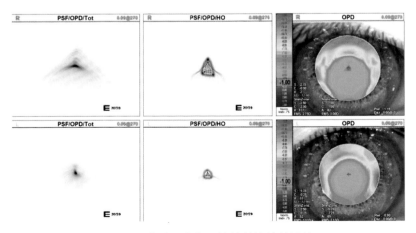

图5.8　非球面多焦硬性接触镜镜片设计

小结

- 高度近视合并高度散光的患者采用单一方案进行近视管理不太容易获得理想的控制效果。
- 前表面非球面多焦硬性接触镜可能是该类患者进行近视管理的有效方案。
- 其他方案如OK镜部分矫正联合框架眼镜和环曲面多焦软性接触镜（高正附加光度），可能不太方便或不太有效。
- 非球面多焦硬性接触镜可以产生大量的彗差和正球差，这可能有助于成功地进行近视/眼轴管理。
- 与患者讨论的最佳方案需考虑到他的视觉需求和生活习惯。

病例报告5　角膜地形图在近视管理中的重要性

□ 概述

角膜地形图应是常规视光学检查中的必备检查项目，也是近视管理实践中的强制性检查项目。角膜是眼睛最重要的屈光成分之一。其评估提供了解释视力问题的宝贵信息。在以下病例中，角膜地形图有助于近视管理，也有助于随访期间的接触镜配适评估。

□ 病历

项目	回答	近视预警	注释
种族、性别	亚洲人、女性		女性和亚洲人近视进展速度更快的风险更高
年龄	10岁		10~12岁以下近视进展速度更快
初始近视年龄	7岁		<10岁代表更高的风险

项目	回答	近视预警	注释
家族近视史	父母一方低度近视 父母一方高度近视 （–8.00D）		父母一方近视，风险增加 父母双方近视/父母一方患有高度近视＝高风险 祖父母和父母近视＝风险更高
光学矫正	配戴常规框架眼镜		自初发近视时开始配戴
户外活动	通常为1h/d，周末户外活动的时间更长		户外活动对于近视的发生具有保护作用。这可能有助于近视/眼轴管理
电子产品使用时间	>8h/d		过度使用电脑可能会导致近视
上一次检查	1个月前		由于近视进展较快，他们的眼保健从业者将其转诊来进行近视管理
综合评估			近视发病年龄较早、家族近视史、近视进展较快和电子产品使用时间较长

❏ 双眼视功能（基线）

检查项目	结果	近视预警	注释
视远隐斜	$2^\triangle$外隐斜		正常（$1^\triangle \pm 2^\triangle$外隐斜）
视近隐斜	$6^\triangle$外隐斜		略高于正常值（$5^\triangle$外隐斜），但通过正融像性储备能够代偿
AA	+9.00D 双眼		正常（Hofstetter：18–1/3 年龄）＝15D
NRA	+1.25D		低于正常值（+1.75D），可能提示调节过度
PRA	–1.50D		低于正常值（–2.00D），可能提示调节不足
AC/A	3/1		正常（4/1+1）
调节反应	+0.75D 双眼		正常（+0.75D）
综合评估			可能患有调节不足。镜片有磨损，需要重新评估

❐ 屈光检查（基线到上一次复查时的睫状肌麻痹验光检查结果，图5.9）

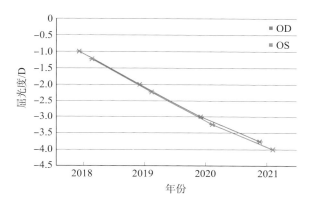

图5.9　屈光度进展变化情况。2020年转诊来进行近视管理。2020年前的数据来源于框架眼镜配戴情况

❐ 眼部参数（基线，2020年）

检查项目	右眼	左眼	注释
角膜地形图	角膜下方不规则	角膜下方不规则	参数未提示圆锥角膜，但该患者较年轻
模拟角膜镜读数/D	42.87 × 43.25@85	43.00 × 43.25@115	
离心率	0.73 × 0.53	0.77 × 0.56	e 值较高，与角膜不规则有关
角膜水平直径（白到白）/mm	11.9	11.8	小角膜
眼轴长度 /mm 2020年 2021年	 24.30 24.66（+0.36）	 24.76 24.90（+0.24）	眼轴增长较快
红外瞳孔测量法（明视）/mm	5.4	5.6	

❑ **眼部健康**
- 裂隙灯：双眼正常，没有圆锥角膜的迹象。
- 眼底：双眼正常。

❑ **评估**
- 低度近视。
- 近视进展很快。
- 双眼视功能正常。
- 角膜不规则，疑似圆锥角膜（待确诊）。
- 眼轴生长曲线图（亚洲人群）。
  - 在第98百分位点。
  - 指示密切的近视管理。

❑ **干预计划**
- 在基线检查时（2020年），该患者被确定为近视进展较快者（1D/a），具有高度近视的多种危险因素。
- 根据角膜地形图检查结果，OK镜不考虑。
  - 没有研究表明配戴OK镜会引发圆锥角膜。
  - 但除非另有证据，否则10岁时角膜不规则是非常可疑的。
  - 像差测量和眼生物力学检查也可用于预测圆锥角膜的发生[12]，但患者咨询的诊所无法进行这类检查。
- 根据蒙特利尔经验，低度近视患者最好采用多焦软性接触镜。
- 在这个病例中，处方了采用同心圆设计的日抛型多焦软性接触镜（Omafilcon A，库博光学）。
  - 目前的研究显示配戴该接触镜不会影响双眼视功能[13]。
  - 正附加光度为+1.75D。
  - 建议每周至少6天配戴接触镜，每天至少配戴8h。
    - 患者对这个配戴计划依从性很好。
- 低浓度阿托品。

- 在基线时未考虑。
- 可以作为有效的辅助方案，根据患者的病情进展情况来决定。
- 近视防控型框架眼镜。
  - 考虑了最新的框架眼镜设计，但父母和患者更喜欢接触镜（考虑到美观和体育活动）。

❑ **随访（戴镜1年）：**

- 由于新型冠状病毒感染疫情，患者在 1 年后（2021 年）到院随访。
- 据患者讲述，他戴着镜片时，看远视力较模糊。
- 在疫情期间，电脑的使用量增加（＞8h/d），户外活动受限。
- 屈光度和眼轴的增长和在配戴接触镜之前一样有明显增加。
  - 在疫情期间很难确认该患者是否完全遵守镜片的配戴规则。
- 双眼视功能未发生重大变化（疑似调节功能障碍）。
- 角膜地形图（戴镜后）显示轻微的颞侧偏位。瞳孔区内有更多的近视离焦。
- 方案：
  - 角膜地形图：未改变，仍不考虑OK镜。
  - 推荐0.05%阿托品作为辅助控制方案。
  - 考虑到儿童在配戴多焦软性接触镜时可能会使用镜片的正附加光度区域来放松调节，或由于接触镜增加了球面像差量而导致景深增加[14]，因此，还是建议患者采用视觉训练改善调节幅度。
  - 在视觉训练好转前，可以处方双焦框架眼镜（平顶子片，低度至中度正附加光度），联合使用多焦软性接触镜。
  - 重新订购了相同的多焦软性接触镜镜片（处方已更新）。
  - 制订了更密切的随访计划（3个月）。

小结

- 在基线检查和随访期间，角膜地形图检查是至关重要的。
- 毫无疑问，像差测量和角膜生物力学检查也是必须考虑的。
- 尽管既往使用多焦软性接触镜取得了良好的近视控制效果，但在新型冠状病毒感染疫情期间，我们不能排除电脑的使用增加和户外活动受限对近视控制的影响[15]。
- 在开具多焦软性接触镜处方时，必须评估和处理调节功能不足的问题。
- 该镜片提供的近视离焦量可能不足以产生预期的近视控制效果（近视进展较快者可能需要更高的正附加光度/近视离焦量）。
- 随着时间的推移，联合治疗方案可能会提供更好的近视控制效果。

病例报告6　当儿童为专业分歧付出代价

☐ 概述

　　有时候对同一个患者，不同的专业人士会有不同的治疗方案。当遇到这种复杂情况时，患者或他们的父母应像桥梁一样去弥合两种不同意见。这个病例展示了延迟近视管理对一个小患者的近视及眼轴造成的后果。

☐ 病历

项目	回答	近视预警	注释
种族、性别	欧洲人、女性		女性和亚洲人近视进展速度更快的风险更高
年龄	7岁		10~12岁以下近视进展速度更快

续表

项目	回答	近视预警	注释
初始近视年龄	未知，5岁时首次诊断，已经是中度近视		<10岁代表更高的风险
家族近视史	1位家长高度近视（-12.00D），1位哥哥（13岁），近视为-6.00D		父母一方近视，风险增加 父母双方近视/父母一方患有高度近视=高风险 祖父母和父母近视=高风险。亲属近视意味着近视风险更高
光学矫正	基线时未矫正		等同于欠矫/消极刺激的形觉剥夺
户外活动	一般1~2h/d，通常是在周末		户外活动对于近视的发生具有保护作用。这可能有助于近视/眼轴管理
电子产品使用时间	<1h/d		过度使用电脑可能会促进近视的进展
上一次检查	4个月前		这是她的第一次检查。视光师建议她考虑近视管理
综合评估			近视发病年龄、家庭背景、长期视力未矫正、屈光状态

❑ 双眼视功能（2020年，U de M 诊所）

检查项目	结果	近视预警	注释
视远隐斜	3△外隐斜		正常（1△±2△外隐斜）
视近隐斜	8△外隐斜		略高于正常值（5△外隐斜），但可被代偿（储备量）
AA	+12.00D双眼		略低于正常值（Hofstetter：18-1/3 年龄）=16D
NRA	+2.00D		超过正常值（+1.75D）
PRA	-2.25D		超过正常值（-2.00D）
AC/A	3/1		正常（4/1±1）
调节反应	+0.75D双眼		正常（+0.75D）
综合评估			注意：见下文的叙述，患者为弱视。治疗后必须确认视力结果

❑ 屈光检查（从基线到最后一次随访）

该患者的第一次就诊咨询是在 2018 年年底。据家长说孩子已经近视了。但父母希望在戴眼镜之前获得关于近视管理的第二意见。基线时，患者为弱视（右眼 0.7，左眼 0.7）且双眼近视均为 –2.25D（等效球镜度数）。考虑到她的年龄太小（5 岁），我们不考虑戴接触镜。建议使用延缓近视镜片进行足矫（Myopilux，依视路）。同时，低浓度阿托品（0.025%）每天一次。几周后复诊，患者视力无改善。经过深入问诊调查，病史显示患者出生时有脐带绕颈。这是一个有限缺氧的问题，她后来很快就康复了。

基于高度近视的家族史，并考虑到最近报告的病史，需要咨询遗传学专业的眼科医生。患者于 3 个月后（2019 年 4 月）就诊，屈光度增加为右眼 –3.00D 和左眼 –3.25D。矫正视力好转，达到0.8，但仍不理想。基因筛查了神经系统综合征中与早期近视和高度近视相关的基因，其检测结果为阴性。

尽管我们把配戴镜片类型和联合治疗方案的报告都寄给了眼科医生，但他强烈建议父母停止配戴双焦镜片，停止使用阿托品，并改为戴单光眼镜。眼科医生给予了交替遮盖方案来治疗弱视，几周后进行眼科随访。由于疫情，患者直到 2021 年年初才复诊。在那时，近视度数已经发展得非常快了，所戴镜片度数为 –5.25D 和 –5.50D（图 5.10）。唯一好的一面是患者的单眼和双眼视力均为 1.0。尽管眼科医生对近视管理的不同意见，父母选择返回在大学的诊所，他们意识到女儿近视病情的快速进展。

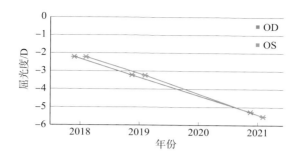

图5.10　近视管理后的屈光度变化：从基线到2021年最后一次检查

❑ 眼部参数（2021年）

检查项目	右眼	左眼	注释
角膜地形图	正常，顺规散光	正常，顺规散光	
模拟角膜镜读数	44.25 × 45.75@68	44.50 × 45.25@92	
离心率	0.65 × 0.51	0.70 × 0.47	
角膜水平直径（白到白）/mm	11.6	11.7	
眼轴长度 /mm 2018 年 2019 年 2021 年	 23.15 23.55 24.04	 23.17 23.65 24.14	眼轴增长较快，2 年增长 1mm
红外瞳孔测量法（明视）/mm	6.1	5.8	

❑ 眼部健康

- 裂隙灯：双眼正常。
- 眼底：双眼正常。

❑ 评估

- 中度至重度近视。
- 近视快速发展。
- 正常双眼视。

- 眼轴生长曲线图（白人）。
◦ 在最后一条曲线上：第98百分位点（高度近视风险＝43%）。
  ▪ 需要密切随访。

❒ 干预计划

- OK镜（图5.11）。
◦ 这是给视觉系统提供更高的周边近视（正度数）离焦和正球差/彗差的最佳方法。
  ▪ 定制设计。
  ▪ 七弧设计。
  ▪ 双眼周边弧环曲面设计。
  ▪ 中央治疗区和瞳孔区域直径一样，瞳孔部分扩大时可起到仅次于阿托品的使用效果。
  ▪ 总直径＝可见角膜直径的92%。

Right Lens

		Width	Diameter		Radius (flat meridian)		Radius (steep meridian)	
Lens Power (flat meridian)	1.25 D							
Diameter	10.60 mm	2.85 mm	Ø0	5.70	r0	8.77	r0	8.77
BOZ Eccentricity (flat meridian)	--	0.30 mm	Ø1	6.30	r1	6.62	r1	6.21
FOZ Eccentricity	--	0.30 mm	Ø2	6.90	r2	6.58	r2	6.03
Lens Power (steep meridian)	1.25 D	0.65 mm	Ø3	8.20	r3	7.67	r3	7.36
BOZ Eccentricity (steep meridian)	--	0.45 mm	Ø4	9.10	r4	8.00	r4	7.63
Material	Boston XO	0.45 mm	Ø5	10.00	r5	8.34	r5	7.89
Color	Blue	0.30 mm	ØT	10.60	r6	11.25	r6	10.31

Left Lens

		Width	Diameter		Radius (flat meridian)		Radius (steep meridian)	
Lens Power (flat meridian)	1.25 D							
Diameter	10.60 mm	2.80 mm	Ø0	5.60	r0	8.82	r0	8.82
BOZ Eccentricity (flat meridian)	--	0.30 mm	Ø1	6.20	r1	6.47	r1	6.21
FOZ Eccentricity	--	0.30 mm	Ø2	6.80	r2	6.55	r2	6.15
Lens Power (steep meridian)	1.25 D	0.70 mm	Ø3	8.20	r3	7.76	r3	7.42
BOZ Eccentricity (steep meridian)	--	0.45 mm	Ø4	9.10	r4	8.12	r4	7.67
Material	Boston XO	0.45 mm	Ø5	10.00	r5	8.50	r5	7.92
Color	Violet	0.30 mm	ØT	10.60	r6	11.46	r6	10.11

图5.11　OK镜参数

❏ **随访**

- 镜片摘戴和护理很重要，患儿经过培训后可以独立摘戴镜片，孩子拥有做好镜片取戴的自信心。
- 配戴 7 天后，双眼裸眼视力均为 1.0。
- 角膜地形图显示，离焦环为 +6.25D（意味着呈现了 11D 的离焦量，在光学上相当于 6 ~ 7D）。
- 患者每 3 个月随访一次。在第一次随访时，屈光度无变化。眼轴未进行评估。

❏ **讨论**

　　很遗憾，这个小患者的近视管理时机错失了 2 年，她的近视进展和眼轴增长非常迅速，特别是在 2020 年，户外活动少且网课多，雪上加霜。如果孩子继续戴着她的延缓近视眼镜（Myopilux）并使用低浓度阿托品，会怎么样？在新型冠状病毒感染疫情期间，她的进展会如此迅速吗？没有人能够回答这些问题，但根据我们使用这种镜片的临床经验，特别是与药物联合使用时，近视进展和眼轴的增长可能会显著减少。

　　无论如何，作者并不是在总结归纳眼科医生和视光师之间的意见分歧。这些分歧很可能会发生在两位视光师之间，或者其他专业人士之间（最近在专业会议上报道的一个案例中，一位康复治疗师说服孩子母亲放弃阿托品对孩子近视控制）。

　　成功的近视管理的关键是给患儿父母提供尽可能多的信息。例如为他们提供独立、可信的研究报告，或给他们推荐循证医学网站，这些知识可帮助他们做出明智的决定。最终是家长要对孩子的健康负责。作为眼部健康专业人士，我们要充分和患者家长沟通，让他们对治疗方案知情同意；我们要尊重家长的选择和同事的意见，共同合作以取得尽可能好的结果。

> **小结**
>
> - 当专业人士持不同的意见时，表述不应造成患者及家长的选择困难。
> - 专业人士应提供完整和公正的信息，以便患者家长能对治疗方案知情同意。
> - 有不同意见的专业人士应互相沟通，讨论方案并达成共识。

病例报告7 当配戴框架眼镜是一个更佳选项

❑ 概述

本病例报告展示，在某些情况下框架眼镜是近视管理的最佳选择，也显示了随着时间的推移重新评估双眼视功能的重要性，因为双眼视觉可能随着年龄而变化。

❑ 病历

项目	回答	近视预警	注释
种族、性别	白人、男性		女性和亚洲人近视进展速度更快的风险更高
年龄	8岁		10~12岁以下近视进展速度更快
初始近视年龄	7岁		<10岁代表更高的风险
家族近视史	2位家长近视，父亲高度近视（-9D）		父母一方近视，风险增加 父母双方近视/父母一方患有高度近视=高风险 祖父母和父母近视=高风险。近视的亲属意味着近视风险更高
光学矫正	单光眼镜		单光眼镜可能促进近视发展
户外活动	极少		户外活动对于近视的发生具有保护作用。这可能有助于近视/眼轴管理
电子产品使用时间	>10h/d		过度使用电脑可能会促进近视进展

续表

项目	回答	近视预警	注释
上一次检查	5个月前		考虑到家庭背景和年龄，视光师转诊了这位患者
综合评估			近视发病年龄、家庭背景、长期视力未矫正、屈光状态

❏ 双眼视功能（首诊，U de M诊所）

检查项目	结果	近视预警	注释
视远隐斜	$2^{\triangle}$外隐斜		正常（$1^{\triangle} \pm 2^{\triangle}$外隐斜）
视近隐斜	$7^{\triangle}$内隐斜		集合过度＝近视预警
AA	+7.50D 双眼		低于正常值（Hofstetter：18–1/3 年龄）= 15D；<10D
NRA	+1.75D		正常（+1.75D）
PRA	−2.25D		略高于正常值（−2.00D）
AC/A	6/1		高于正常值（4/1+1）
调节反应	+1.50D 双眼		高于正常值（+0.75D），近视发生前的一个因素
综合评估			集合过度，高调节滞后

❏ 屈光检查（从基线到最后一次随访，图5.12）

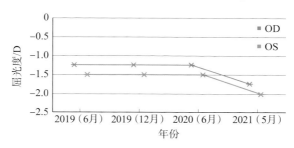

图5.12 屈光度进展变化情况

❏ 患者从第一次 U de M 诊所就诊后的屈光度进展

• 累计增量：在2年内双眼 −0.50D。

- 平均增量：-0.25D/a。

> 注：这个案例说明了有时平均值可能会造成误导，不能描述现实。这个案例一直度数稳定，只在过去一年增加了近视0.50D，这比每年0.25D近视的逐渐进展更令人担忧。

❑ 眼部参数（基线）

检查项目	右眼	左眼	注释
角膜地形图	正常，顺规散光	正常，顺规散光	
模拟角膜镜读数 /D	43.75 × 44.25@88	44.50 × 44.00@100	
离心率	0.55 × 0.41	0.56 × 0.40	
角膜水平直径（白到白）/mm	11.8	11.9	
眼轴长度/mm 2020 年 2021 年	24.59 24.62 24.66	24.61 24.68 24.73	被认为非常稳定 2 年内增长 0.07mm 和 0.12mm （总共 0.19mm）
红外瞳孔测量法（明视）/mm	6.9	7.1	大瞳孔

❑ 眼部健康

- 裂隙灯：双眼正常。
- 眼底：双眼正常。

❑ 评估

- 低度近视。
- 眼轴非常稳定，但最近屈光度在进展。
- 集合过度与高调节滞后。
- 眼轴生长曲线图（亚洲人）：
  - 第 98 百分位点（高度近视的风险 = 43%）。

🗆 干预计划

这位患者的主要问题是双眼视觉。患者表现出近距离集合过度（高度内隐斜），这是近视发生前的近视预警状态[16]。内隐斜与近视进展有关，可引起视疲劳和干扰阅读舒适度[17]。这个病例的首选方案是视觉训练。患者已经完成训练，在这种情况下仍可能会发生治疗不成功，患者还是明显内隐斜。

内隐斜（集合过度）和高调节滞后是使用双焦镜片[18]或渐进镜片[19]管理近视进展的理想适合条件，基于这一事实，附加正镜将有助于减少高调节滞后的视网膜模糊[20]。

附加正镜的量应是确定值。COMET 研究建议为 +2.00D，因为这个量将近视儿童的焦平面移到测试目标的平面（比成人更近，在 0.33m 处）[19]。配镜处方为蔡司的 Myokids 镜片。它的设计目的是抵消高调节滞后，提供渐进光度和控制水平向远视离焦。它在年龄较小（6~12 岁）儿童的控制效果最佳[21]。

这个病例，我们没有考虑使用接触镜和低浓度阿托品，尽管生长曲线图显示在第 98 百分位点具有高度近视的风险。但眼轴长度较稳定（24.59mm），因此目前不考虑阿托品联合治疗，未来根据病例发展可作为选择方案。

关于行为干预的建议，该患者过度使用电子产品（＞10h/d），建议除了学校学习时间外，电子产品使用时间每天应限制在 2h 内；阅读距离和照明也需要改善；鼓励户外活动，限制电脑的使用[22]。

🗆 随访

6 个月后随访时患者的家长反映，与单光眼镜相反，孩子现在一直全天配戴眼镜。这种渐进镜片设计是适用的类型。孩子遵医嘱经常户外活动，每天至少 1h，家长也尽可能地限制他使用电脑的时间（除外假期或周末）。

屈光度和眼轴长度测量结果稳定，相较于基线值几乎没有变化。集合过度仍然存在，治疗方案保持不变。接下来的复查为6个月后（基线值1年后），这时他的屈光度、眼轴长度测量和双眼视力状态均保持稳定。由于新型冠状病毒感染疫情及公共卫生管制，患者未能按时复查。患者后来于2021年5月复查，此时重新进行了病情评估。

现在孩子抱怨戴眼镜运动困难，父母希望选择其他矫正方式。由于这段时间限制居家，学校网课和远程作业增加了使用电脑时间，这可能会让近视进展很快。然而检查结果显示，近视进展有限，双眼均为−0.50D，眼轴增长也没有超过同龄正常生长值。令人惊讶的是，视近内隐斜减少了，之前为$7^\triangle$，现在是$4^\triangle$。

❑ 矫正方案对比

方案	优点	缺点
运动时戴软性接触镜（DD）	参数可调整 价格便宜	只是运动时戴 防紫外线的选择受限
多焦软性接触镜（DD或FR）：中心看远，周边正附加	超适应证的选择，但是有效接触镜会产生外隐斜漂移，可能有助于双眼视觉	需要全天配戴（每周至少6天；8h/d）
角膜塑形镜（OK镜）	白天无需戴镜矫正，软性接触镜适合运动 性价比：OK镜与长期配戴DD或FR的成本 外隐斜漂移，有助于双眼视功能[23]	常规设计没有足够的周边离焦量（低度近视的低度周边近视离焦） 因为瞳孔直径的大小，较大的治疗区不是问题 定制的个性化设计会更有效

注：DD为日抛型接触镜；FR为频繁更换型接触镜。

经过讨论，家长更倾向用OK镜方案。验配OK镜后，经过一周的配戴，视近内隐斜被轻度代偿（现在为$2^\triangle$），很可能是外隐斜漂移的结果。患者需要在6个月内进行随访。

小结

- 在基线和患者近视进展期间，定期评估双眼视觉状态非常重要，尤其矫正方案调整时。
- 近视控制方案应随着患者的视觉需求和/或生活方式的改变而调整。
- 考虑到该患者的高调节滞后引发集合过度，因此渐进镜片可能是最有效的近视管理方案。

病例报告 8　停戴 OK 镜后，接下来如何处理？

☐ 概述

我们的许多患者已经成功配戴 OK 镜好多年了。患者从儿童期到成年期，视觉需求和行为都发生了变化。配戴 OK 镜片不仅仅为了矫正屈光不正，更主要是管理近视进展。OK 镜为延缓近视进展而设计的离焦环，会带来光晕和眩光的视觉干扰，尤其在晚上开车或外出时。这个案例展示了如何成功地从多年配戴 OK 镜过渡到频繁更换型软性接触镜。

☐ 病历

项目	回答	近视预警	注释
种族、性别	拉丁裔、男性		女性和亚洲人近视进展速度更快的风险更高
年龄	18 岁		10 ~ 12 岁以下近视进展速度更快
初始近视年龄	6 岁		<10 岁代表更高的风险
家族近视史	父母均近视 父亲是高度近视，LASIK 术后		父母一方近视，风险增加 父母双方近视/父母一方患有高度近视=高风险 祖父母和父母近视=高风险。亲属近视意味近视风险更高

续表

项目	回答	近视预警	注释
光学矫正	7岁时开始戴OK镜进行早期干预 目前还戴OK镜		抱怨有光晕和眩光，想停戴OK镜
户外活动	1h/d		户外活动对于近视的发生具有保护作用。这可能有助于近视/眼轴管理
电子产品使用时间	>10h/d（与学业、研究有关）		过度使用电脑可能会促进近视的进展
上一次检查	1年前		过去2~3年里近视稳定。每6个月复查可调整为每年复查随访
综合评估			近视稳定状态

❏ 双眼视功能（18岁时，裸眼）

检查项目	结果	近视预警	注释
视远隐斜	正位		正常（$1^\triangle \pm 2^\triangle$外隐斜）
视近隐斜	$4^\triangle$外隐斜		正常，可代偿
AA	+8.50D双眼		低于正常值（Hofstetter：18-1/3 年龄）= 12D；<10D=近视进展风险因素
NRA	+1.75D		正常（+1.75D）
PRA	−2.00D		正常（−2.00D）
AC/A	3/1		正常（4/1 ± 1）
调节反应	+0.50D双眼		正常（+0.75D）
综合评估			潜在的调节异常

❏ 屈光检查（从基线到最后一次随访）

患者戴镜这些年停戴OK镜洗脱过几次，以重新定制镜片或评估屈光状态（图5.13）。

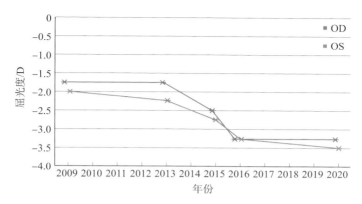

图 5.13　随时间推移屈光度（SE）的变化。2013—2016年，11～14岁患者的近视进展为0.50D/a。那时近视控制中还很少使用联合治疗方案（阿托品＋OK镜）。OK镜片设计做了调整以阻止近视的进展，从此患者度数就很稳定了

注：最后一次屈光检查结果，右眼为 −2.25/−2.00 × 180；左眼为 −2.50/−1.75 × 180。

❑ 眼部参数（基线）

检查项目	右眼	左眼	注释
角膜地形图	正常	正常	顺规散光
模拟角膜镜读数/D	42.50 × 44.25@90	41.87 × 43.75@102	
离心率	0.65 × 0.44	0.68 × 0.52	
角膜水平直径（白到白）/mm	11.5	11.6	
眼轴长度/mm 2020年 2021年	26.10	26.00	2020年前没有相关数据 考虑到屈光不正度数，眼轴很长（SE：−3.25D） 眼轴生长曲线图：第95百分位点
红外瞳孔测量法（明视）/mm	4.7	4.9	小瞳孔

❑ 眼部健康

- 裂隙灯：双眼正常。
- 眼底：下方视网膜有非压迫白区域。

❑ 评估

- 中度近视。
- 关注眼轴长度（在26mm），目标是保持其稳定。
  - 眼轴长度在2020年之前没有数据（患者于偏远地区就诊，2019年购买生物测量仪）。
  - 本案例展示了基于屈光度和眼轴的不同管理方法。这看着是一个中度近视、稳定的病例，眼轴评估却证明并非如此。至少，在达到26mm之前，应该采取一些控制措施（如阿托品联合治疗）。
- 患者有视觉干扰症状，OK镜不再考虑。
- 显著散光。

❑ 干预计划

- OK镜：可适应配戴，但目前主要需求是近视矫正，而不仅是近视管理。因此患者拒绝此方案。
- 眼镜（单光镜片）：患者希望继续戴角膜接触镜，未选择。
- 多焦软镜。
  - 环曲面镜片矫正散光。
  - 单光镜片或者中心看远的多焦镜片。
    - 停戴OK镜的洗脱期戴日抛型单光软性接触镜。
      - 任何明显的屈光变化方便调整矫正度数。
      - 让患者习惯软性接触镜的取戴操作和护理。
    - 停戴洗脱期结束后，尝试使用散光多焦软性接触镜。
      - 矫正视力降低（20/30），双眼需要追加光度 –0.75D。
        - 会影响多焦软性接触镜的效果。

- ◦ 患者觉得仍然有光晕（比之前减轻，但依然有干扰）。
  - ▪ 决定戴单光软性接触镜并密切随访，给患者订购了6个月的镜片使用量，足够用到下一次的随访日期。
  - ▪ 6个月时：屈光度和眼轴状态稳定。
- 建议。
  - ◦ 户外时间：尽可能增加。
  - ◦ 除了学习和功课外，限制电子产品使用时间。
  - ◦ 调整阅读距离和照明。
  - ◦ 解释视网膜脱离的迹象。
  - ◦ 强调下一次6个月随访的重要性。

小结

- 仅基于屈光度进行案例分析可能会产生误导。
- 可以成功地从OK镜转换到软性接触镜，6个月时无反弹效应。
- 定期停戴OK镜来评估屈光不正是一种有价值的临床方法。
- 当光晕和眩光影响了视觉需求和生活方式时，尤其在年轻人中，必须调整OK镜设计或更换方案。

病例报告9　完美OK镜配适，但是……

☐ 概述

　　这种情况在OK镜配戴中常常出现：OK镜配适是理想的，视力与舒适度达到预期，如同仪表盘上的所有指针均为绿色。然而，若患者难以取戴操作镜片，或不能达到最短配戴时间，或不能规范护理镜片时，即使完美配适也会成为失败的病例。此时只能回到初始的其他方案，这就像和正确的管理方案擦肩而过的感觉。

❏ 病历

项目	回答	近视预警	注释
种族、性别	白人、女性		女性和亚洲人近视进展速度更快的风险更高
年龄	11岁		10～12岁以下近视进展速度更快
初始近视年龄	8岁		<10岁代表更高的风险
家族近视史	家族无近视者		父母一方近视，风险增加 父母双方近视/父母一方患有高度近视=高风险 祖父母和父母近视=高风险。近视的亲属意味着近视风险更高
光学矫正	在U de M诊所首次就诊前配戴单光眼镜		家长诉之前眼镜度数每6个月调整一次；转诊报告显示近视进展快速
户外活动	时间极少		户外活动对于近视的发生具有保护作用。这可能有助于近视/眼轴管理
电子产品使用时间	>10h/d（学业+研习+休闲娱乐）		过度使用电脑可能会促进近视的进展
上一次检查	2个月前		患者近视进展需要近视控制，视光师转诊而来
综合评估			近视发病年龄、过去近视进展、户外活动和电子产品使用时间

❏ 双眼视功能（基线）

检查项目	结果	近视预警	注释
视远隐斜	$2^{\triangle}$外隐斜		正常（$1^{\triangle}\pm 2^{\triangle}$外隐斜）
视近隐斜	$3^{\triangle}$内隐斜		视近内隐斜，足够的融像储备
AA	+11D双眼		低于正常值（Hofstetter：18-1/3年龄）=14D；<10D=近视进展风险因素
NRA	+2.00D		正常（+1.75D）
PRA	-2.25D		正常（-2.00D）
AC/A	3/1		正常（4/1±1）
调节反应	+1.00D双眼		略高于正常值（+0.75D）
综合评估			关注视近内隐斜

☐ 屈光检查（从基线到最后一次随访，图5.14）

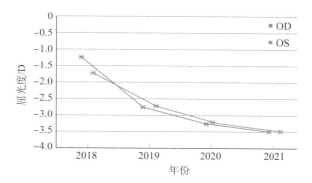

图5.14 随时间推移屈光度（SE）的变化。2019年第一次在U de M诊所就诊。基线数据是基于2018年时配戴的眼镜

- 累计增量：双眼 –2.25D。
- 平均增量：–0.75D/a。
- 自近视控制后的总体进展度数：–0.75D。
  - 近视控制的第一年增加较多。
  - 趋于稳定。
  - 越小的患者进展越迅速，将需要更多的时间来稳定[24]。
- 近视控制后的平均进展度数：–0.37D/a。

☐ 眼部参数（基线）

检查项目	右眼	左眼	注释
角膜地形图	角膜中央散光（非边到边）		不需要周边环曲面设计的OK镜
模拟角膜镜读数/D	43.69 × 44.61@109	44.09 × 45.85@68	
离心率	0.57 × 0.38	0.62 × 0.50	适合OK镜矫正：矫正 –4.00D
角膜水平直径（白到白）/mm	11.9	11.9	

续表

检查项目	右眼	左眼	注释
眼轴长度/mm 2019年 2020年 2021年	 24.25 24.63 24.71	 24.34 24.76 25.82	第98百分位点，高度 近视风险为43% 需要强化控制
红外瞳孔测量法 （明视）/mm	6.2	6.3	大于均值

❏ 眼部健康

- 裂隙灯：双眼正常。
- 眼底：双眼正常。

❏ 评估

- 中度近视。
- 近视快速进展患者。
- 视近内隐斜可能促使近视发展，而角膜接触镜带来的外隐斜漂移可以抵消（有待重新评估）。

❏ 干预计划

- 基线时，患者11岁，近视已经 –3.00D，进展快（去年＞1D）。眼轴长度位于高度近视第98百分位点。应制订强化控制方案。
- 治疗方案选项。
  ◦ OK镜：考虑到剂量效应，为这种近视进展期患者选择了计划A。我们需要更高的周边离焦量（＞+2.50D）来控制一个快速进展的中度近视患者。角膜地形图示角膜周边为球面，所以不需环曲面镜片。试戴镜后地形图显示患者大瞳孔可适用常规镜片设计，也可以做个性化设计。最终，我们通过试戴和验配评估，并用软件设计及订购镜片。
  ◦ 多焦软性接触镜：B计划。如果A计划不合适可选择B计划，尽量选择高离焦量的设计。

◦ 控制近视的框架眼镜：与接触镜相比，控制近视的框架眼镜
效果也不错。纵向研究表明与其他方案[25]相比，其有效性
相似。在该患者就诊咨询期间，豪雅在加拿大上市了新乐学
镜片，我们与家长们讨论了这个框架眼镜方案。星趣控（依
视路）尚未上市，将来也是备选方案。

☐ **随访**

- 2019 年年底，患者验配了 OK 镜。
- 到片后，患者无法自己完成摘戴操作。
- 由于患者不配合，父母也无法为他摘戴镜片。
- 患者在家跟着视频资料练习触摸结膜。
- 患者两周多来诊所数次，但所有的配戴技巧都没用，还是没学
会取戴，最后弃戴 OK 镜。
- 家长和患者都暂时不想尝试软性接触镜，因为担心患者在使用
时，在学校发生无法自己处理的情况。
- 近视控制方案为配戴新乐学镜片。
- 1 个月后重新评估了内隐斜值，检测值保持不变。融合储备良
好，患者无视觉症状。
- 患者于 2020 年年底复诊（因疫情而延迟），反馈了戴镜依从性。
- 这一年近视进展较慢：双眼 –0.50D，之前是右眼 –1.50D 和左
眼 –1.25D。
- 重点关注眼轴长度，1 年内进展明显：右眼 0.38mm，左眼 0.42mm。
- 讨论了重新验配 OK 镜的可能性，孩子和家长均拒绝。
- 使用 0.05% 阿托品滴眼液联合控制。2021 年年初（7 个月后）
复查，双眼近视度数增加 –0.25D，眼轴的控制较好，右眼
+0.08mm，左眼 +0.06mm。
- 现在患者希望下次复查时试戴接触镜。

小结

- 眼轴增长可能和屈光度进展不同步。
  - 效果评估应基于眼轴长度变化。
- 6～7岁可以安全配戴接触镜。
  - 取决于患者的接受度和家长的支持。
- 操作困难是无法配戴接触镜的主要原因之一。
  - 订片前试戴时让孩子自己取戴镜片可能是个好办法。
  - 如果接触镜是控制近视的最佳方案，则建议定期重新尝试接触镜。
- 相比OK镜，多点离焦框架眼镜的近视控制作用一样有效。
  - 作者的临床数据显示，给年龄较小的低度近视患者使用离焦框架眼镜联合低浓度阿托品为最佳方案。

病例报告10　近视无明显进展

☐ 概述

　　大多数积极主动的医生会告诉你，所有的近视儿童（–0.50D及以上）都需要进行干预以控制他们近视进展相关的风险。眼轴生长曲线图帮助我们更好地评估这些病理变化的风险并做出更有针对性的干预。即便如此，就算没有近视干预措施，一些患者近视也不会有明显进展。本案例就是一个很好的例子。

☐ 病历（基线，2020年）

项目	回答	近视预警	注释
种族、性别	白人、女性		女性和亚洲人近视进展速度更快的风险更高
年龄	11岁		10～12岁以下近视进展速度更快

续表

项目	回答	近视预警	注释
初始近视年龄	未知		<10 岁代表更高的风险
家族近视史	父母为中度近视		父母一方近视，风险增加 父母双方近视/父母一方患有高度近视=高风险 祖父母和父母近视=高风险。近视的亲属意味近视风险更高
光学矫正	未戴镜矫正		首次就诊，看远模糊 3 个月
户外活动	>2h/d		患者定期打垒球（精英联赛）和运动。经常训练，大部分时间都在户外
电子产品使用时间	很少		过度使用电脑可能会促进近视的进展
上一次检查	无		患者近视进展需要近视控制，视光师转诊而来
综合评估			近视发病年龄、家庭环境、看远模糊数月

❑ 双眼视功能（基线）

检查项目	结果	近视预警	注释
视远隐斜	正位		正常（$1^\triangle \pm 2^\triangle$外隐斜）
视近隐斜	$1^\triangle$外隐斜		正常
AA	+12D 双眼		低于正常值（Hofstetter：18-1/3 年龄）= 14D；<10D =近视进展风险因素
NRA	+2.00D		正常（+1.75D）
PRA	-2.25D		正常（-2.00D）
AC/A	3/1		正常（4/1 ± 1）
调节反应	+0.75D 双眼		略高于正常值（+0.75D）
综合评估			未见异常

❑ 屈光检查（从基线到最后一次随访，图5.15）

- 累计增量：-1.75D，超过 10 年。
- 平均增量：-0.17D/a。

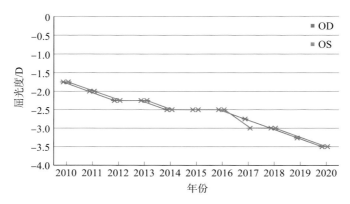

图 5.15   10年来屈光度的变化。2020年的验光结果：右眼为−2.75/ −1.50×45；左眼为−3.00/-1.25×160

❑ 眼部参数（基线）

检查项目	右眼	左眼	注释
角膜地形图	规则斜轴散光（边到边）		
模拟角膜镜读数/D	41.62 × 42.12@115	42.00 × 42.37@75	平坦角膜。可能不适合OK镜
离心率	0.80 × 0.65	0.75 × 0.55	
角膜水平直径（白到白）/mm	12.0	12.0	
眼轴长度/mm	N/A	N/A	未测量。患者在周边地区的诊所没有生物测量仪。因为平坦角膜和目前的屈光度，我们怀疑眼轴很长
红外瞳孔测量法（明视）/mm	6.3	6.3	

❑ 眼部健康

• 裂隙灯：双眼正常。

• 眼底：双眼正常。

❑ 评估

- 中度近视。
- 近视进展慢（0.17D/a）。

❑ 干预计划

截至2015年，本病例中患者像过去一样一直使用单光眼镜矫正，运动时使用日抛型软性接触镜。

❑ 讨论

一些儿童的近视进展比那些接受防控干预的患者还慢。这种情况下，可以不进行干预而随访观察患者情况。根据年龄和种族的不同，在没有干预的情况下，总体"可接受"的近视进展为0.25D或眼轴增长为0.1mm/a。若患者屈光度和眼部状态的自然进展处于一个较低的水平，不进行干预是合理的。

对于在眼轴生长曲线图中低于第50百分位数的患者也是如此。例如一位14岁的近视患者，度数为−1.00D，眼轴长度为23mm，代表近视进展的最小风险（眼轴长度不超过26mm），这种可以戴单光眼镜和每4~6个月复诊。

作者回顾患者十年来的情况进行了总结。十年前，近视管理刚兴起并被专业人士讨论，那时近视儿童的标准处方是配单光眼镜。随访复查中这位患者近视没有显著进展，继续这种非干预管理方案是合理的。

这位小患者是个热衷运动的女孩，经常花很多时间在户外。虽然户外活动是公认预防近视的一个因素，但它对近视发展的保护作用似乎还没得到证明。增加户外活动可以抵消更高的电脑使用率带来的风险[26]。一旦出现近视，增加户外活动的时间相当于减少电脑使用的时间。这位小患者在这段时间里很少接触电子产品，也许因此近视进展不明显[27]。

最后，由于缺乏眼轴数据，无法对此病例进行完整评估。事实上，根据角膜曲率较平坦，合理怀疑眼轴长度大于平均水平，可能约24~25mm。屈光度变化时没有监测眼轴变化，就像在雾中行驶，导航有声音没雷达。这一个过境点可能会顺利，但船就像航行中的泰坦尼克号前途叵测。

❏ 随访

不干预并不意味着忽略患者变化。当先前稳定的近视突然显著增加时，应要求患者及时复查和矫正，并密切随访。若患者近视进展，应立即干预控制，不任由发展造成远期不良影响。

小结

- 有些患者近视度数不随时间推移而进展。
- 眼轴生长曲线图是适用于初级眼保健的观察指标。当患者低于第50百分位数，尤其是患者年龄超过12岁时，没有患高度近视的风险。
- 眼轴长度测量不是强制性的，但要以不同方式监管病例的近视进展。
- 配戴单光眼镜并不等同于近视进展。
- 远视离焦可以通过大量的户外活动来补偿[28]。

病例报告11 患者依从性、新型冠状病毒感染疫情期间和超出预期的近视进展

❏ 概述

患者的依从性绝对是近视管理中最重要的因素之一。眼保健从业者可以做出最佳评估、给予最佳方案、处方最佳选择，但是如果患者不遵从建议，不配戴处方的光学镜片，便不能达到预期结果。新型冠状病毒感染疫情限制了孩子们的户外活动、交流，使得孩子们只能在家中继续学业。一些近视患者放松了既往确立起来的近视管理措施，尤其是他们配戴单焦镜片，而不是医生建议的接触镜。如此这般，他们将自己置身于一场完美风暴中，正如使用视频终端数小时接受了消极视觉刺激，户外活动时间减少。此处我们展示一个在疫情之前近视得到了控制，但后期进展超出预期的病例，这提示我们良好依从性的重要性。

❑ 病历（基线，2016 年）

项目	回答	近视预警	注释
种族、性别	白人、女性		女性和亚洲人近视进展速度更快的风险更高
年龄	11 岁		10 ~ 12 岁以下近视进展速度更快
初始近视年龄	7 岁		如果近视开始发生的年龄在 10 岁以前，进展会较快
家族近视史	父母双方中度近视		父母一方近视，风险增加 父母双方近视或 1 位父母近视 = 高风险 祖父母和父母均近视 = 更高风险 亲属近视也意味着更高风险
光学矫正	单焦镜片		单焦镜片促进近视/眼轴发展
户外活动	1h/d		近视发生之前，户外活动是保护因素。在近视/眼轴管理中可能有一定作用
电子产品使用时间	极少		当时为 2016 年
上一次检查	4 个月前		右眼涉及近视快速进展和低龄
综合评估			近视发生年龄，遗传背景，矫正方式，过去进展情况

❑ 双眼视功能（基线，2016 年，在戴镜状态下测量）

检查项目	结果	近视预警	注释
视远隐斜	1^{Δ} 外隐斜		正常（$1^{\Delta} \pm 2^{\Delta}$ 外隐斜）
视近隐斜	4^{Δ} 外隐斜		正常，储备足以控制隐斜
AA	+10D 双眼		正常（Hofstetter: $18-1/3 \times$ 年龄）= 15D；< 10D 是近视进展危险因素

检查项目	结果	近视预警	注释
NRA	+1.50D		正常（+1.75D）
PRA	−2.50D		正常（−2.00D），可能提示负镜轻度过矫
AC/A	3/1		正常（4/1±1）
调节反应	+1D 双眼		正常（+0.75D）
综合评估			调节问题可能需要关注

❑ 屈光检查（从基线到最后一次随访，图5.16）

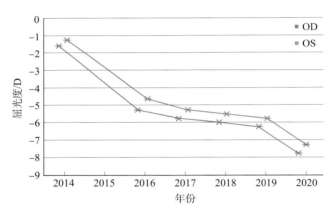

图5.16　2014—2016年数据：信息来自转诊表格（首次就诊是2012年：右眼−0.50/−2.25×170；左眼−1.00/−0.50×35；2016年最后一次检查：右眼−4.00/−2.50×165；左眼−4.00/−1.25×30）。从2016年末，2017年初开始对患者进行近视管理。2020年末最后一次近视处方：右眼−6.25/−3.00×165；左眼−5.75/−2.00×25。目前该患者16岁

	右眼/D	左眼/D
累计进展	−6.12	−6.00
每年平均进展	−0.75	−0.62
	双眼/D	
新型冠状病毒感染疫情前每年近视进展度数	−0.25	
新型冠状病毒感染疫情期间的进展	−1.50	

　　2020年最后一次复查时，患者承认疫情期间停戴了接触镜（不能回到诊所复诊评估，镜片用完。在没有重新进行近视检查前，患者父母拒绝再订购新的镜片）。患者戴上了以前的一副旧框架眼镜（这副过期的镜片球镜度约双眼 –3.00DS）。在这种情况下，她大约有1年看远模糊，但看近时视力尚可。

❑ 眼部参数（基线，2016年）

检查项目	右眼	左眼	注释
角膜地形图	双眼规则散光，角膜后表面高度正常 2021年重新进行角膜评估，目前角膜后表面显示出一些不规则性，前表面规则 角膜中心厚度为515μm		可能是圆锥角膜的早期征象 生物力学显示角膜生物力学指数（corneal biomechanical index，CBI）为0.45，表明角膜较软
模拟角膜镜读数/D	42.45 × 44.53@75	43.00 × 44.50@120	
离心率	0.66 × 0.45	0.62 × 0.54	
角膜水平直径（白到白）/mm	12.2	12.1	
眼轴长度/mm 2016年 2017年 2018年 2019年 2021年	25.30 25.42 25.57 25.70 26.08	24.92 25.12 25.27 25.41 25.77	进展： 2017年：0.12/0.20，第98百分位数，高度近视风险为31% 2018年：0.15/0.15 2019年：0.13/0.14 2021年：0.38/0.36
红外瞳孔测量法（明视）/mm	4.5	4.7	瞳孔较小：OK镜可能不是最佳选择

❑ 眼部健康

- 裂隙灯：双眼在正常范围内，无圆锥角膜征象。
- 眼底：双眼底正常。

❑ 评估

- 高度近视，散光患者。

- 既往近视进展超出预期，约 0.75D/a。但是在新型冠状病毒感染疫情之前是可控的，约 0.25D/a。
- 治疗依从性差，镜片已用完。

❑ 干预计划

　　2016 年时，近视治疗的各种方法已详细向患者及父母进行说明。

- OK 镜：根据散光情况，是首选。由于瞳孔区域较小，需要定制。
- 高附加的环曲面多焦软性接触镜：次佳选择。注意：考虑到保证远视力情况，可能需要负镜过矫来减轻视物模糊。
- 近视防控框架眼镜：2016 年时近视防控型框架眼镜未上市。不考虑渐进附加镜片。

　　家长不愿意考虑长戴型接触镜，几年前，父母中的一位配戴了长戴型软镜，患上了角膜溃疡。这一痛苦的经历阻碍了他让女儿配戴长戴型接触镜，尽管我们给出了详细的解释，并强调了OK 镜的安全性。

　　因此，为她选择了环曲面多焦软性接触镜。2016—2017 年，唯一的选择是 Omafilcon A 镜片（Proclear 环曲面多焦软性接触镜，D 设计，+2.50D 附加），DK/t 值有限。给予过氧化氢溶液作为护理方案。还提供了关于户外、锻炼和电子产品使用时间等行为习惯方面的建议。计划 6 个月后随访，但患者错过了预约时间，于2018 年再次就诊。

　　再次就诊时，患者报告其已经习惯多焦软性接触镜配戴。自她上次检查以来，没有重大变化发生。双眼配戴多焦软性接触镜后视力正常，右眼 6/7.5，左眼 6/6。眼轴长度方面，双眼轻度增长 0.15mm，从近视管理的角度来讲达到了预期目标。

❑ 临床检查结果

- 2016 年 /2017 年：右眼 –4.00/–2.50 × 165；左眼 –4.00/–1.25 × 30；

眼轴长度25.42mm /25.12mm。

- 2018年：右眼 $-4.25/-2.75 \times 165$；左眼 $-4.00/-1.50 \times 30$；眼轴长度25.57mm /25.27mm。

总体来说，目前近视控制尚可，重新定制了镜片（增加了 $-0.25D$），建议6个月后随访，并向她强调了定期复查的重要性。

尽管如此建议，患者还是1年后才来复查（实际上，父母计划在镜片用完时带她来复诊）。2019年检查结果：右眼 $-4.50/-2.75 \times 165$；左眼 $-4.25/-1.75 \times 30$；眼轴长度25.70mm/25.41mm。

此时近视控制情况再次稳定。然而，眼轴的增长已使其长度接近26mm（保持安全的极限），未来易发生病理性眼部改变。因此，经讨论和建议后，给予低浓度阿托品（0.05%），建议6个月后随访。特别是考虑到眼轴的增长，再次提醒父母按时重新评估近视进展情况的重要性。

新型冠状病毒感染疫情导致居家、卫生条件受限、在家上网课。患者直到17个月之后的2021年3月才回来复诊。患者及父母叙述，多焦软性接触镜已用完8个月，用完后一直配戴一副旧眼镜，没有按照新的度数验配，去年每天使用电脑约10h，没有户外活动。父母说处方低浓度阿托品后他们试用了2个月，但是由于应用时的不适感，便停止应用。他们咨询了药师，被告知这属于药物的过敏反应。因此，他们丢弃了阿托品。经询问，他们整整2个月都在使用同一小瓶低浓度阿托品（通常每月1瓶），并且不适感是在使用的最后两周才产生的。不适感可能继发于长时间未严格按照配方要求保存，药物pH值发生改变，导致瘙痒和灼烧感。2021年临床检查结果：右眼 $-6.25/-3.00 \times 165$；左眼 $-5.75/-2.00 \times 25$；眼轴长度26.08mm/25.77mm。

从屈光度和眼轴长度来看，这些结果都认为是近视的快速进展。这些临床结果发生改变和停戴多焦软性接触镜、使用普通单焦镜片、长期看远模糊、停止使用阿托品有关。环境因素加剧了这一趋势。

由于散光度数的稳定增长，我们重新测量了患者的角膜地形图和生物力学参数。患者目前16岁，她的角膜后表面形态有一些改变。但患者散光进展时（散光轴向发生改变），通常要考虑是否有圆锥角膜。角膜地形图仍然是正常的，但是和过去的结果相比，表现得比较可疑。角膜生物力学方面是正常的，但是根据CBI，角膜属于易变形类，符合早期圆锥角膜的可能。这种情况必须密切随访。

对于近视仍然在进展的病例，可以考虑以下几个选择：

• 多焦软性接触镜：材质升级为硅水凝胶，透氧性更高，更稳定。

• OK镜：由于新的角膜地形图结果，不予考虑。如果要验配，需要针对部分屈光度进行定制。剩余的近视度数由白天配戴框架眼镜来矫正。

• 非球面多焦硬性接触镜片：和前面描述的一个病例类似，我们可以使用前表面非球面联合后表面环曲面设计的硬性接触镜来模仿OK镜的设计，在这个病例中是一种有效选择。

• 混合多焦镜片：由于患者右眼的角膜散光和总体散光，这是最后一种可选择的方法，可能处于球镜矫正的极限范围内。

• 低浓度阿托品：强制联合使用，并告知用药依从性的重要性。建议每月订购一瓶新的眼液。

患者父母想继续配戴多焦软性接触镜（舒适性好），需要承诺遵守医嘱，包括定期复查。如果他们遵守承诺，未来如何，我们拭目以待。

小结

- 患者依从性是近视管理中的关键因素。
- 眼保健从业者必须向患者及父母提供近视管理相关的完整信息（包括书面和口头的），确保患者和父母都能够理解遵从各项医疗建议的重要性。
- 与最近几个月看到的其他病例类似，新型冠状病毒感染疫情和卫生条件受限使得此病例非常具有挑战性。

病例报告12　为了达到良好近视控制效果，对于眼轴已经很长的患者需要更高的离焦量

☐ 概述

没有医生愿意在决定临床干预措施的时候受限。此病例就是如此，尽管只是中度近视，但眼轴长度是初次就诊就该关注的项目。借此病例提醒所有眼保健从业者，在选择最佳近视管理方案时，应该同时关注屈光度和眼轴长度。

☐ 病历（基线，2017年）

项目	回答	近视预警	注释
种族、性别	亚洲人、女性		女性和亚洲人近视进展速度更快的风险更高
年龄	13岁		10 ~ 12岁以下近视进展速度更快
初始近视年龄	8岁		如果近视开始发生的年龄在10岁以前，进展会较快
家族近视史	父母中有1名中度近视		父母一方近视，风险增加 父母双方近视/父母一方患有高度近视＝高风险 祖父母和父母均近视＝更高风险 亲属近视也意味着更高风险
光学矫正	单焦镜片，每6个月更换一次		单焦镜片促进近视/眼轴发展

续表

项目	回答	近视预警	注释
户外活动	时间有限		近视发生之前，户外活动是保护因素。在近视眼轴管理中可能有一定保护作用
电子产品使用时间	在这一时间段极少		学习和阅读时间长，拉小提琴（＞1.5h/d），但是并不使用电子产品
上一次检查	5个月前		基于近视进展情况进行近视管理
综合评估			根据近视发生年龄和过去进展情况确定

❏ 双眼视功能（基线，2016年，在戴镜状态下测量）

检查项目	结果	近视预警	注释
视远隐斜	2△内隐斜		接近正常值（1△±2△外隐斜）
视近隐斜	1△外隐斜		正常，储备足以控制隐斜
AA	+12D 双眼		正常（Hofstetter：18-1/3 × 年龄）= 14D；＜10D 是近视进展危险因素
NRA	+2.00D		正常（+1.75D）
PRA	−2.00D		正常（−2.00D）
AC/A	2/1		正常（4/1±1）
调节反应	+0.5D 双眼		正常（+0.75D）
综合评估			

❏ 屈光检查（图5.17）

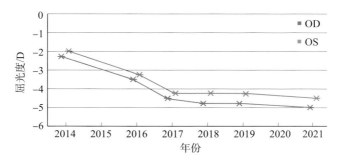

图5.17　屈光度随时间变化曲线。数据来自转诊信（2014—2015年）和戴镜度数的基线（2016年）。2017年开始进行近视管理，2020年（新型冠状病毒感染疫情期间）失访，2021年再次来访就诊

	右眼/D	左眼/D
自 2014 年以来的累计增量	−2.75	−2.50
自 2014 年以来的平均每年增量	−0.37	−0.37
自 2017 年近视管理以来的累计增量	−0.50	−0.25
自 2017 年近视管理以来的平均每年增量	−0.12	−0.06

❑ 眼部参数（基线，2017 年）

检查项目	右眼	左眼	注释
角膜地形图	双眼正常顺规散光		边到边散光
模拟角膜镜读数 /D	41.87 × 42.77@85	42.02 × 43.06@90	
离心率	0.58 × 0.45	0.58 × 0.34	OK 镜可矫正的最大度数：−4D
角膜水平直径（白到白）/mm	11.5	11.6	
眼轴长度 /mm			
2017 年	26.17	26.06	>第 95 百分位点（Sands-Diez）；4 年没有进展
2018 年	26.01	26.02	
2019 年	26.06	26.03	
2021 年	26.05	26.02	
红外瞳孔测量法（明视）/mm	5.7	5.8	

❑ 眼部健康

- 裂隙灯检查：双眼正常。
- 眼底检查：视网膜周边部色素改变。
  - 双眼视盘鼻侧边缘模糊拥挤，无视野缺损，无色觉异常，无其他症状。

❑ 评估

- 中度近视。
- 在初次就诊前近视进展较快。
- 需要随访眼部健康情况（眼底改变），但目前无需担心。

❑ 干预计划

　　这里我们主要关注的问题是眼轴长度，接诊时基线眼轴长度已超过26mm。2017年（基线）时屈光度已经是–4.50D，快接近高度近视的临界。因此需要尽可能地选择强有力的管理策略来阻止近视进展和眼轴增长。选择如下：

- OK镜：个性化设计可以在瞳孔区内产生较高的正性屈光力，可以制造高近视离焦量和正球差。虽然传统设计可以拥有较大的治疗区，但会减少视觉系统上的离焦量。因此个性化定制的OK镜是首选计划。
- 多焦软性接触镜：次佳选择，尤其是对于眼保健操从业者没有途径个性化定制OK镜时。中央光学区视远，周边需要高离焦量。
- 近视防控型框架眼镜：2017年加拿大市场还没有此类镜片，不考虑渐进和双焦框架眼镜。

　　OK镜片使用软件设计（RGP设计器）并交付使用。配戴1个月后，随访时角膜地形图变化如图5.18所示，戴镜1年后，角膜地形图变化如图5.19所示。

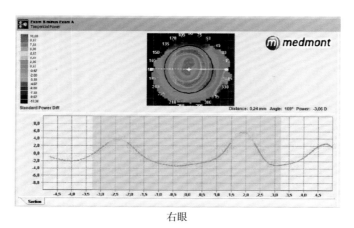

右眼

图5.18　戴镜1个月后切向角膜地形图变化（一）

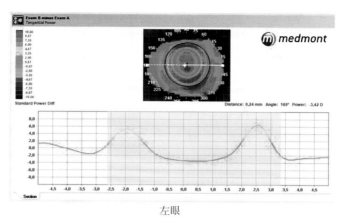

左眼

图5.18 戴镜1个月后切向角膜地形图变化（二）

注：瞳孔区正离焦环影响周边屈光，差异图显示镜片矫正了
约−4D的近视，产生了+6D的正离焦环，这意味着有+10D
的附加量。

正离焦效应在治疗的第2年（2019年）开始下降，正离焦量
从+6D下降到+4D，整体附加量下降到+8D。

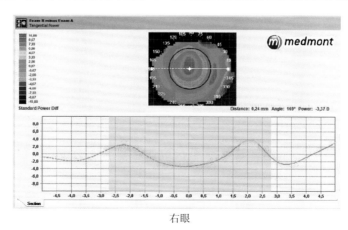

右眼

图5.19 戴镜1年后切向角膜地形图（一）

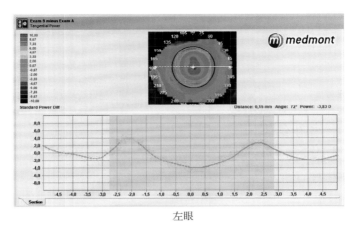

左眼

图5.19　戴镜1年后切向角膜地形图（二）

裂隙灯下显示OK镜反转区有沉积物（白色沉积物）。

这些沉积物可以导致OK镜对角膜的塑形效应减弱。因为沉积物限制了吸附作用，所以降低了反转区对角膜上皮的效应。根据El–Hage公式[8]，26μm沉积物的积累会导致2D的变化（13μm/D）。考虑到反转区的设计间隙至少为75μm，这是可信的。

因此，为该患者预订了新镜片，并要求患者在配戴新镜片前停戴3天。在1个月后的随访中，角膜地形图显示角膜形态根据镜片的作用效果恢复了之前的状态。

> **小结**
>
> - 再次强调，决定近视本质和近视管理策略的是眼轴长度，而不是屈光度。
> - 个性化定制的OK镜设计能在瞳孔区提供更高的视网膜近视离焦量，这有利于患者近视的稳定。
> - 建议每年更换OK镜。
> - 随着时间的推移需要对比角膜地形图的变化，以确定近视防控的效力是否下降，是否需要再次评估防控策略或更换镜片。

病例报告13 当眼轴和屈光度变化不一致时怎么办?

☐ 概述

这是一个在多方面都非常有趣的病例。最初,这个孩子面临着比较大的困难。8岁开始近视并且拥有其他重要的不利因素。2016年,医生给他处方了单光近视镜片,这副眼镜他直到3年后(2018年)才戴,在这之前并没有配戴。尽管看远时持续存在视网膜模糊影像,和形觉剥夺类似,并且他还处于所谓的"近视快速进展期(8~12岁)",但是2016—2018年,这个孩子的近视发展却很缓慢。2018年起,近视快速进展,最终在2019年配戴OK镜后近视控制稳定。但是,眼轴仍继续快速增长。那我们该如何看待这种屈光度和眼轴变化的不一致?并且,该如何阻止眼轴的延长呢?

☐ 病历(基线,2018—2019年)

项目	回答	近视预警	注释
种族、性别	白人、女性		女性和亚洲人近视进展速度更快的风险更高
年龄	11岁		10~12岁以下近视进展速度更快
初始近视年龄	9岁		如果近视开始发生的年龄在10岁以前,进展会较快
家族近视史	父母和其他亲属均不近视		父母一方近视,风险增加 父母双方近视/父母一方患有高度近视=高风险 祖父母和父母均近视=更高风险 亲属近视也意味着更高风险
光学矫正	单焦镜片,每6个月更换一次		单焦镜片促进近视/眼轴发展;处方了单焦镜片但未配戴(2016—2018年);直到最近,患者意识到看远模糊才开始配戴眼镜;似乎是在那之后近视才开始进展的
户外活动	时间有限		近视发生之前,户外活动是保护因素。在近视/眼轴管理中可能有一定保护作用

续表

项目	回答	近视预警	注释
电子产品使用时间	>8h/d		玩电子游戏（使用计算机）和在智能手机上看视频
上一次检查	3个月前		基于近视进展情况进行近视管理
综合评估			初始近视年龄、矫正方式、户外活动时间、电子设备的使用

❏ 双眼视功能（2019年，在戴镜的情况下）

检查项目	结果	近视预警	注释
视远隐斜	$1^\triangle$内隐斜		正常（$1^\triangle \pm 2^\triangle$外隐斜）
视近隐斜	$2^\triangle$外隐斜		正常，储备足以控制隐斜
AA	+11D 双眼		低于正常值（Hofstetter：18−1/3×年龄）= 12D；<10D是近视进展危险因素
NRA	+1.25D		略低于正常值，可能提示过矫
PRA	−2.25D		正常（−2.00D）
AC/A	2/1		正常（4/1±1）
调节反应	+0.5D 双眼		正常（+0.75D）
综合评估			

❏ 屈光检查（图5.20）

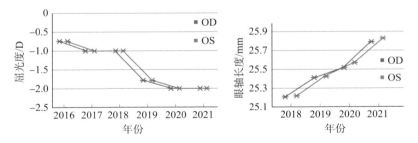

图5.20　双眼屈光度和眼轴长度变化。既往数据（源于基线报告和旧镜片度数）从2016年（初次处理）到2018年年末2019年年初她来近视管理门诊就诊时。注意2018年到2019年的变化，这代表着患者此时开始出现视物模糊，开始配戴矫正眼镜。2019年配戴OK镜后，屈光度开始趋于稳定

	右眼/D	左眼/D
自 2016 年以来的累计增量	−1.25	−1.25
自 2016 年以来的平均每年增量	−0.32	−0.32
自 2018 年/2019 年近视管理以来的累计增量	−0.25	−0.25
自 2017 年以来的平均每年增量	−0.12	−0.12

❏ 眼部参数（基线，2016 年）

检查项目	右眼	左眼	注释
角膜地形图	双眼正常顺规散光		边到边散光
模拟角膜镜读数 /D	42.52 × 42.39@50	42.12 × 43.04@101	
离心率	0.80 × 0.65	0.75 × 0.55	潜在可矫正度数：−5D
角膜水平直径（白到白）/ mm	12.4	12.3	
眼轴长度 /mm 2018 年 2019 年 2020 年 2021 年	 25.21 25.41 25.52 25.79	 25.23 25.43 25.57 25.83	第 98 百分位点（Tideman）评估：右眼 0.20；0.11；0.27；左眼 0.20；0.14；0.26 平均：0.15mm/a
红外瞳孔测量法（明视）/ mm	6.5	6.4	

❏ 眼部健康

- 裂隙灯：双眼正常。
- 眼底：双眼正常。

❏ 评估

- 低度近视。
- 近视管理之后情况趋于稳定。
- 需要关注眼轴长度，因为其处于第 98 百分位点，屈光度趋于稳定后眼轴仍在增长。

□ 干预计划

从眼轴长度上看有高度近视和未来相关眼部病变的风险，因此需要强有力的近视防控手段。在基线水平（2018—2019年），我们考虑了以下选择。

- 多焦软性接触镜：这个选项代表着低度近视患者的最佳选择，尤其当瞳孔直径受限（并非仅限本病例）时。我们确实需要强有力的治疗手段，最大可能就是 Etafilcon A 材质 EDOF 设计（Natural-Vue）。由于经济原因，父母拒绝了（不能负担接下来的费用，每年在镜片上花费约1000美元）。

- 近视防控型框架眼镜：从我们的经验来看是次佳选择，它在低度近视和年龄较小患者中表现最佳，并且经济上可负担。鉴于之前孩子配戴眼镜依从性不佳，父母拒绝了此选择。

- OK镜：需要定制以获得更高的近视离焦量。常规商业设计的镜片对低度近视患者的有效性欠佳，这例患者的瞳孔大小非常适合配戴OK镜，OK镜也更符合患者的行为习惯（白天脱镜）和父母的预算（1~24个月共约650美元）。因此OK镜就成了患者最实际的选择。

- 阿托品：在2019年已考虑，但未处方。告知患者，如果眼轴增长超过正常，阿托品可以作为一种联合治疗手段来控制近视。

□ 随访

镜片通过 RGP 设计器软件、UM 模板进行经验性设计（七弧设计，反转弧最小75μm），患者在镜片交付时和后期都定期随访。护理计划包括使用双氧水和生理盐水作为冲洗剂，1个月后随访时，护理计划中加入了人工泪液，指导患者在戴镜前点一滴在镜片上。镜片下的气泡在1个月后仍存在（一般可能在最初的几天出现，随着角膜稳定地被塑形，气泡会消失）（图5.21）。这些气泡的存在可能会影响OK镜的吸附效应，降低镜片的总体近视防控效果。

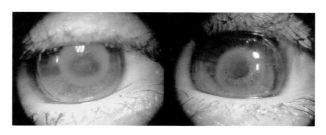

图5.21 镜片下持续存在的气泡，要求戴镜前在镜片上滴一滴人工泪液

第 1 个月随访时，患者诉已经习惯了戴 OK 镜，白天脱镜情况下在所有距离均可获得更清晰的视力。周一到周五计算机的使用时间下降到了每天 1h，周末每天 5～6h，这意味着患者电子产品使用时间下降了 40%。为了更好地提升防控效果，鼓励进一步增加户外活动的时间。

2020 年和 2021 年屈光度是稳定的，眼轴测量也是稳定的，2020 年进展 0.09mm，2021 年进展 0.14mm，对于这个年龄来说是正常的。然而，出乎意料的是，第 2 年的治疗结果并不那么显著。眼轴长度分别增长了 0.27mm 和 0.26mm，意味着增长过快。因为眼轴长度将要接近 26mm，建议使用 0.05% 阿托品，正如我们一开始所述。另一种选择是减小镜片中央光学区直径，增加近视离焦的效果。此患者由于本身瞳孔直径较大，未考虑此方法。且镜片中央和周边区的固定比例不允许单独减少中央区直径。阿托品会引起 1mm 至 1.5mm 的瞳孔散大，导致周边离焦量的增加，看远时不会出现视物模糊。

双眼（左眼＞右眼）均显示镜片下有小气泡，为了增加塑形效果，需要处理这些气泡。

在接下来的一年，患者会每 3 个月复查一次。近视防控方案的调整根据复查时测量的数据变化。

但仍有一些未解的问题。第一，为什么这个孩子没配戴矫正眼镜、视觉系统处于长期模糊状态时，孩子的屈光度稳定了一段时间？这是违背所有理论的，肯定是不正常的，也是不建议的。第二，患者在配戴 OK 镜的第 2 年眼轴增长较快，或许和已知的 1 年后近视防控管理的有效性下降相关。但是，这是唯一原因吗？如果一开始就使用阿托品，这部分进展会被阻止吗？视觉保健者通常都是谨慎的，一开始只介绍一种防控手段。但是，当我们面对眼轴长度已经位于第 100 百分位点的患者时，一开始应用联合防控手段会更有效。眼轴增长和屈光度稳定，这之间的差异证明二者很少同步进展，但是这背后的光学原因是什么？几乎没有明确的答案，但这个病例提醒我们定期随访患者的重要性，以及根据观察结果调整治疗的必要性。患者每次就诊时的反思应成为近视防控管理的标准流程之一。

小结

- 由于经济原因等，一些患者可能无法选择最佳管理方案，因为这些方案不适用于患者个人。
- 让防控方案去适应患者总比让患者适应防控方案好。
- 当屈光度稳定时，眼轴长度仍然可能会进展。
- 应对近视防控策略进行定期评估。

病例报告14　最有挑战性的案例：屈光参差性近视患者

□ 概述

在所有近视管理的病历中，屈光参差性近视绝对是最具挑战性的案例之一。确实，目前没有成文的关于如何处理这些病例的临床指导，也没有关于屈光参差性近视本质的共识，尤其是只有一只眼有屈光不正（另一只眼为平光）。此病例报道了一种可能有效的方法，但我们并不敢推广。

□ 病历（基线，2017 年）

项目	回答	近视预警	注释
种族、性别	拉丁裔、男性		女性和亚洲人近视进展速度更快的风险更高
年龄	12 岁		10～12 岁以下近视进展速度更快
初始近视年龄	没有记录		如果近视开始发生的年龄在 10 岁以前，进展会较快
家族近视史	父母和亲属均不近视		父母一方近视，风险增加 父母双方近视/父母一方患有高度近视＝高风险 祖父母和父母均近视＝更高风险 亲属近视也意味着更高风险
光学矫正	没有矫正		没有看远模糊的症状
户外活动	30min/d（步行上学）		近视发生之前，户外活动是保护因素。在近视/眼轴管理中可能有一定保护作用
电子产品使用时间	4～6h/d		在家不使用电脑或者平板电脑，只用智能手机（意味着更近的阅读距离）
上一次检查	5 个月前		基于近视进展情况咨询近视管理
综合评估			远视力未矫正。观看屏幕和阅读距离

□ 双眼视功能（2017 年，没有正确矫正屈光度）

检查项目	结果	近视预警	注释
视远隐斜	1^Δ 外隐斜		正常（$1^\Delta \pm 2^\Delta$ 外隐斜）
视近隐斜	7^Δ 外隐斜		集合不足
AA	+10D 右眼 +6D 左眼		低于正常值（Hofstetter：18−1/3 × 年龄）=14D；<10D 是近视进展危险因素（左眼）
NRA	+1.75D		轻度低于正常
PRA	−1.25D		异常（−2.00D），可能提示调节不足
AC/A	2/1		正常（4/1 ± 1）
调节反应	+0.5D 右眼 +1.25D 左眼		正常（+0.75D）。左眼调节滞后量高（低于调节）
综合评估			视近集合不足是近视进展的预警指标。左眼调节不足也值得关注

❑ 屈光检查（图5.22）

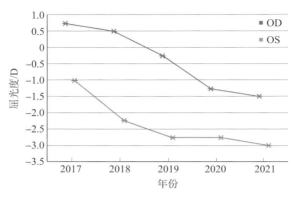

图5.22　近年来屈光度变化

> **注：**刚开始是左眼有轻度弱视（视力6/7.5-2），经过治疗（见干预计划）最终解决。

	右眼/D	左眼/D
自2017年以来的累计增量	−2.25	−2.25
自2017年以来的平均每年增量	−0.62	−0.50
自2020年/2019年近视管理以来的累计增量	−0.25	−0.25
自近视管理以来的平均每年增量	−0.12	−0.12

❑ 眼部参数（基线，2016年）

检查项目	右眼	左眼	注释
角膜地形图	双眼正常顺规散光		边到边散光
模拟角膜镜读数/D	43.50 × 44.25@70	42.50 × 43.12@120	
离心率	0.70 × 0.55	0.60 × 0.45	
角膜水平直径（白到白）/mm	11.7	11.8	

续表

检查项目	右眼	左眼	注释
眼轴长度 /mm			右眼：第 25 百分位
2017 年	23.03	23.79	点，没有高度近视的
2018 年	23.28	24.17	风险
2019 年	23.52	24.40	左眼：第 75 百分位
2020 年	23.87	24.50	点；高度近视的风险
2021 年	24.02	24.62	为 1%
红外瞳孔测量法（明视）/mm	5.2	5.4	

□ 眼部健康
- 裂隙灯：双眼正常。
- 眼底：双眼正常。

□ 评估
- 屈光参差性近视。
- 左眼弱视。
- 在近视管理之前双眼进展不对称。
- 左眼调节功能不全。

□ 干预计划

　　这个病例第一个需要考虑的是左眼轻度弱视的存在，这也是屈光参差性近视经常出现的一种情况。尽管如此，却很难辨别屈光参差性近视和弱视哪个先出现[29]。这种弱视的治疗首先需要矫正屈光不正。如果弱视仍存在，可以建议遮盖或者给予其他治疗方式差异化地刺激双眼[30]，尽管这些干预措施的效果不一定很明显。

　　当双眼视觉恢复以控制屈光参差时，重要的是要了解这种情况的本质，这种情况不应被误认为或理所当然地被认为是标准近视，这类患者的近视管理要复杂得多。

屈光参差性近视是眼球发育的一个独特例子，双眼在相同的遗传背景中，双眼不对称性生长，发育成不同度数的屈光不正。导致这种异常的因素包括角膜曲率、眼压、与调节和集合相关的肌张力、散光和高阶像差的影响，以及脉络膜对各种视觉刺激的反应。

已经研究过双眼视功能，尤其是调节功能障碍，和主导眼、屈光不正之间的关系，也研究过遗传背景的作用。尽管基于屈光参差眼的生物力学、结构和光学特性，对眼部结构进行了所有研究，但双眼受到一致的生长程序调控，拥有相同环境因素的影响，屈光度的进展却不一致，关于这个问题目前并没有得到一致的答案[31]。

2017年，这个患者的右眼是远视（+0.75D），而左眼是低度近视（−1.00D）。这个病例让我们很自然地联想到目标为控制左眼近视进展的同时，保护右眼，防止右眼近视。虽然这个目标很吸引人，但它听起来更像天方夜谭。

临床经验告诉我们，现实可能会朝完全不同的方向发展。我们先看近视眼。如果不进行矫正，则相当于近视欠矫，会导致近视的进展[32]。右眼近视进展又会增加两眼之间的差距，而之前双眼处于一定的平衡状态。如果这种平衡被打破，双眼往往会趋于恢复这种平衡。那么远视眼或正视眼最终会发展成近视。

当对近视眼进行矫正时，同样的现实情况也存在。根据所使用的光学矫正手段，近视可能会继续进展，紧随着另一只眼也发生近视。

可能会出现一个问题，那就是通过医疗手段去阻止非近视眼的进展，但从未在屈光参差性近视患者中进行过研究。例如，我们可以用低浓度甚至更高浓度的阿托品来延缓近视发生吗？答案是未知的，也很难预知。

2017 年，患者初次就诊时，左眼被给予框架眼镜足矫来治疗弱视。由于单眼调节功能障碍，建议使用渐进附加镜片（+1D 附加）。建议的家庭视觉训练包括：使用 ±1.50D 翻转拍（每天 10min，每周 3 次，共 3 周），同时使用渐进镜片，治疗显示有较好的结果[33]。不考虑使用单光接触镜和单光框架眼镜，因为他们可能会引起潜在的周边视网膜远视离焦，这会促进近视进展[34]。

患者依从治疗方案，1 个月后回来复诊。视力已经完全恢复了，左眼 6/6，但调节力仍较对侧眼差（7.5D vs. 11D）。因此，我们建议继续配戴渐进附加镜片，6 个月后再复诊。

9 个月后（2018 年），患者未戴矫正眼镜进入诊室。追问患者和父母，他们证实自从上次就诊几周后，孩子就停戴眼镜了，因为孩子认为戴镜与不戴镜在看近、看远时没有差别。他发现不戴眼镜更切合实际。检查结果显示右眼屈光度无任何进展，但眼轴明显增长，这个信号是非常重要的。眼轴在近视发生前的几个月会明显增长[35]。左眼的近视度数和眼轴长度都明显增加。是时候采取行动，实施其他近视防控方案了。

可选择方案很少，并且很难说服一只正视眼的孩子配戴眼镜。当只需单眼矫正时，OK 镜值得考虑。左眼近视的快速进展告诉我们必须使用强有力的手段，相较于多焦软性接触镜，OK 镜看起来是一个更好的选择。

确定了最佳矫正方案，下一步问题就很清晰了：右眼是否也该配戴 OK 镜？第一个理由可能是为了平衡双眼视觉影响，产生和左眼一样效果的光晕。第二个理由是右眼配戴 OK 镜可以阻止其向近视发展。但是至今，这种方法没有科学的报道。

当给孩子处方使用角膜接触镜时，我们必须考虑风险和收益的权重比。由于没有明确证实的收益，但配戴 OK 镜相关的风险确实是存在的，即使是很小，我们决定只让患者左眼配戴OK镜矫正近视。

2019年患者回来复诊，他对目前近视防控方案的依从性很好。右眼继续向近视发展的速度和去年差不多，朝着预想中的方向发展，因为没有给予右眼合适的防控方案。对于左眼，我们观察到不管是屈光度还是眼轴长度都趋于稳定。因此OK镜起到了积极的作用。

由于患者右眼眼轴长度继续增长，有快速进展的风险，因此建议患者2020年初来随访。

由于新型冠状病毒感染疫情，患者推迟了随访，直到几个月后才能对患者的情况进行重新评估。那时，患者的右眼进展非常明显，因此建议右眼配戴OK镜。

患者对此防控方案反应良好，2021年双眼近视趋于稳定。2017—2021年，双眼不对称地发展，但是双眼之间的差异仍然是一样的，证实了这样一个猜想，屈光参差性近视的双眼在某个时间点达到平衡，并试图保持这个平衡点；强迫一只眼或另一只眼发生变化打破这种平衡，会刺激意想不到的近视进展变化。

总之，关于这个病例仍有几个不能回答的问题。本文所介绍的近视防控方案便是其中之一，根据当时的知识和管理类似病例的临床经验证明是合理的。但这是最好的方案吗？右眼应该更早被矫正或者处方阿托品吗？如果这样做，会改变最终结局吗？没人能回答这些问题。

基线的眼轴长度较短增加了临床方案的可选性。如果眼轴长度已经是25mm或者更长，防控方案或许会不同，努力避免眼轴增长到26mm或更多。

每一个病例都是不同的，我们必须在随访中调整。新型冠状病毒感染疫情扰乱了随访计划，给近视进展带来了负面影响。这个病例进一步证实了密切随访的重要性，尤其对于没有达成共识的屈光参差性近视患者，必须随时保持警惕。

小结

- 处理和治疗双眼视功能是首要问题。
- 治疗屈光参差性近视具有挑战性，没有关于如何治疗这类患者的共识。
- 当只有单眼近视时，治疗依从性仍然是个问题。
- 常规的随访有助于重新调整方案。

病例报告15　最后一例

❑ 概述

　　从表面上看来，这个病例和其他许多病例一样，并未展现出特别的困难之处。近视度数高，眼轴长度超出能容许的阈值。这是一个使用了强有力近视防控手段（OK镜＋阿托品）的经典案例，期待会有好的结果。理论上，OK镜通过对角膜的重塑产生我们所需要的正球差。令人费解的是戴镜后有些患者眼球并不停止增长。直到有一些新的技术出现，带来了一些要素，以评价眼球继续增长的原因。我们才明白就像有些战争还未开始就已经输了，这个案例便是如此。

❑ 病历（基线，2019年）

项目	回答	近视预警	注释
种族、性别	白人、女性		女性和亚洲人近视进展速度更快的风险更高
年龄	10岁		10～12岁以下近视进展速度更快
近视开始年龄	7岁		如果近视开始发生的年龄在10岁以前，进展会较快

续表

项目	回答	近视预警	注释
家族近视史	父母中有一方低度近视		父母一方近视，风险增加 父母双方近视/父母一方患有高度近视=高风险 祖父母和父母均近视=更高风险 亲属近视也意味着更高风险
光学矫正	常规单焦镜片		已建议父母每6个月更换一次镜片
户外活动	每周20h		近视发生之前，户外活动是保护因素。在近视/眼轴管理中可能有一定保护作用
电子产品使用时间	2h/d		主要是用于完成课业
上一次检查	5个月前		基于近视进展情况咨询近视管理
综合评估			10岁以前开始近视，进展较快

❑ 双眼视功能（2017年，屈光度没有正确矫正）

检查项目	结果	近视预警	注释
视远隐斜	$1^{\triangle}$内隐斜		正常（$1^{\triangle}\pm 2^{\triangle}$外隐斜）
视近隐斜	$1^{\triangle}$外隐斜		低于正常值（$5^{\triangle}$外隐斜），但能够被代偿
AA	+8D		低于正常值（Hofstetter：$18-1/3\times$年龄）=12D；<10D是近视进展危险因素
NRA	+2.50D		略高于正常值（+2.00D），也可能提示轻度负透镜过矫
PRA	−3.50D		异常（−2.00D），可能提示调节过度
AC/A	5/1		正常（$4/1\pm 1$）
调节反应	+0.25D		正常（+0.75D）
综合评估			调节幅度低于正常值，但正相对调节却表现出调节过度，这二者相互矛盾。这可能与测量方法或患者未恰当矫正有关

❑ 屈光检查（图5.23）

- 累计增量：−1.50D。
- 平均增量：−0.75D/a。

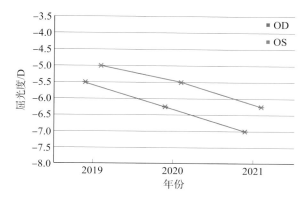

图 5.23　从基线（2019 年）至今的近视进展。初期数据源于睫状肌麻痹验光，接下来的数据来自配戴 OK 镜后片上验光的结果。近视管理以来没有看到积极的防控效果，就和那些没有进行近视管理的差不多。2021 年随访时，裸眼视力未达到最佳，所以需要白天配戴框架眼镜来矫正残余的近视度数

❑ 眼部参数（基线，结束）

检查项目	右眼	左眼	注释
角膜地形图	双眼正常顺规散光		
模拟角膜镜读数 /D	41.8 × 42.6@89	41.8 × 42.9@83	
离心率	0.66 × 0.54	0.64 × 0.52	
角膜水平直径（白到白）/mm	12.2	12.2	大于平均值
眼轴长度 /mm			一开始眼轴就很长
2019 年末	25.88	26.04	10 个月后
2020 年	26.17	26.29	6 个月后
2021 年	26.38	26.51	4 个月后
2021 年	26.54	26.63	总计：17 个月中总共进展 0.66mm 和 0.59mm 平均每年进展 0.46mm/0.42mm
红外瞳孔测量法（明视）/mm	5.2 7.1 （0.05% 阿托品）	5.4 7.2	使用 0.05% 阿托品后瞳孔直径增加约 2mm

❑ 眼部健康

• 裂隙灯：双眼正常。

• 眼底：双眼正常。

❑ 评估

• 高度近视。

• 在强有力的近视防控措施下仍进展较快。

❑ 干预计划及讨论

反复多次强调过，对于近视进展较快或眼轴长度已经超过26mm的患者，应该使用强有力的近视防控措施，如联合使用光学手段和药物手段。

由于剂量反应，中度到高度近视需要较高的正球差和近视离焦量，就像此病例一样。由于限定了+2.5D或+3.25D的离焦量，不建议使用多焦软性接触镜（EDOF-NaturalVue）。由于需要产生较高的离焦量，OK镜是不错的选择。可以采用常规设计（因为近视-5.00D可以产生+5D附加）缩小直径的镜片（瞳孔直径为5.2~5.4mm，可以选择Dream Lens、Precilens、Moonlens品牌或类似设计的镜片），或者个性化定制镜片。

至于阿托品，至少应该使用0.05%的浓度，但我们荷兰的同事更喜欢用0.5%~1%的浓度，同时给予患者渐变色框架眼镜来解决高浓度阿托品带来的副作用。

根据患者情况，我们对此病例给予了七弧设计的个性化定制的OK镜，1个月后复查时角膜地形图情况如图5.24所示。

塑形镜镜片中心定位良好，已产生+12D的离焦量，大概率已经是足够对近视/眼轴进行控制。前面已经提到，为了最大优化近视控制效果，我们一开始就已经用上了0.05%的阿托品滴眼液。

这种患者必须密切随访，根据近视进展大情况，每3~6个月

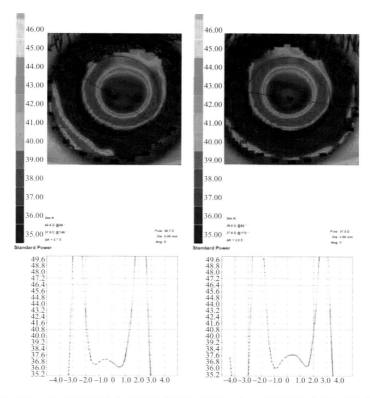

图5.24　OK镜配戴1个月后的角膜地形图。考虑到使用阿托品后的瞳孔直径（7.1mm），相对于瞳孔区域，已将塑形镜中心治疗区域直径优化到了3.1mm。图为角膜切向地形图

一次，就像本病例一样。检查结果显示患者依从性很好，正常按照处方进行近视控制。

　　根据配戴 OK 镜后片上验光结果，显示近视在进展。在几个月后的 2020 年，我们注意到近视已增加 –0.75D。由于角膜的补偿作用已经到达极限，不能再对患者的塑形镜进行改进，因此我们采取了塑形镜矫正部分近视联合框架眼镜矫正残余近视的防控方案。

　　然而，在决定配戴哪种框架眼镜（单焦镜片还是近视防控镜片）之前，我们必须反思这个治疗方案的近视防控的效力是否足够。实际上，当治疗有效时，近视不进展，使用OK镜联合单焦框架眼镜是没有问题的。因为尽管使用了单焦框架眼镜，被塑形过的角膜区域仍然影响了周边视网膜的光线，继续形成近视离焦效果。但是，当近视进展情况并不稳定时，额外增加近视离焦量的途径就是采用最新设计的近视防控框架眼镜。

　　这个病例还需要考虑其他因素：

　　1. 患者对治疗手段的依从性如何？

　　2. 根据患者的角膜情况，塑形镜有效吗？

　　3. 目前使用的阿托品浓度是最佳浓度吗？

　　第一个问题的答案显而易见：患者对治疗是依从的，每天戴镜至少8h。她遵循视觉卫生和生活方式方面的建议，正确运用该项治疗手段。

　　第二个问题的答案仍然是积极的，角膜地形图显示镜片中心定位良好，产生了较高的近视离焦量，无法改进以获得更好的效果。

　　阿托品滴眼液使用的浓度至少是0.05%，还可以再增加。实际上，LAMP研究显示：低浓度阿托品对于低龄和快速进展的患者几乎是没有效果的[36]。因此优先选择0.5%~1%的浓度。一项荷兰的研究显示：当应用于10岁、近视快速进展的孩子时，0.5%的阿托品滴眼液可以引起最小的眼轴增长（0.04mm/a）[37]。

　　使用更高浓度的阿托品决定了以后使用镜片的类型。使用高浓度阿托品滴眼液时，建议配合使用双焦镜片或渐进变色片来缓解副作用。镜片下附加多少度，取决于0.5%阿托品滴眼液对调节能力的影响，其目标就是尽可能地保持调节能力正常。这个病例，正相对调节会影响镜片的附加量。因为患者显示调节过度，更高的附加量是有益的。因此，+3D 的附加量被认为是最佳的，患者感觉舒适。

❏ 会有效果吗？

预测近视防控策略是否有效的唯一方法就是采用光学设备分析脉络膜变化情况。对于本患者，进行脉络膜组织评估的目的是建立基线值，这可以帮助我们了解为何近视防控管理手段没有获得较好结果。

Marcotte 医生使用的这项脉络膜测量技术已被大家熟知。基本上来说，他对脉络膜的分析是基于 OCT 图像的自动分割和 MATLAB 算法对体积分析的重建[38]。脉络膜容积数据根据 ETDRS 象限进行分割[39]。

这例患者，双眼黄斑中心凹下厚度分别为 98μm（右眼）、94μm（左眼），比同龄儿童的正常值（245～361μm）薄[40]。同一项研究发现，脉络膜厚度与近视进展或眼轴增长之间存在相关性。高度近视可能表现为脉络膜组织较薄，但争论的焦点是哪一个先出现，是脉络膜在眼轴增长之后变薄，还是因为脉络膜组织较薄的眼睛本身就会增长得更快。

对于这个患者，脉络膜组织容积分析显示：除了鼻上象限，右眼脉络膜（4.58mm³）在所有 ETDRS 象限均变薄；左眼也显示在所有象限均变薄（4.49mm³）。作为参考值，ETDRS 整个象限的脉络膜组织体积应该达到（6.76 ± 2.01）mm³。

通过这些数据，我们就清楚了为什么该患者在使用强有力的光学联合药物防控手段的情况下，近视还在继续增长，因为她的眼睛本身就拥有较少的脉络膜组织。因此，一开始就只有较少的组织对近视防控信号起反应，然后逐渐增厚——就像我们观察到的其他近视患者一样，眼轴较长患者脉络膜较薄。尽管目前的刺激在剂量效应（由个性化定制 OK 镜片产生）和使用 0.05% 阿托品面前是显著的，但该患者控制近视进展效果仍然不佳。

因此，问题就出来了，通过视网膜/脉络膜/巩膜级联反应来改变巩膜生物力学时，是否有一个的最低体积或厚度值？一旦组织过薄，减缓眼轴增长的潜力可能会减弱甚至消失。

考虑到患者的调节能力不足，建议使用高浓度阿托品联合渐进变色片对患者进行有效的近视控制。新的防控方案会比以前更有效吗？时间会告诉我们答案的。

小结

- 尽管使用适当的防控策略，一些患者的近视仍然会进展，就像没有对其进行管理一样。
- 较薄的脉络膜组织和减少的体积能部分解释该类患者为何对近视防控手段没有积极反应。
- 对于那些近视度数高和近视进展快的患者，尤其是低龄早发者，较高的阿托品浓度可能更合适。

（伍叶 马薇 杨国渊 译，刘陇黔 审校）

参考文献

1. Michaud L, Simard P, Marcotte-Collard R, et al. The Montreal Experience: A Retrospective Study Part I—Basic Principles and Treatment Algorithm. 2021; 11: 7455.

2. Simard P, Michaud L, Marcotte-Collard R, et al. The Montreal experience: A retrospective study part II- ortho-k and soft multifocal lens performances, https://arvo2021.arvo.org/meetings/virtual/bDfHW2dogSjXRyDfw (2021, accessed June 22, 2021 2021).

3. Tse DY and To CH. Graded competing regional myopic and hyperopic defocus produce summated emmetropization set points in chick. Invest Ophthalmol Vis

Sci 2011; 52: 8056-8062. 2011/09/14. DOI: 10.1167/iovs.10-5207.

4. Walline JJ, Walker MK, Mutti DO, et al. Effect of High Add Power, Medium Add Power, or Single-Vision Contact Lenses on Myopia Progression in Children: The BLINK Randomized Clinical Trial. JAMA 2020; 324: 571–580. DOI: 10.1001/jama.2020.10834 %J JAMA.

5. Fung MMY, Choi KY and Chan HHL. The effect of simultaneous dual-focus integration on the global flash multifocal electroretinogram in the human eye. Ophthalmic Physiol Opt 2021; 41: 171–178. 2020/10/30. DOI: 10.1111/opo.12751.

6. Sherwin JC, Reacher MH, Keogh RH, et al. The association between time spent outdoors and myopia in children and adolescents: a systematic review and meta-analysis. Ophthalmology 2012; 119: 2141–2151. 2012/07/20. DOI: 10.1016/j.ophtha.2012.04.020.

7. Tideman JW, Snabel MC, Tedja MS, et al. Association of Axial Length With Risk of Uncorrectable Visual Impairment for Europeans With Myopia. JAMA Ophthalmol 2016; 134: 1355–1363. 2016/10/22. DOI: 10.1001/jamaophthalmol.2016.4009.

8. Mountford J, Ruston D and Dave T. Orthokeratology: principles and practice. Butterworth-Heinemann Medical, 2004.

9. Hu Y, Ding X, Guo X, et al. Association of Age at Myopia Onset With Risk of High Myopia in Adulthood in a 12-Year Follow-up of a Chinese Cohort. JAMA Ophthalmol 2020; 138: 1129–1134. 2020/09/18. DOI: 10.1001/jamaophthalmol.2020.3451.

10. Rhim JW, Eom Y, Park SY, et al. Eyelid squinting improves near vision in against-the-rule and distance vision in with-the-rule astigmatism in pseudophakic eyes: an eye model experimental study. BMC Ophthalmology 2020; 20: 4. DOI: 10.1186/s12886-019-1297-5.

11. Chen R, Chen Y, Lipson M, et al. The Effect of Treatment Zone Decentration on Myopic Progression during Or-thokeratology. Curr Eye Res 2020; 45: 645–651. 2019/09/29. DOI: 10.1080/02713683.2019.1673438.

12. Castro-Luna G and Pérez-Rueda A. A predictive model for early diagnosis of keratoconus. BMC Ophthalmology 2020; 20: 263. DOI: 10.1186/s12886-020-01531-9.

13. Ruiz-Pomeda A, Pérez-Sánchez B, Cañadas P, et al. Binocular and accommodative function in the controlled randomized clinical trial MiSight® Assessment Study Spain (MASS). Graefes Arch Clin Exp Ophthalmol 2019; 257: 207–215. 2018/09/10. DOI: 10.1007/s00417-018-4115-5.

14. Gong CR, Troilo D and Richdale K. Accommodation and Phoria in Children Wearing Multifocal Contact Lenses. Optom Vis Sci 2017; 94: 353–360. 2016/12/28. DOI: 10.1097/opx.0000000000001044.

15. Wang J, Li Y, Musch DC, et al. Progression of Myopia in School-Aged Children

After COVID-19 Home Confinement. JAMA Ophthalmol 2021; 139: 293–300. 2021/01/15. DOI: 10.1001/jamaophthalmol.2020.6239.

16. Gwiazda J, Grice K, Held R, et al. Insufficient Accommodation and Near Esophoria: Precursors or Concomitants of Juvenile-Onset Myopia? In: Tokoro T (ed) Myopia Updates: Proceedings of the 6th International Conference on Myopia. Tokyo: Springer Japan, 1998, pp.92–97.

17. Ass. AO. Care of the Patient with Accommodative and Vergence Dysfunction. 2011. Saint-Louis: AOA.

18. Fulk GW, Cyert LA and Parker DE. A randomized trial of the effect of single-vision vs. bifocal lenses on myopia progression in children with esophoria. Optom Vis Sci 2000; 77: 395–401. 2000/08/31. DOI: 10.1097/00006324-200008000-00006.

19. Gwiazda J, Hyman L, Hussein M, et al. A randomized clinical trial of progressive addition lenses versus single vision lenses on the progression of myopia in children. Invest Ophthalmol Vis Sci 2003; 44: 1492–1500. 2003/03/27. DOI: 10.1167/iovs.02-0816.

20. Goss DA and Grosvenor T. Rates of childhood myopia progression with bifocals as a function of nearpoint phoria: consistency of three studies. Optom Vis Sci 1990; 67: 637–640. 1990/08/01. DOI: 10.1097/00006324-199008000-00015.

21. Sankaridurg P, Donovan L, Varnas S, et al. Spectacle lenses designed to reduce progression of myopia: 12-month results. Optom Vis Sci 2010; 87: 631–641. 2010/07/14. DOI: 10.1097/OPX.0b013e3181ea19c7.

22. Xiong S, Sankaridurg P, Naduvilath T, et al. Time spent in outdoor activities in relation to myopia prevention and control: a meta-analysis and systematic review. Acta Ophthalmol 2017; 95: 551-566. 2017/03/03. DOI: 10.1111/aos.13403.

23. Felipe-Marquez G, Nombela M, Cacho I, et al. Accommodative changes produced in response to overnight orthokeratology. Graefe's Archive for Clinical and Experimental Ophthalmology 2014; 253. DOI: 10.1007/s00417-014-2865-2.

24. Polling JR, Klaver C and Tideman JW. Myopia progression from wearing first glasses to adult age: the DREAM Study. 2021: bjophthalmol-2020-316234. DOI: 10.1136/bjophthalmol-2020-316234 %J British Journal of Ophthalmology.

25. Lam CSY, Tang WC, Lee PH, et al. Myopia control effect of defocus incorporated multiple segments (DIMS) spectacle lens in Chinese children: results of a 3-year follow-up study. British Journal of Ophthalmology 2021: bjophthalmol-2020-317664. DOI: 10.1136/bjophthalmol-2020-317664.

26. Enthoven CA, Polling JR, Verzijden T, et al. Smartphone use associated with refractive error in teenagers; the Myopia app Study. Ophthalmology 2021 2021/07/11. DOI: 10.1016/j.ophtha.2021.06.016.

27. Enthoven CA, Tideman JWL, Polling JR, et al. The impact of computer use on myopia development in childhood: The Generation R study. Preventive Medicine 2020; 132: 105988. DOI: https://doi.org/10.1016/j.ypmed.2020.105988.

28. Rose KA, Morgan IG, Ip J, et al. Outdoor activity reduces the prevalence of myopia in children. Ophthalmology 2008; 115: 1279–1285. 2008/02/26. DOI: 10.1016/j.ophtha.2007.12.019.

29. Barrett BT, Bradley A and Candy TR. The relationship between anisometropia and amblyopia. Progress in retinal and eye research 2013; 36: 120–158. 2013/06/15. DOI: 10.1016/j.preteyeres.2013.05.001.

30. Shotton K, Powell C, Voros G, et al. Interventions for unilateral refractive amblyopia. Cochrane Database Syst Rev 2008: Cd005137. 2008/10/10. DOI: 10.1002/14651858.CD005137.pub2.

31. Vincent SJ, Collins MJ, Read SA, et al. Myopic anisometropia: ocular characteristics and aetiological considerations. 2014; 97: 291–307. DOI: https://doi.org/10.1111/cxo.12171.

32. Logan NS and Wolffsohn JS. Role of un-correction, under-correction and over-correction of myopia as a strategy for slowing myopic progression. 2020; 103: 133–137. DOI: https://doi.org/10.1111/cxo.12978.

33. Brautaset R, Wahlberg M, Abdi S, et al. Accommodation insufficiency in children: are exercises better than reading glasses? Strabismus 2008; 16: 65–69. 2008/05/20. DOI: 10.1080/09273970802039763.

34. Kang P, Fan Y, Oh K, et al. Effect of single vision soft contact lenses on peripheral refraction. Optom Vis Sci 2012; 89: 1014–1021. 2012/06/26. DOI: 10.1097/OPX.0b013e31825da339.

35. Mutti DO, Hayes JR, Mitchell GL, et al. Refractive error, axial length, and relative peripheral refractive error before and after the onset of myopia. Invest Ophthalmol Vis Sci 2007; 48: 2510–2519. 2007/05/26. DOI: 10.1167/iovs.06-0562.

36. Li FF, Zhang Y, Zhang X, et al. Age Effect on Treatment Responses to 0.05%, 0.025%, and 0.01% Atropine: Low-Concentration Atropine for Myopia Progression Study. Ophthalmology 2021; 128: 1180–1187. 2021/01/11. DOI: 10.1016/j.ophtha.2020.12.036.

37. Klaver C and Polling JR. Myopia management in the Netherlands. Ophthalmic Physiol Opt 2020; 40: 230–240. 2020/03/24. DOI: 10.1111/opo.12676.

38. Mazzaferri J, Beaton L, Houyne G, et al. Open-source algorithm for automatic choroid segmentation of OCT volume reconstructions Scientific Reports 2017; 7. DOI: 10.1038/srep42112.

39. Belanger N, Marcotte-Collard R and Simard P. An algorithm for structuring data into an Early Treatment Diabetic Retinopathy Study (ETDRS) grid GitHub.

40. Park KA and Oh SY. Choroidal thickness in healthy children. Retina (Philadelphia, Pa) 2013; 33: 1971–1976. 2013/05/07. DOI: 10.1097/IAE.0b013e3182923477.

您刚刚完成了我们在本书开始时提出的近视防控之旅。感谢您的参与，陪伴我们到达目的地。您在科学领域里航行，渡过了总是平静、有时激荡、偶有争议的"科学水域"。然后，您跟随我们将科学转化为近视管理和眼轴管理的实用方法。首先，您发现了我们的决策树，这是我们干预近视的基础。然后，通过对回顾性研究所得结果的分析和对这些有趣且复杂病例的解释，您能明确这些方法的有效性。我们对这些方法进行了分类，以说明所有的路都可以走，即使有时需绕路而行。然而，重要的是永远不要迷失方向。

要记住什么？第一，当我们想要有效地管理近视时，我们需要将每个患者视为独立的病例，采用结构化的方法，根据每个病例的特点进行调整。个性化管理必须成为临床方法中的关键词。第二，我们需要了解有哪些方法可以帮助我们实现目标。虽然特殊的接触镜（OK镜、多焦软性接触镜）通常是一线策略，但新型的近视防控型框架眼镜、低浓度阿托品或联合疗法也应保留在我们常用的方法中。

眼保健从业者需要明白，如果他们不能为患者提供最适宜的方法（如OK镜），仍需提供另一种近视管理方法。在理想情况下，除非真的没有其他选择，否则眼保健从业者都不应该为根据生长曲线图预判未来有发生高度近视风险或进展型近视患者只验配单焦框架眼镜或单焦接触镜。

必须牢记的是，光学矫正应显著增加眼球的正球差和/或彗差水平，且存在剂量效应。这意味着，对于高度近视患者，当需要实现更强的近视控制效果时，通过近视管理手段产生这类像差的水平应更高。然后测量所增加的像差量和受其影响的瞳孔区域，确保患者矫正屈光不正的区域和产生离焦且不影响远视力的区域保持平衡。

这项技术使得量化治疗效果成为可能。例如，角膜地形图分析对于评估OK镜对角膜的影响或多焦接触镜在患眼中的居中性是必不可少的。生物测量对于评估近视进展是至关重要的。在未来，近视患者使用光学矫正手段后，测量其脉络膜的变化将有可能预测所用方法的长期有效性或有害影响，从而更好地调整和优化个性化管理方案。

最后，需要记住的是，无论采用何种策略，所有的近视管理都必须在个性化的基础上进行，千人千方。

（杨必 译，刘陇黔 审校）

索引

52检